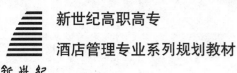

新世纪高职高专
酒店管理专业系列规划教材

食品营养与卫生

（第四版）

新世纪高职高专教材编审委员会 组编

主　编　刘爱月　李玉荣

副主编　栗惠英　李　磊　吴仙梅

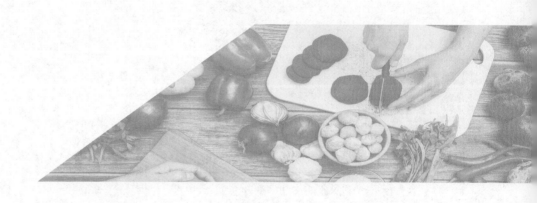

U0245292

大连理工大学出版社

图书在版编目(CIP)数据

食品营养与卫生 / 刘爱月，李玉荣主编. — 4 版
. — 大连：大连理工大学出版社，2019.7(2022.11 重印)
新世纪高职高专酒店管理专业系列规划教材
ISBN 978-7-5685-1869-7

Ⅰ.①食… Ⅱ.①刘… ②李… Ⅲ.①食品营养－高
等职业教育－教材②食品卫生－高等职业教育－教材
Ⅳ.①R15

中国版本图书馆 CIP 数据核字(2019)第 011917 号

大连理工大学出版社出版
地址：大连市软件园路 80 号　　邮政编码：116023
发行：0411-84708842　　邮购：0411-84708943　　传真：0411-84701466
E-mail:dutp@dutp.cn　　　　URL:https://www.dutp.cn
辽宁星海彩色印刷有限公司印刷　　　　大连理工大学出版社发行

幅面尺寸：185mm×260mm　　印张：14.75　　字数：339 千字
2009 年 3 月第 1 版　　　　　　　　2019 年 7 月第 4 版
2022 年 11 月第 5 次印刷

责任编辑：姚春玲　　　　　　　　　　　　责任校对：刘晓双
封面设计：对岸书影

ISBN 978-7-5685-1869-7　　　　　　　　定　价：43.80 元

本书如有印装质量问题，请与我社发行部联系更换。

前　言

　　《食品营养与卫生》(第四版)是新世纪高职高专教材编审委员会组编的酒店管理专业系列规划教材之一。

　　根据高职高专教育人才培养目标"创造型人才"培养的需要，编写团队以严谨科学的态度对本教材进行了第四次修订。新教材增添了本学科最新知识，更新了原版教材中陈旧的案例和内容。本次修订力求做到内容更加充实，形式更加新颖，文字表达更加简洁，实例更加贴近生活。

　　《食品营养与卫生》(第四版)具有如下特色：

　　1.继续延用"够用为度，适用为则，实用为标"的方针，突出体现教材的实用性、技能性、职业性、趣味性和可读性。

　　2.本教材采用模块式编写模式，每个模块下以"健康箴言"和"导入"入题。每章有要点提示、学习目标、能力培养，简捷、直观、实用，方便学生有针对性地学习。

　　3.为了增加知识的趣味性，激发学生的学习积极性，教材配有微课和知识拓展，学生扫描二维码即可学习。在表述方式上，力求烦琐内容以图表的形式展示，便于学生理解、记忆，使教材更具有可读性。

　　4.本版教材与前几版教材相比，增加了营养配餐的篇幅。教材中以一名男大学生为例，详细介绍了其一日三餐的营养配餐，并进行了食谱的评价与调整。案例无论对于正在求学的大学生，还是对于社会人员，在营养配餐方面均具有指导意义。

　　5.本教材配有教学课件、电子教案、综合测试题、课后习题答案，方便教师教学和学生自学。

　　本教材由淄博职业学院刘爱月、李玉荣任主编,石家庄铁路职业技术学院栗惠英、河南商业高等专科学校李磊、杭钢(厦门)酒店有限公司吴仙梅任副主编,山东知味斋餐饮有限公司王文建参与部分教材的编写工作。刘爱月对教材的编写进行了整体筹划,并负责全书的总纂和统稿工作。具体分工如下:第一章、第四章由刘爱月编写;第三章由李玉荣编写;第五章由李玉荣、王文建编;第二章、第六章由栗惠英编写;第七章由李磊、吴仙梅编写;第八章由李磊编写。

　　在编写本教材的过程中,编者参考、引用和改编了国内外出版物中的相关资料以及网络资源,在此表示深深的谢意。相关著作权人看到本教材后,请与出版社联系,出版社将按照相关法律的规定支付稿酬。

　　尽管我们在高职教材建设方面做了许多努力,但由于能力和水平有限,加之高职院校各专业对该课程教学内容的要求存有差异,因此教材难免存在不足之处,恳请各院校同仁和朋友给予批评指正,我们不胜感激。

编 者

2019 年 7 月

所有意见和建议请发往:dutpgz@163.com

欢迎访问教材服务平台:https://www.dutp.cn/sve/

联系电话:0411-84707492　84706104

目　录

模块三　食品安全与卫生管理

模块一

营养学基础

健康箴言 >>>>

1. 健康中国，营养先行，营养对健康促进和疾病康复中的作用日益凸显。

2. 现代人应该打破知识界限，把医学、营养学当成自己也能学习的一门学问，将身体和疾病的管理权掌握在自己手中。

导入 >>>>

2004年，我国某地先后有百余名婴儿陆续患上了一种怪病：健康出生的孩子，在喂养期间开始变得四肢短小，身体瘦弱，尤其是婴儿的脑袋显得偏大，当地人称这些孩子为"大头娃娃"。大部分孩子随月龄增加，体重不增或下降，伴有浮肿、低烧、并发感染症状，血清总蛋白浓度下降，有数名婴儿死亡。经医院确诊，"大头娃娃"症状属于典型的营养不良。后经国务院调查组核实，罪魁祸首是本应为他们提供充足营养的"奶粉"。劣质婴儿奶粉主要是以各种廉价的食品原料如淀粉、蔗糖等全部或部分替代乳粉，再用奶香精等添加剂进行调香调味制成的，蛋白质含量极低，而且没有按照国家有关标准添加婴儿生长发育所必需的维生素和矿物质。因此，从内在质量的检验结果来看，其营养素含量严重不符合国家有关规定。用这样的奶粉喂养婴儿，严重影响了婴儿的生长发育，甚至导致多名婴儿死亡。在这次劣质奶粉事件中，共立案查处涉嫌销售劣质奶粉案件36起，捣毁劣质奶粉制造及分装窝点4个。相关涉案人员受到了刑事处罚。

营养是健康的基础和保障，人体需要哪些营养素？长期缺乏必需营养素对人体会有什么影响？不同的食物有怎样的营养特点和功效？烹饪食物时应该怎样避免营养素的流失？

第一章

营养素与能量

要点提示 >>>>

    1.营养素对人体健康的重要性

    2.各种营养素之间的关系

    3.三大能量营养素的能量计算

学习目标 >>>

    目标1 掌握人体必需七大营养素的组成结构、生理功能。

    目标2 掌握人体必需七大营养素的食物来源以及营养缺乏时的表现

能力培养 >>>

    能力1 分析判断营养缺乏的原因

    能力2 进行蛋白质、碳水化合物、脂肪的营养评价

    能力3 识别营养不良基本体征并做出评价

    能力4 识别常见维生素和矿物质缺乏的体征并做出评价

第一节 蛋白质

蛋白质是化学结构复杂的一类有机化合物,是人体的必需营养素。"蛋白质"一词来源于希腊文的"proteios",是头等重要的意思,表明蛋白质是生命活动中非常重要的物质。蛋白质是生命的物质基础,生命是蛋白质的存在方式,没有蛋白质就没有生命。

一、蛋白质的组成与结构

(一)化学组成

蛋白质主要由碳、氢、氧、氮四种元素构成,有些蛋白质还含有磷、铁、碘、锰等其他元素。由于糖类和脂肪不含氮,故蛋白质是人体氮的唯一来源,氮是蛋白质的特征元素。

(二)结构

氨基酸是构成蛋白质的基本单位。氨基酸是一类既含有氨基($-NH_2$)又含有羧基($-COOH$)的特殊化合物。天然氨基酸有许多种,构成蛋白质的主要是其中的 20 种。

氨基酸可分为以下三种。

1. 必需氨基酸

人体不能合成或合成速度不能满足机体需要,必须从食物中直接获得的氨基酸,称为必需氨基酸。必需氨基酸有 8 种,即异亮氨酸、亮氨酸、缬氨酸、苏氨酸、赖氨酸、蛋氨酸、苯丙氨酸、色氨酸。此外,组氨酸也是婴儿营养所必需的。

2. 非必需氨基酸

人体自身可以合成或可由其他氨基酸转变来满足机体需要的氨基酸,称为非必需氨基酸。如:甘氨酸、丙氨酸、谷氨酸、胱氨酸、丝氨酸等。

3. 条件必需氨基酸

半胱氨酸和酪氨酸在体内分别由蛋氨酸和苯丙氨酸转变而成,如果膳食中能直接提供这两种氨基酸,则人体对蛋氨酸和苯丙氨酸的需要可分别减少 30% 和 50%,起到节约必需氨基酸的效果。所以半胱氨酸和酪氨酸又称为条件必需氨基酸或半必需氨基酸。

组成人体各种组织细胞蛋白质的氨基酸有一定的比例,蛋白质中各种氨基酸的构成比例称为氨基酸模式。每日膳食中蛋白质所提供的各种氨基酸比例必须与其一致,才能在体内被机体充分利用。若氨基酸构成比例与机体需要不符,则一种氨基酸不足,其他氨基酸也不能被充分利用。

二、蛋白质的生理功能

(一)构成机体、修补组织

蛋白质是构成生物细胞原生质的重要组成成分,人体的神经、肌肉、皮肤、内脏、血液、骨骼等无一不是由蛋白质构成的,成年人体内约含 16.3% 的蛋白质。机体的生长发育、衰老组织的更新和损伤后组织细胞的修复,都需要蛋白质组成新的细胞组织。

(二)调节生理功能

蛋白质是体内构成多种重要生理活性物质的成分,参与生理调节。生命现象总是和蛋白质同时存在的,如起催化作用的酶、调节作用的激素、运输作用的血红蛋白等。

(三)提供能量

每克蛋白质在体内供能约为 16.7 kJ(4 kcal)。蛋白质不是主要的供能物质,当碳水化合物或脂肪供能不足,或蛋白质摄入量超过体内蛋白质更新的需要时,蛋白质可氧化分解,为人体提供能量。

三、蛋白质与人体健康

(一)蛋白质的营养描述

蛋白质是重要的营养物质,人体每天都应补充。摄入不足或过量,都会对机体的健康有重大影响。由于氮元素是蛋白质的特征元素,所以蛋白质的营养常用机体氮的平衡状态描述。

1. 氮平衡

氮平衡是反映机体摄入氮和排出氮的关系的指数。其关系式如下:

$$氮平衡=摄入氮-(尿氮+粪氮+皮肤氮损失)$$

当摄入氮和排出氮相等时,氮平衡=0,为总氮平衡,这表明体内蛋白质的合成量和分解量处于动态平衡。健康的成人属于这种情况。

2. 正氮平衡

当摄入氮多于排出氮时,氮平衡>0,则为正氮平衡。正处于生长发育阶段的婴幼儿、儿童和青少年,妇女怀孕时,病人患病恢复时以及运动和劳动以增加肌肉时,应保证适当的正氮平衡,满足机体对蛋白质额外的需要。

3. 负氮平衡

当摄入氮少于排出氮时,氮平衡<0,则为负氮平衡。人在饥饿、患病及老年时期的一些阶段,一般会处于这种状况下,应注意尽可能减轻或改变这种情况。

影响机体氮平衡的因素很多,主要包括膳食蛋白质的摄入量及质量,能量供给和消耗情况,其他营养素如糖类、维生素 B_6、叶酸的供给情况。如果蛋白质供给达到了参考摄入量标准,但能量供给少或能量消耗过大,特别是缺乏糖类物质时,蛋白质也将分解产热,导致负氮平衡的出现。

(二)蛋白质营养不良对人体健康的影响

蛋白质营养不良既包括蛋白质供给不足,也包括蛋白质供给过量。

1. 蛋白质供给不足

蛋白质长期摄入量不足,不能满足机体的需要,会对机体造成严重的影响。如婴幼儿、儿童、青少年的身高、体重明显低于同龄人,严重时会引起智力发育不良,抵抗力下降;成人会出现体重减轻、易疲劳、贫血、腹泻、抵抗力下降等。

蛋白质缺乏往往又与能量的缺乏共同存在,即蛋白质-能量营养不良。这种营养不良包括两种情况:一种指能量摄入基本满足而蛋白质严重不足的营养性疾病,称为恶性营养不良病(又称为加西卡病);另一种为蛋白质和能量摄入均严重不足的营养性疾病,临床表现有水肿型、消瘦型和混合型三种类型。

2.蛋白质供给过量

当膳食中蛋白质长期超过人体需要量时,多余的蛋白质将通过肝脏的转化,再经由肾脏从尿液中排出体外,不仅浪费,还增加了肝脏、肾脏的负担。同时,摄入过多的动物蛋白,必然同时摄入较多的动物脂肪和胆固醇。因此,蛋白质虽然对人体有重要作用,但并不是越多越好。

四、食物蛋白质营养价值的评价

评价食物蛋白质的营养价值要考虑五个方面:一是量,即食物中蛋白质的含量;二是质,即必需氨基酸的含量及模式;三是机体对该食物蛋白质的消化、利用程度,即食物蛋白质的消化率;四是蛋白质的生物价;五是蛋白质的净利用率。

(一)食物中蛋白质的含量

各种食物中蛋白质的组成成分不同,因而其营养价值也不一样,所以评价食物中蛋白质营养价值高低,受很多因素影响,但应以蛋白质的含量为基础。大多数蛋白质含氮量比较接近,平均为 16%(1 g 氮相当于 6.25 g 蛋白质的含氮量),故测得食物中的总氮量乘以折算系数 6.25 即得该食物中蛋白质的总含量。

(二)必需氨基酸的含量及模式

对于蛋白质的营养价值,只考虑蛋白质的量是不够的,必须注重蛋白质的质。蛋白质的质取决于所含氨基酸的含量及模式。食物中必需氨基酸的种类和数量越接近体内蛋白质的组成,其营养价值越高。

(三)食物蛋白质的消化率

食物蛋白质的消化率是指一种食物蛋白质可被消化酶分解的程度。蛋白质消化率越高,则被机体吸收利用的可能性越大,营养价值也越高。食物中蛋白质的消化率可由人体或动物实验测得,以蛋白质中能被消化吸收的氮的数量与该种蛋白质含氮总量的比值来表示。食物蛋白质的消化率包括真消化率和表观消化率两种表示方法。

真消化率＝吸收氮的量/摄入氮的量×100%

＝[摄入氮的量－(粪氮的量－肠道代谢废物氮的量)]/摄入氮的量×100%

表观消化率＝(食物中含氮总量－粪氮的量)/食物中含氮总量×100%

式中:粪氮的量代表食物中不能被消化吸收的氮的量;肠道代谢废物氮的量是指受试人完全不吃含蛋白质食物时,测定其粪便中的含氮量。

不同食物蛋白质的消化率是不同的。一般动物性食物蛋白质消化率较高,如奶类蛋白质的 $97\%\sim98\%$ 可被消化吸收,而蛋类为 98%,肉类为 $92\%\sim94\%$;植物性蛋白质由于被纤维包围,不易与消化酶接触,所以消化率较低。同一种食物因加工烹调方法不同,其消化吸收率也不同,如大豆整粒进食其蛋白质消化率仅为 60%,豆浆的蛋白质消化率则为85％,而加工成豆腐则蛋白质消化率可提高到90％。人体健康状况、精神因素、饮食习惯及进餐环境等对蛋白质消化率也有影响。

（四）食物蛋白质的生物价

食物蛋白质的生物价指100 g食物来源蛋白质被机体储存的质量,计算时以含氮量来表示,即蛋白质被吸收后在体内可被利用的程度。

$$蛋白质的生物价＝储留氮的量/吸收氮的量×100$$
$$吸收氮的量＝摄入氮的量－（粪氮的量－肠道代谢废物氮的量）$$
$$储留氮的量＝摄入氮的量－（粪氮的量－肠道代谢废物氮的量）－$$
$$（尿氮的量－尿内源氮的量）$$
$$＝吸收氮的量－（尿氮的量－尿内源氮的量）$$

式中:尿内源氮是指机体不摄入蛋白质时,肠中所含有的氮,其来自组织蛋白质的分解。

常见食物蛋白质的生物价见表1-1。

表 1-1　　　　　　　　　　　　常见食物蛋白质的生物价

食物	蛋白质生物价	食物	蛋白质生物价
鸡蛋白	83	生大豆	57
鸡蛋黄	96	熟大豆	64
脱脂牛奶	85	蚕豆	58
鱼	83	白面	52
牛肉	76	小米	57
猪肉	74	玉米	60
大米	77	花生	59
小麦	67	土豆	67

（五）蛋白质的净利用率

蛋白质的净利用率是指在一定条件下,体内储存的蛋白质占所摄入蛋白质的比例。蛋白质的净利用率将蛋白质的消化率与生物价结合起来,用于评价食物蛋白质的营养价值。

$$净利用率＝储留氮的量/摄入氮的量×100\%＝蛋白质的生物价×真消化率$$

五、食物蛋白质营养价值的改善

（一）食物蛋白质氨基酸模式对蛋白质利用率的影响

食物蛋白质氨基酸模式与人体蛋白质氨基酸模式越接近,必需氨基酸被机体利用的程度越高,蛋白质的利用率越高,食物蛋白质的营养价值也相对越高。反之,食物蛋白质中一种或几种必需氨基酸含量相对较低,导致其他的必需氨基酸在体内不能被充分利用,蛋白质利用率低,其食物蛋白质的营养价值也会降低。

当蛋白质中某种或几种必需氨基酸缺乏或不足时,合成组织蛋白质受到限制,这些氨基酸称为限制性氨基酸,按缺乏程度依次为第一、第二、第三限制性氨基酸等。例如谷类(小麦、大麦、大米、玉米)的第一限制性氨基酸为赖氨酸,小麦、大麦、大米的第二限制性氨基酸为苏氨酸,豆类的第一限制性氨基酸为蛋氨酸。几种食物蛋白质的限制性氨基酸见表1-2。

表1-2 几种食物蛋白质的限制性氨基酸

食物	第一限制性氨基酸	第二限制性氨基酸	第三限制性氨基酸
小麦	赖氨酸	苏氨酸	缬氨酸
大米	赖氨酸	苏氨酸	缬氨酸
玉米	赖氨酸	色氨酸	苏氨酸
花生	蛋氨酸	色氨酸	苏氨酸
大豆	蛋氨酸	色氨酸	苏氨酸

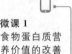

微课1
食物蛋白质营养价值的改善

(二)提高食物蛋白质营养价值的措施

我国传统膳食中,植物蛋白质占比例较大。为了提高膳食中蛋白质的营养价值,除适当增加动物性蛋白质外,还可利用蛋白质的互补作用。

蛋白质互补作用是指将两种或两种以上的食物混合食用,以相互补充其必需氨基酸的不足,从而使其接近人体氨基酸模式,提高蛋白质的营养价值。例如大豆蛋白质的生物价(BV)是64,小麦蛋白质的生物价是67,将大豆制品和小麦按一定比例同时或相隔4 h以内食用,大豆蛋白质可弥补小麦蛋白质中赖氨酸的不足,同时小麦也可在一定程度上补充大豆蛋白中蛋氨酸的不足,使其生物价提高到77,从而提高膳食蛋白质的营养价值。

几种混合食物蛋白质的生物价见表1-3。

表1-3 几种混合食物蛋白质的生物价

食物名称	食物蛋白质配合比	单纯食物生物价	混合食物生物价
小麦	67	67	77
大豆	33	64	
玉米	40	60	77
小米	40	57	
大豆	20	64	
豆腐	42	65	77
面筋	58	67	

发挥蛋白质的互补作用应遵循三个原则:

第一,搭配的食物种类越多越好。搭配的食物品种越多,氨基酸的种类越完全,对发挥蛋白质的互补作用越有利。

第二,食物的种属越远越好。不同种属的食物,氨基酸所含种类和含量差异大,种属越远,混食氨基酸的互补性越强。

第三,食用时间越近越好,同时食用最好。氨基酸在血液中停留时间约4 h,当它不能用于机体合成时,很快就会降解,因此,不同食物摄入不能间隔时间太长,一般不超过 5 h。

六、蛋白质的供给量与食物来源

(一)蛋白质的供给量

蛋白质的供给量与膳食蛋白质的质量有关。如果蛋白质主要来自奶、蛋等食品,则成人按每千克体重每天摄入 0.8 g 蛋白质较好。我国主要以植物蛋白质为主,消化吸收率低,参考摄入量按 1.0～1.2 g/kg 体重计。蛋白质供给量也可用占总能量摄入的百分比来表示。在能量摄入得到满足的情况下,由蛋白质提供的能量对成年人来说应占总能量的10%～12%,对生长发育中的青少年来说则应占 12%～14%。

(二)食物来源

蛋白质的食物来源可以分为动物性蛋白质和植物性蛋白质两类。

肉类(主要为肌肉)、蛋类、奶及其制品、海产品等动物性食品蛋白质含量较高,一般为10%～20%,且为优质蛋白质,生物价高,其中,以蛋类最高,牛乳次之。

豆类、谷类、坚果类、薯类等植物性食品,多数蛋白质含量不高。除豆类蛋白质属优质蛋白质,其他多为半完全蛋白质,生物价较低。但作为主食,摄入量比较大,因此也是蛋白质的一个重要来源。

知识拓展 1
蛋白质摄入越多
越好吗?

为提高蛋白质的质量,膳食中应保证有一定比例的优质蛋白质。一般要求动物性蛋白质和大豆蛋白质应占膳食总蛋白质的 30%～50%,其中动物性蛋白质占总蛋白质的 20%～30%为好。

第二节　脂　类

脂类是一大类疏水性生物物质的总称,是人体不可缺少的组成部分,具有重要的生理功能。

一、脂类的组成

脂类包括脂肪和类脂。食物中的脂类 95%是脂肪,5%是类脂。通常说的脂类多专指脂肪。

(一)脂肪的组成

脂肪主要含有碳、氢、氧三种元素,因其含氧的比例较小,可被氧化的成分多,所以脂肪的发热量较高,是一种高能量营养物质。

甘油三酯也称脂肪或中性脂肪。甘油三酯主要储存于皮下结缔组织、腹腔大网膜、肠系膜等处的脂肪组织中,又称为贮存脂肪,如皮下脂肪等。这类脂肪是体内过剩能量的一种贮存形式。当机体摄入能量少,或在饥饿、活动量增大时,储存脂肪可用来供给能量;而当长期摄入能量过多,活动过少时,储存脂肪增多。因为人的脂肪组织多分布于腹腔、皮下、肌肉纤维间,故这类脂肪具有保护脏器、组织和关节的作用。

每个脂肪分子是由一分子甘油和三分子脂肪酸结合而成的。脂肪酸不同会形成不同的脂肪分子。

1. 甘油

甘油主要由葡萄糖代谢提供,由糖酵解生成的磷酸二羟丙酮转化而成。甘油被运到肝脏后,由甘油激酶磷酸化为 3-磷酸甘油。

生物一般不用特意合成甘油,合成脂肪用的甘油就是磷酸甘油。当然,脂肪分解会产生甘油,不过应该属于分解代谢。

2. 脂肪酸

脂肪中的脂肪酸因其所含的脂肪酸的碳链的长短、饱和度和空间结构不同,而呈现不同的特性和功能。按其碳链的长短分为长链脂肪酸、中链脂肪酸和短链脂肪酸;按其饱和度分为饱和脂肪酸、单不饱和脂肪酸、多不饱和脂肪酸;按其空间结构分为顺式脂肪酸和反式脂肪酸。各种脂肪酸的结构不同,功能也不一样。如:猪油、牛油等动物脂肪,含饱和脂肪酸较多,常温下呈固体,通常称为"脂";豆油、花生油等植物脂肪,含不饱和脂肪酸较多,常温下呈液态,通常称为"油"。

知识拓展 2
DHA 和 EPA

从营养学角度分析,脂肪酸分为必需脂肪酸和非必需脂肪酸。人体可以合成的脂肪酸称为非必需脂肪酸。人体自身不能合成,必须要由食物供给的脂肪酸称为必需脂肪酸。必需脂肪酸多为多不饱和脂肪酸,目前认为必需脂肪酸有亚油酸(9,12-十八碳二烯酸)和亚麻酸(9,12,15-十八碳三烯酸),亚油酸是最重要的必需脂肪酸。

必需脂肪酸有十分重要的生理功能:它是组织细胞的组成成分,在体内参与磷脂的合成,与脂类代谢有密切关系,可保护皮肤免受射线损伤,是机体前列腺素合成的原料。其还与动物的精子形成有关,膳食中长期缺乏必需脂肪酸,动物会出现不孕症,授乳过程亦可发生障碍。

链接

认识反式脂肪酸

在油脂的化学结构中,脂肪酸的氢原子分布在不饱和键的同侧称为顺式脂肪酸,氢原子分布在不饱和键的两侧,称为反式脂肪酸。常用植物油的脂肪酸都属于顺式脂肪酸。部分氢化的植物油可产生反式脂肪酸,如氢化油脂、人造黄油、起酥油中都含有一定量的反式脂肪酸。研究表明,反式脂肪酸摄入量多时可升高低密度脂蛋白,降低高密度脂蛋白,增加患动脉粥样硬化和冠心病的危险性。反式脂肪酸主要来自于加工食物,比如人造黄油蛋糕、含植脂末的奶茶等;天然食品如奶类等。

(二)类脂的组成

类脂主要由碳、氢、氧三种元素组成,有的还含有磷、氮、硫等元素。类脂主要包括磷脂、糖脂、固醇类。类脂约占总脂量的 5%,是组织细胞的基本组成成分。如细胞膜中含有由磷脂、糖脂和胆固醇等组成的类脂层;脑髓及神经组织含有磷脂与糖脂。类脂在体内相当稳定,其含量几乎不受营养状况及机体活动的影响。

1.磷脂

磷脂是指甘油三酯中一个或两个脂肪酸被含磷的基团所取代的脂类物质。在营养和食品中比较重要的有卵磷脂和脑磷脂。卵磷脂主要存在于脑、肝、肾、心、蛋黄、大豆、花生、核桃、蘑菇中,其中蛋黄含卵磷脂最多;脑磷脂主要存在于脑、骨髓和血液中。

2.固醇类

固醇类分为胆固醇和类固醇,从营养的角度来看,最重要的固醇是胆固醇。胆固醇主要存在于脑、神经组织、肝、肾和蛋黄中;类固醇主要存在于大豆、谷胚、酵母及蕈类中。

知识拓展3
科学认识胆固醇

3.糖脂

糖脂广泛存在于各种生物体中,自然界中的糖脂可按其组分中的醇基种类而分为两大类:甘油糖脂及鞘糖脂。糖基化的甘油醇脂类称为甘油糖脂,存在于动物的神经组织、植物和微生物中

二、脂类的生理功能

(一)提供能量

脂肪可分解释放能量,当人体摄入能量不能及时被利用或摄入过多时,就转变为脂肪储存起来。当机体需要时,脂肪组织会释放出甘油和脂肪酸,进行分解代谢以产生能量。

(二)构成机体的重要成分

脂类可提供必需脂肪酸、脂溶性维生素等,维持正常生理机能。此外,脂肪是细胞维持正常的结构和功能所必不可少的重要成分,如细胞膜中含有大量脂肪酸。

(三)保护作用

脂肪组织在体内对器官有支撑和衬垫作用,可保护内部器官免受外力伤害。

(四)维持体温正常

脂肪不仅可直接提供热量,皮下脂肪组织还可起到隔热保温的作用,使体温保持正常和恒定。

(五)增加饱腹感

食物脂肪出胃进入十二指肠时,可刺激产生肠抑胃素,使肠蠕动受到抑制,进入十二指肠的速度相对缓慢。食物中脂肪含量越多,胃排空的时间越长。

三、脂肪营养价值的评价

从营养学方面来说,食物脂肪营养价值评价的主要依据有以下三个方面:

(一)脂肪的消化率

脂肪的消化率与其熔点有密切关系,熔点较低的脂肪容易消化;消化率越高的脂肪,其营养价值也越高。而同时,脂肪的熔点与脂肪酸的不饱和程度有关,不饱和程度越高,

其熔点越低。植物性脂肪不饱和脂肪酸的含量较高,其消化率明显高于动物脂肪的消化率。常见食用油脂的熔点与消化率如表 1-4 所示。

(二)必需脂肪酸含量

脂肪中必需脂肪酸的含量越高,该脂肪的营养价值就越高。必需脂肪酸多为多不饱和脂肪酸。一般来说,动物脂肪含必需脂肪酸较少,其营养价值不如植物油。常见食物多不饱和脂肪酸含量(占脂肪酸总量的百分比)见表 1-5。

表 1-4　　　　　　　　　常见食用油脂的熔点与消化率

名称	熔点	消化率/%	名称	熔点	消化率/%
花生油	常温下为液体	98	羊脂	44~55 ℃	81
大豆油	常温下为液体	98			
菜籽油	常温下为液体	99	牛脂	42~50 ℃	89
棉籽油	常温下为液体	98	猪脂	36~50 ℃	94
芝麻油	常温下为液体	98			
玉米胚芽油	常温下为液体	97	乳脂	28~36 ℃	98

表 1-5　　　　　常见食物多不饱和脂肪酸含量(占脂肪酸总量的百分比)　　　　　　%

食物	多不饱和脂肪酸含量	食物	多不饱和脂肪酸含量	食物	多不饱和脂肪酸含量
花生油	34.5	羊肉(里脊)	11.9	鲤鱼	20.6
大豆油	58.0	牛肉(里脊)	5.0	鲫鱼	25.3
菜籽油	26.8	猪肉(里脊)	12.1	带鱼	12.8
橄榄油	7.1	牛乳	7.5	大黄鱼	16.5
芝麻油	43.9	鸡肉	24.9	青鱼	11.0
玉米油	52.4	鸡蛋黄(乌骨鸡)	16.4	沙丁鱼	31.4
葵花子油	53.9	兔肉	32.7	鲈鱼	26.2

知识拓展 4
鱼油中的 EPA 和
DHA

(三)脂溶性维生素的含量

脂溶性维生素主要指维生素 A、D、E、K。膳食中,脂溶性维生素的含量越高,其营养价值越高。动物脂肪中维生素 A、E 的含量一般较低,鱼肝油、乳、蛋黄的脂肪中维生素 A、D 含量较多,植物油中富含维生素 E。

四、脂类营养不良对人体健康的影响

(一)摄入不足

脂类在机体内有着非常重要的作用,如果长期摄入量过少,人体就无法获得足够的必需脂肪酸、脂溶性维生素,满足不了人体正常的生理功能,会导致机体出现生长迟缓、生殖障碍、皮肤损伤以及肾脏、肝脏、神经和视觉方面的疾病。

(二)摄入过量

高脂肪摄入,特别是动物性脂肪的过多摄入,会使体内脂肪储存量增加,可导致肥胖,容易诱发冠心病、高血压、高血脂、胆结石症等,对健康不利。

五、脂类的供给量与食物来源

(一)脂类的供给量

膳食中脂肪的绝对量应该由总能量供给决定。不同人群其比例有所不同,儿童和少年脂肪所供能量占总摄入能量的比例为 25%～30%,成人为 20%～25%。膳食脂肪供给的各种脂肪酸应该有合理的比例,饱和脂肪酸、单不饱和脂肪酸、多不饱和脂肪酸供能均在 10%以内,膳食能量的 3%-5%应该由必需脂肪酸,即亚油酸和亚麻酸提供。

(二)脂类的食物来源

提供脂肪的动物性食物主要是猪肉、牛肉、羊肉及其制品。动物的种类与部位不同,脂肪含量差异很大,一般畜肉类脂肪含量高,禽、鱼类脂肪含量低。

植物性食物中的油料作物如大豆、花生、核桃仁等脂肪含量也较高。大豆脂肪含量为 16%,花生脂肪含量为 44%,核桃仁脂肪含量高达 58%,但它们在食物中占的比例不大。

第三节　碳水化合物

碳水化合物是由碳、氢、氧三种元素组成的一大类化合物,又称糖类。因其绝大部分氧原子与氢原子的比例是 1:2,与水分子相同,故称碳水化合物。碳水化合物是机体重要组成成分,与机体某些营养素的正常代谢关系密切,具有重要的生理功能,是大部分人摄取能量最经济和最主要的来源。

一、碳水化合物的组成与营养分类

根据碳水化合物的化学结构和生理功能,特别是碳水化合物是否可水解,将食物中的碳水化合物分为单糖、双糖、低聚糖和多糖。

(一)单糖

单糖是分子结构最简单,不能水解成更小分子的糖,含 3～6 个碳原子,多为结晶体,一般无色,有甜味,易溶于水,难溶于酒精,不经消化即可被人体吸收。食品中的单糖以六碳糖为主,如葡萄糖、果糖、半乳糖。

1.葡萄糖

葡萄糖是单糖中最重要的一种,主要存在于各种植物性食物中,在葡萄中的含量高达 20%左右。葡萄糖主要由淀粉水解而来,也可来自蔗糖、乳糖等的水解,是被机体吸收利用最快、最好的单糖。人们食入的糖类大多转化成葡萄糖后被人体吸收,是细胞产生能量的主要糖类,也是中枢神经系统、肺组织、红细胞等的唯一能源物质。

2.果糖

果糖主要存在于水果和蜂蜜中,是最甜的一种糖,也是食品工业重要的甜味物质。它易被人体吸收,在人体内先转化为肝糖,再分解为葡萄糖被人体吸收。它本身不刺激胰岛素的分泌,也不造成明显的食后高血糖症,也不会引起龋齿。

3. 半乳糖

半乳糖是乳糖消化分解而来的,甜度比葡萄糖低。半乳糖在人体中先转变成葡萄糖然后被利用,半乳糖不单独存在,是神经组织的重要成分。

(二)双糖

双糖是由两个单糖分子脱去一分子水缩合而成的化合物,水解后生成两分子单糖。双糖多为结晶体,味甜,溶于水,难溶于酒精,不能被人体直接吸收,必须在体内水解成单糖后才能被人体吸收。与人们日常生活关系密切的双糖有蔗糖、麦芽糖、乳糖。

1. 蔗糖

蔗糖是由一分子葡萄糖和一分子果糖缩合而成的,它是重要的甜味剂,其甜度仅次于果糖,在甘蔗和甜菜中含量特别丰富。我们日常食用的白糖、砂糖、红糖、冰糖等都是蔗糖,是由甘蔗或甜菜茎经过加工制成的。

纯净的蔗糖是白色晶体,当加热至 200 ℃ 时变成焦糖,俗称糖色,烹调时常用其为菜肴着色。大量食用蔗糖易引起肥胖和龋齿。

2. 麦芽糖

麦芽糖是由两分子葡萄糖缩合而成的,在各种谷类种子生长的芽中含量较多,尤以麦芽中最多,故名麦芽糖。淀粉在淀粉酶作用下可水解成麦芽糖。麦芽糖也是常食用的糖类,如饴糖、糖稀的主要成分就是麦芽糖。

3. 乳糖

乳糖是由一分子葡萄糖和一分子半乳糖缩合而成的,为白色晶体,难溶于水。它只存在于哺乳动物的乳汁中,其含量因动物不同而异。通常人乳约含 7% 的乳糖,牛乳和羊乳约含 5% 的乳糖。

乳糖是婴儿主要的食用糖类物质,但断奶后,肠道中分解乳糖为葡萄糖及半乳糖的乳糖酶活性急剧下降,甚至在某些个体中降至零。当摄入牛乳或其他乳制品时,可因乳糖不消化导致腹痛和渗透性腹泻(乳糖不耐症)。经常摄入乳糖,可使乳糖酶在肠道中逐渐形成而使此种情况改善。乳糖对婴儿的重要意义,在于它能够保持肠道中最合适的菌群数,并能促进钙的吸收,故婴儿食品中可添加适量乳糖。

(三)低聚糖

低聚糖是由 3~10 个单糖构成的小分子多糖,如棉籽糖、水苏糖。这两种糖主要存在于豆类食品中,因在肠道中不被消化吸收,产生气体,可造成肠胀气;但它们可被肠道有益细菌利用,从而促进这些菌群的增加,具有保健作用。

低聚糖的主要功能表现在:①肠道腐败细菌受到抑制,腐败产物显著减少;②与双歧杆菌发酵产生醋酸、丙酸、丁酸和乳酸,促进肠道蠕动,解除便秘,粪便臭味减少;③促进血清中低密度脂蛋白(LDL)降低,高密度脂蛋白(HDL)升高,有利于防治心脑血管疾病;④不被口腔突变链球菌利用,不引起蛀牙;⑤改善食物中钙的吸收;⑥热值低,不引起血糖升高;⑦提高人体免疫力,防止癌变发生。

(四)多糖

多糖是由多个单糖分子组合而成的,分子量大,无甜味,不易溶于水,非晶体。有些多糖可被人体消化吸收,如淀粉、糖原;有些多糖不能被人体消化吸收,如膳食纤维。

1. 淀粉

淀粉是最重要的多糖,经过消化分解,最终转化为葡萄糖被人体吸收,是人体能量的主要来源。它主要存在于植物的根、茎和种子中,在谷类、豆类、薯类中含量丰富。淀粉无甜味,不溶于冷水,加热吸水膨胀可糊化。淀粉易老化,老化后消化吸收率降低。

2. 糖原

糖原也称动物淀粉,是人体储备能量的来源之一。糖原溶于水,存在于肝脏(肝糖原)和肌肉(肌糖原)中,当体内缺糖时,糖原被分解成葡萄糖进入血液供机体需要;当体内糖过剩时,葡萄糖以糖原的形式贮存在肝脏、肌肉中。糖原储备的能量较少,不足一人一天的能量需要,因此,人体需每日进食糖类食物。

3. 膳食纤维

膳食纤维是一种多糖,它既不能被胃肠道消化吸收,也不能产生能量。因此,曾一度被认为是一种"无营养物质"而长期得不到足够的重视。

然而,随着营养学和相关科学的深入发展,人们逐渐发现了膳食纤维具有相当重要的生理作用。以至于在膳食构成越来越精细的今天,膳食纤维更成为学术界和普通百姓关注的物质,并被营养学界补充认定为第七类营养素,和传统的六类营养素——蛋白质、脂肪、碳水化合物、维生素、矿物质及水并列。

二、碳水化合物的生理功能

(一)贮存和提供能量

膳食中的碳水化合物是世界上来源最广、使用最多和价格最便宜的能量营养素。1 g碳水化合物可提供的能量约为 4 kcal。

糖原是肌肉和内脏内碳水化合物的贮存形式,肝肌约贮存机体内 1/3 的糖原。一旦机体需要,肝脏的糖原即分解为葡萄糖进入血液,为机体尤其是红细胞、脑和神经组织提供能量。肌肉中的糖原只供肌肉自身的能量需要。

(二)作为机体的构成成分

碳水化合物同样也是机体重要的构成成分之一,如结缔组织中的粘蛋白,神经组织中的糖脂,细胞膜表面的具有信息传递功能的糖蛋白,它们往往都是一些寡糖复合物。另外,脱氧核糖核酸(DNA)和核糖核酸(RNA)中也含有大量的糖,在遗传中起着重要的作用。

(三)节约蛋白质

节约蛋白质的作用是指机体如摄入足够量的碳水化合物,能预防体内或膳食中蛋白质分解成氨基酸,并通过糖原异生作用转变为葡萄糖。当体内碳水化合物供给不足时,机体为了满足自身对葡萄糖的需要,则通过分解蛋白质为氨基酸,再通过糖原异生作用产生葡萄糖。由于脂肪一般不能转变成葡萄糖,所以主要利用体内蛋白质,甚至是器官中的蛋白质,如肌肉、肝、肾、心脏中的蛋白质来提供能量,易损害人体内各器官。

(四)抗生酮作用

脂肪在体内彻底被代谢分解,需要葡萄糖的协同作用。若碳水化合物不足,脂肪酸将不能被彻底氧化而产生酮体。过多的酮体可影响机体的酸碱平衡,引起酮症酸中毒。体内充足的碳水化合物,可以起到抗生酮的作用。人体每天至少需 50 g 碳水化合物,才可防止酮症酸中毒的发生。

(五)提供膳食纤维

膳食纤维的最好来源不是那些精制的纤维素产品,而是天然的食物,如豆类、谷类、新鲜的水果和蔬菜等。膳食纤维因其具有重要的生理功能,日渐受到人们的重视。膳食纤维可以增强肠道功能,有利于粪便排出,有利于控制体重,也有降低血糖和胆固醇等作用。

三、碳水化合物营养不良对健康的影响

(一)碳水化合物供给不足

碳水化合物摄入不足主要发生在贫困地区,另外,减肥者和控制体重的人群由于严格控制碳水化合物的摄入量,也可能会造成碳水化合物的供给不足。长期碳水化合物的供给不足,会造成人体蛋白质营养不良,称之为"能量-蛋白质营养不良"。

(二)碳水化合物摄入过量

当碳水化合物摄入过多时,机体获得的能量超过了实际消耗的能量,多余的能量转化为脂肪贮存起来,这样便会导致肥胖,除带来行动上的不便,还容易诱发高血压、高血脂、冠心病、动脉粥样硬化等心血管疾病。

四、碳水化合物的供给量与食物来源

(一)供给量

膳食中碳水化合物的供给量应该根据能量需要量来确定。一般认为碳水化合物应提供总能量的 55%～65%。基于碳水化合物的抗生酮作用,每日至少应摄入 50～100 g 碳水化合物,膳食纤维的摄入量一般为每天 25～35 g。

(二)食物来源

碳水化合物的食物来源丰富,其中谷类、薯类和豆类是淀粉的主要来源,水果、蔬菜主要提供包括非淀粉多糖如纤维素和果糖、单糖和低聚糖类的碳水化合物,牛奶能提供乳糖。因此,我国居民应以谷类食物为主要碳水化合物,并多吃水果、蔬菜和薯类。

第四节　能　量

能量是人类赖以生存的基础,蛋白质、脂肪和碳水化合物三大产能营养素,通过食物供给人体所需能量,完成机体在物质代谢过程中所伴随的能量代谢,维持正常的生理机能。

一、人体能量的储存形式与能量单位

人体内的能量以脂肪的形式储存在脂肪组织中,也以肝糖原和肌糖原的形式分别储存于肝脏和肌肉中。

当机体需要能量时,肝糖原和肌糖原分解,释放出能量;脂肪氧化分解,供能以满足机体需要;蛋白质分解,部分氨基酸也会释放出能量。这些物质氧化分解释放出的能量形成ATP,体内能量的释放、储存和利用都以ATP为中心,ATP是生物体内的直接供能物质。

能量的单位,国际上通用焦耳(J);营养学上,使用最多的是千焦耳(kJ);另外,还有兆焦耳(MJ)。但许多时候人们仍在使用卡(cal)和千卡(kcal)。它们之间的换算关系为:

$$1 \text{ kcal} = 4.184 \text{ kJ} \quad 1 \text{ kJ} = 0.239 \text{ kcal}$$

二、人体能量需要的构成因素

人体的能量消耗包括基础代谢、体力活动、食物特殊动力作用和机体组织增长及特殊生理需要四个方面。

(一)基础代谢所需能量

1. 基础代谢和基础代谢率

基础代谢所需能量是指维持人体基本生命活动的最低能量代谢,即人体在安静和恒温条件下(一般为18~25 ℃),禁食12 h后,静卧、放松且清醒时的能量消耗。此时能量仅用于维持体温、呼吸、血液循环及其他器官的生理需要。基础代谢消耗的能量可用基础代谢率表示,基础代谢率是指单位时间内单位体表面积的能量消耗。

2. 影响因素

基础代谢所消耗能量受许多因素的影响,既受不同个体(如体型、性别)的影响,也受外界环境因素(如天气)的影响。其中主要因素有以下方面:

(1)个体体表面积和体型:个体体表面积越大,散热面积越大,基础代谢率也较高。体表面积又与身高和体重密切相关,瘦高人较矮胖人相对体表面积大,因此瘦高人基础代谢消耗多。

(2)年龄:在人的一生中,婴幼儿阶段的代谢最为活跃。以后随年龄增加,基础代谢率反而有所下降,成年以后年龄每增加10年,基础代谢率下降约2%。故一般成年人比儿童的基础代谢率低,老年人又低于成年人。

(3)性别:实际测定表明,在同一年龄、同一体表面积的情况下,女性机体所消耗的能量比男性低。一般女性比男性基础代谢率平均低5%~10%。妇女孕期基础代谢率有所增加,其增加率可达28%,月经期间基础代谢率也有波动。

(4)内分泌:内分泌腺分泌的激素不仅对物质代谢起调节作用,而且对能量代谢也起一定作用,其中以甲状腺素的影响最大。甲状腺素分泌过多,则基础代谢率超过正常值的10%以上;反之,若甲状腺素分泌低下,则基础代谢率在平均值10%以下。甲状腺功能亢进或甲状腺功能低下时,基础代谢率升高或下降的幅度更大。

(5)气候:寒冷地区居民的基础代谢率比温带地区居民高10%左右,而热带地区居民基础代谢率比温带地区居民低约10%。

(二)从事体力活动所需能量

体力活动所消耗能量多少与肌肉发达程度、体重、活动时间与强度三个因素有关。肌肉越发达者,活动时消耗能量越多;体重越重者,做相同的运动所消耗的能量也越多;活动时间越长、强度越大,消耗能量越多。

我国通常将劳动强度分为五个等级:

(1)极轻度体力劳动:劳动者身体主要处于坐位工作,如办公室工作、开会、读书、装配、修钟表等。

(2)轻度体力劳动:指以站立为主的工作,如商店售货员、教师、实验室工作人员等的工作。

(3)中度体力劳动:如重型机械操作、机动车驾驶、学生日常活动、一般农田劳动等。

(4)重度体力劳动:如非机械化农业劳动、半机械化搬运工作、炼钢、体育活动等。

(5)极重度体力劳动:如非机械化的装卸工作、采矿、伐木、开垦土地等。

(三)食物特殊动力作用所需能量

1.食物特殊动力作用的概念

食物特殊动力作用又称食物热效应。人体在摄食过程中,由于要对食物中的营养素进行消化、吸收、代谢转化,需要额外消耗能量,同时引起体温升高并散发热量,这种因摄食而引起的能量的额外消耗称食物的热效应。它只是增加机体的能量消耗,并非增加能量来源。

2.影响因素

一般情况下,食物特殊动力作用消耗的能量相当于每日基础代谢的10%。它受以下因素影响:

(1)食物成分:不同营养素的特殊动力作用不同,其中蛋白质的特殊动力作用最强,相当于其供热的20%~30%,脂肪为4%~5%,碳水化合物为5%~6%。

(2)进食量:进食量越多,能量消耗越大。

(3)进食速度:进食速度快,中枢神经活跃,激素和酶的分泌速度加快,吸收和储存的速率就会更高,能量消耗相对较大。

(四)机体组织增长及特殊生理需要所需能量

处于生长发育期的婴幼儿、儿童、青少年、孕妇和乳母,以及康复期的病人等,他们一天的能量摄入中还有一部分用于组织增长或特殊的生理变化。例如,新生儿按体重计算时,比成年人的能量消耗多2~4倍。3~6个月的婴儿,每天所摄入的能量有15%~23%用于机体的生长发育,其余被储存起来,每增加1 g体内新组织需要大约20 kJ的能量。但对于不同的人群,增加组织的能量消耗是有很大差异的,例如,营养状况良好的人可以将更多的富余能量转变为脂肪而非蛋白质,而消瘦的人可能将富余的能量转化为蛋白质,而且这种过程更耗费能量。部分人群体重增长所需能量的估算值见表1-6。

表1-6　部分人群体重增长所需能量的估算值(按每增加1 g体重计算)

人群	能量/kJ
早产儿	20.5~23.8
正常婴儿	23.4
营养不良恢复期的婴儿	146~297
孕妇	26.7
神经性厌食症恢复期的成人	26.7
成人多食者	34.3

三、确定能量的供给量与食物来源的原则

能量平衡与健康的关系极大。中国营养学会修订的营养素供给量标准中,对我国各年龄组人群的能量摄入量提出了新的参考标准。在确定能量的供给量及食物来源时,应该遵循以下四点:

(一)能量平衡,供给量等于需要量

这表现为机体能长期保持良好的健康状况,具有良好的体型和机体构成,达到能量平衡,并能提供其从事生产劳动和社会活动所必需的能量。

(二)三类生热营养素的比例应该合理

三类生热营养素在体内既有其特殊的生理功能,又相互影响,如碳水化合物与脂肪可以相互转化,并且它们对蛋白质有节约作用,而碳水化合物对脂肪及蛋白质有抗生酮作用。因此,三者在总能量供给中应有一个恰当的比例,这个比例叫作热比值。根据我国居民的饮食习惯,对成人来说,以碳水化合物占总能量供给量的 55%～66%,脂肪占 20%～30%,蛋白质占 10%～15% 为宜。年龄越小,蛋白质及脂肪提供的能量所占的比例应当越高。

(三)对不同人群应有针对性

对于各个年龄组人群,应尽可能从实际测量或合理估计的能量消耗量来确定能量需要量。孕妇或乳母的能量需要量还包括分别要满足组织生长和分泌乳汁的能量储备的需要。

(四)能量的食物来源应该合理

不同的食物所含的能量不同,每克食物所含的能量叫作食物的能量密度。例如,粮谷类和薯类食物含碳水化合物较多,其能量密度高,是膳食中能量最经济的来源;油料作物富含脂肪,其能量密度也很高;动物性食物一般比植物性食物含有更多的脂肪和蛋白质,所以其能量密度比较高;大豆和坚果类食物由于富含油脂和蛋白质,其能量密度也很高;蔬菜和水果一般含能量较少,其能量密度低。能量密度与食品的水分和脂肪含量有密切关系。含脂肪多的食物,其能量密度高,是"高能食品";含水分及非消化性成分多的食物,能量密度低,是"低能食品"。

四、能量计算实例

【例 1-1】 分别计算 200 g 牛奶中蛋白质、脂肪、碳水化合物提供的热量及总热量。
解:查附表 4 知,100 g 牛奶含蛋白质 3.0 g,脂肪 3.2 g,碳水化合物 3.4 g。该杯牛奶中,
蛋白质＝3.0×2＝6.0 g
脂肪＝3.2×2＝6.4 g
碳水化合物＝3.4×2＝6.8 g
根据蛋白质、脂肪、碳水化合物的生热系数分别是 4、9、4,则:
蛋白质提供的热量＝4×6.0＝24.0 kcal
脂肪提供的热量＝9×6.4＝57.6 kcal
碳水化合物提供的热量＝4×6.8＝27.2 kcal
该杯牛奶提供的总热量＝24.0＋57.6＋27.2＝108.8 kcal

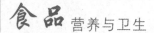

答：200 g 牛奶中蛋白质、脂肪、碳水化合物提供的热量分别是 24.0 kcal、57.6 kcal、27.2 kcal，提供的总热量为 108.8 kcal。

【例 1-2】 某男士日需摄入 2 400 kcal 的热量，早餐只喝了一杯 200 g 的牛奶，试计算该男士的早餐提供的热量占全天所需热量的百分比。

解：据【例 1-1】得知，200 g 牛奶提供的总热量为 108.8 kcal。

早餐提供的热量占全天所需热量的百分比＝$(108.8 \div 2\,400) \times 100\% = 4.53\%$

答：该男士早餐提供的热量占全天所需热量的百分比为 4.53％。

第五节　维生素

一、维生素概述

维生素是维持机体正常生理功能及细胞内特异代谢反应所必需的一类微量小分子有机化合物。维生素一般不构成人体组织，也不提供能量，且每日生理需要量很少，但在调节物质代谢过程中却起着十分重要的作用。大多数维生素不能在体内合成，也不能大量储存于组织中，必须由食物供给。即使有些维生素（如维生素 K、B_6）能由肠道细菌合成一部分，但也不能替代从食物中获得的维生素。

(一)维生素的命名

维生素常根据发现的先后顺序用字母 A、B、C、D、E……命名，如维生素 A、维生素 B、维生素 C、维生素 D、维生素 E 等。

维生素还可以按化学结构命名，如维生素 A 被命名为视黄醇，维生素 B_1 被命名为硫胺素，维生素 B_2 被命名为核黄素等。

由于维生素具有不同的生理功能，所以也可以按其功能来命名，如维生素 A 又称为抗干眼病维生素。

维生素的命名如表 1-7 所示。

表 1-7　　　　　　　　　　　　维生素的命名

以字母命名	以化学结构命名	以生理功能命名
维生素 A	视黄醇	抗干眼病维生素
维生素 D	钙化醇	抗佝偻病维生素
维生素 E	生育酚	——
维生素 K	叶绿醌	凝血维生素
维生素 B_1	硫胺素	抗脚气病维生素
维生素 B_2	核黄素	——
维生素 B_5	泛酸	——
维生素 B_{12}	钴胺素	抗恶性贫血维生素
维生素 C	抗坏血酸	抗坏血酸维生素

（二）维生素的特点及作用

维生素根据其溶解性可分为脂溶性维生素和水溶性维生素两大类。脂溶性维生素包括维生素 A、D、E、K，水溶性维生素包括 B 族维生素、C 族维生素等。

1. 脂溶性维生素的特点

（1）化学组成仅含碳、氢和氧，溶于油脂和脂溶剂，不溶于水。

（2）与脂类共存，随脂肪吸收，存储在脂肪组织中。

（3）缺乏时的症状出现缓慢，大剂量摄入时可引起中毒。

2. 水溶性维生素的特点

（1）化学组成除含碳、氢和氧外，还有氮、硫、钴等元素，溶于水，不溶于油脂和脂溶剂。

（2）在满足机体需要后，多余部分随尿排出，体内只有少量储存。

（3）多数以辅酶或辅基形式参与各种酶系统，在代谢中发挥重要作用。

（4）缺乏时的症状出现较快，毒性小。

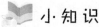 小知识

维生素的发现

人类对维生素的认识始于 3 000 多年前。当时古埃及人发现夜盲症可以被一些食物治愈，虽然他们并不清楚食物中什么物质起了治疗作用。这是人类对维生素最朦胧的认识。

1519 年，葡萄牙航海家麦哲伦率领的远洋船队从南美洲东岸向太平洋进发。三个月后，有的船员牙床破了，有的船员流鼻血，有的船员浑身无力。待船到达目的地时，原来的 200 多人，活下来的只有 35 人，人们对此找不出原因。

1734 年，在开往格陵兰的海船上，有一个船员得了严重的坏血病。当时这种病无法医治，其他船员只好把他抛弃在一个荒岛上。待他苏醒过来后，饥饿难耐，只能用野草充饥，没想到几天后他的坏血病竟不治而愈了。

坏血病曾夺去了几十万英国水手的生命。1747 年英国海军军医林德总结了前人的经验，建议海军和远征船队的船员在远航时要多吃些柠檬，他的建议被采纳，从此远洋船员再未发生过坏血病。但那时人们仍然不知柠檬中的什么物质对坏血病有抵抗作用。

1928 年，匈牙利出生的美籍生物化学家森特·哲尔吉在剑桥大学研究氧化-还原系统时，从牛的肾上腺皮质及橘子、白菜等多种植物汁液中发现并分离出一种还原性有机酸，他将之称为己糖醛酸。后来发现这种物质对治疗和预防坏血病有特殊功效。1932 年，他指出，以前发现的那种物质是抗坏血活性物质（维生素 C），并决定称之为抗坏血酸，同时指出这是人类食物中必须有的一种维生素。1933 年，英国的霍沃思等人在伯明翰大学成功地确定了维生素 C 的化学结构。同年，瑞士的雷池斯坦成功地进行了维生素 C 的人工合成，并于 1934 年在瑞士实现了维生素 C 的大量工业生产，投放市场。

在发现维生素 C 之前，1912 年，波兰科学家丰克经过千百次的试验，终于从米糠中提取出一种能够治疗脚气病的白色物质，这种物质被丰克称为"维持生命的营养素"，简称 Vitamin（维他命），后来被命名为维生素 B$_1$。

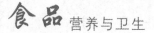

食品 营养与卫生

3.维生素的作用

维生素是人体进行正常代谢所必需的营养物质。早期的维生素缺乏往往无明显临床症状，称为"维生素不足症"，某些维生素长期缺乏或严重不足可引起代谢紊乱等病理现象，称为"维生素缺乏症"。

维生素缺乏症可能是由维生素摄入量不足、人体对维生素的吸收利用率降低、膳食成分影响维生素的吸收利用和维生素的需要量相对增高四种情况造成的。

我国居民容易缺乏的维生素主要有维生素 A、维生素 B_1、维生素 B_2、维生素 B_6、维生素 C、维生素 D 等。

二、维生素 A

(一)理化性质

维生素 A 又称为视黄醇、抗干眼病维生素，是淡黄色针状结晶物，在空气中易被氧化，也易被紫外线破坏，对热、酸、碱都比较稳定，属脂溶性维生素，生食 90% 不能被吸收。

狭义的维生素 A 仅指视黄醇，广义的则包括维生素 A 和维生素 A 原。维生素 A 只存在于动物性食物中。植物中不含维生素 A，在黄、绿、红色植物和真菌中含有类胡萝卜素，其中一部分被人体摄食后可转化为维生素 A。可在体内转化为维生素 A 的类胡萝卜素称为维生素 A 原，如 α-胡萝卜素、β-胡萝卜素、γ-胡萝卜素等。

根据其吸收率和转化率，采用视黄醇当量(RE)表示膳食或食物中全部具有维生素 A 活性物质(包括维生素 A 和维生素 A 原)所相当的视黄醇量(μg)。它们常用的换算关系是：

$$1\ \mu gRE = 1\ \mu g\ 视黄醇 = 6\ \mu g\ \beta\text{-胡萝卜素}$$
$$1\ \mu g\ \beta\text{-胡萝卜素} = 0.167\ \mu gRE = 0.167\ \mu g\ 视黄醇$$
$$1\ \mu g\ 其他维生素 A 原 = 0.084\ \mu gRE = 0.084\ \mu g\ 视黄醇$$
$$食物中总视黄醇当量(\mu gRE) = 视黄醇(\mu g) + 0.167\ \beta\text{-胡萝卜素}(\mu g) +$$
$$0.084\ 其他维生素 A 原(\mu g)$$

(二)生理功能

1.维持正常视觉

维生素 A 能促进视网膜上的感光物质视紫红质的合成与再生，维持正常视觉，防治夜盲症。

2.维持上皮的正常生长与分化

上皮细胞遍及全身，如呼吸道、消化道、泌尿道、性腺等，上皮组织是抵御病菌的第一道防线。维生素 A 能维持上皮的正常生长与分化，保持组织或器官上皮组织的健康，增强其对传染病的抵抗力，维持机体正常的免疫功能。

3.促进生长发育

维生素 A 可以促进体内组织蛋白质的合成、骨细胞的正常分裂、骨骼的生长，加速生长发育。

(三)营养状况与疾病

1.维生素 A 缺乏症

维生素 A 缺乏可引起干眼病和上皮组织角化、肿瘤等疾病。维生素 A 缺乏症早期的症状是暗适应能力下降,严重者可致夜盲症、干眼病。维生素 A 缺乏还会引起机体上皮组织分化不良,出现上皮干燥、增生及角化现象,免疫功能低下,对感染的敏感性增强,儿童生长发育迟缓。

2.维生素 A 过多症

维生素 A 吸收后可在体内特别是在肝脏内大量储存。摄入大剂量维生素 A 可引起急性中毒,主要症状为恶心、呕吐、头痛、视觉模糊等,孕妇摄入过多维生素 A,可导致胎儿畸形。

(四)供给量与食物来源

1.维生素 A 的供给量

中国营养学会建议维生素 A 的摄入量为:成年男性为 800 μgRE/d,成年女性为 700 μgRE/d,1 岁以下的婴儿为 400 μgRE/d,1～3 岁的幼儿为 500 μgRE/d,4～7 岁的儿童为 600 μgRE/d,7～13 岁的儿童为 700 μgRE/d。由于维生素 A 缺乏和过量对妊娠都有严重的不良影响,故建议妊娠前期摄入量为 800 μgRE/d,妊娠中后期为 900 μgRE/d,哺乳期为 1 200 μgRE/d。

2.维生素 A 的食物来源

各种动物性食品是维生素 A 最好的来源,动物肝脏含维生素 A 最为丰富,鱼肝油、鱼卵、奶、禽蛋等也是维生素 A 的良好来源;维生素 A 原的良好来源是深色或红黄色的蔬菜和水果。膳食中维生素 A 和维生素 A 原的比例最好为 1:2。

三、维生素 D

(一)理化性质

维生素 D 具有抗佝偻病的作用,又称为抗佝偻病维生素。它是指一大类物质,其中以维生素 D_2(麦角钙化醇)及维生素 D_3(胆钙化醇)最为常见。

维生素 D_2 和维生素 D_3 为白色晶体,溶于脂肪和有机溶剂,其化学性质比较稳定。在中性和碱性溶液中耐高热和氧化,对光敏感,易被紫外线照射而被破坏,在酸性溶液中维生素 D 逐渐被分解,脂肪酸败也可引起维生素 D 破坏。

(二)生理功能

维生素 D 的主要生理功能是调节体内钙、磷的正常代谢,促进钙、磷的吸收和利用,维持儿童和成人骨质钙化,保持牙齿正常发育,促进儿童骨骼生长。

(三)营养状况与疾病

1.维生素 D 缺乏症

婴儿缺乏维生素 D 可引起佝偻病,是由于骨质钙化不足,骨中无机盐的含量减少,致使骨骼出现的变软和弯曲变形的现象。

微课2
维生素D缺乏
症与预防措施

成人尤其是孕妇、乳母、老年人等对钙需求量较大的人群,在缺乏维生素D和钙、磷时,容易出现骨质软化症或骨质疏松症。

另外,缺乏维生素D导致钙吸收不足,致使甲状旁腺功能失调或引起其他症状还会造成血清钙水平降低而引起手足痉挛症,表现为肌肉痉挛、小腿抽筋、惊厥等。

2.维生素D过多症

食物来源的维生素D一般不会过量,但摄入过量维生素D补充剂可引起维生素D过多症。婴幼儿容易发生维生素D中毒。

(四)供给量与来源

1.维生素D的供给量

维生素D推荐摄入量为:10岁以下儿童为 $10\ \mu g/d$,成人为 $5\ \mu g/d$,50岁以上人群为 $10\ \mu g/d$,孕妇和乳母为 $10\ \mu g/d$。

2.维生素D的来源

人体可通过两条途径获得维生素D,即在皮肤内形成和从食物中摄取。人的皮肤中含有一定量的7-脱氢胆固醇,经阳光或紫外线照射可转变成维生素 D_3。经常晒太阳是人体廉价获得充足有效的维生素 D_3 的最好来源。成年人只要经常接触阳光,在一般膳食条件下不会发生维生素D缺乏病。在阳光不足或空气污染严重的地区,可采用膳食补充。

维生素D的主要食物来源包括高脂海水鱼及其卵、动物肝脏、蛋黄、奶油和奶酪等动物性食品。膳食中的维生素 D_3 在胆汁的作用下,可与脂肪一起被吸收,在小肠乳化后形成胶团被吸收进入血液。鱼肝油是最常见的维生素D补充剂。瘦肉、奶、坚果中仅含微量的维生素D,牛奶和人乳中维生素D含量也很少,蔬菜、谷物及其制品、水果几乎不含维生素D。

四、维生素E

(一)理化性质

维生素E是指含苯并二氢吡喃结构、具有 α-生育酚生物活性的一类物质,又称生育酚。维生素E溶于酒精、脂肪和脂溶剂,对热及酸稳定,即使加热至 $200\ ℃$ 亦不被破坏。但维生素E对氧十分敏感,易被氧化而遭到破坏,油脂酸败会加速对维生素E的破坏。此外,维生素E对碱和紫外线敏感。

食物中维生素E在一般烹调条件下损失不大,但经较长时间的煮、炖、油炸造成的脂肪氧化,都有可能使维生素E活性明显降低。干燥脱水食品中的维生素E更容易被氧化。

(二)生理功能

1.抗氧化作用

维生素E对人体来说是很强的抗氧化剂,在体内保护细胞免受自由基损害。维生素E抗氧化的机理是防止脂性过氧化物的生成,为联合抗氧化作用中的第一道防线。这一功能与其保持红细胞的完整性、抗动脉粥样硬化、抗肿瘤、改善免疫功能及延缓衰老等过程有关。

2.与动物的生殖功能和精子生成有关

动物实验发现,缺乏维生素 E 会引起雌、雄动物生殖系统损伤,且不可逆。

3.调节血小板的黏附力和聚集作用

维生素 E 具有促进肌肉正常生长发育、治疗贫血等方面的作用。

(三)营养状况与疾病

维生素 E 缺乏症在人类中极为少见,表现为溶血性贫血。维生素 E 营养不良可能增加动脉粥样硬化、癌症(如肺癌、乳腺癌)、白内障以及其他老年退行性病变的危险性。

维生素 E 过量摄入,动物实验未见致畸、致癌、致突变作用,大多数成人也没有明显的毒性症状,但儿童对各种副作用较敏感。

(四)供给量与食物来源

1.维生素 E 的供给量

中国居民膳食营养素参考摄入量中推荐的维生素 E 的适宜摄入量为 14 mg/d。当多不饱和脂肪酸摄入量增多时,应增加维生素 E 的摄入量,一般每摄入 1 g 多不饱和脂肪酸,应摄入 0.4 mg 维生素 E。

2.维生素 E 的食物来源

维生素 E 在自然界中分布甚广,一般情况下不会缺乏。食用油脂、麦胚等谷类食物、蛋类、鸡(鸭)肫、豆类、坚果、植物种子、绿叶蔬菜中都含有一定量维生素 E;肉、鱼类动物性食品以及水果和其他蔬菜中含量较少。

五、维生素 B_1

(一)理化性质

维生素 B_1 是人类发现最早的维生素之一,因其分子中含有硫和胺,又称硫胺素,它的功能性名称是抗脚气病维生素或抗神经炎维生素。

常见的维生素 B_1 略带酵母气味,易溶于水,微溶于乙醇。在干燥和酸性溶液中性质稳定,对温度和氧气也较稳定,但在熔点(249 ℃)附近容易分解。在紫外线照射下或碱性环境中,维生素 B_1 会加速分解,铜离子也会加快维生素 B_1 的分解。

(二)生理功能

维生素 B_1 是机体多种重要辅酶的组成成分,参与机体内糖代谢等重要代谢,维持肌肉特别是心肌的正常功能,在维持正常食欲、胃肠蠕动和消化液分泌等方面都起重要作用。

(三)营养状况与疾病

维生素 B_1 在体内储存量极少,若摄入不足可引起维生素 B_1 缺乏症,即脚气病。如果长期以精白米面为主食,缺乏其他副食补充,或机体处于特殊生理状态而未及时补充,或由于肝损伤、酒精中毒等疾病,都可导致脚气病。脚气病主要损害神经血管系统,导致多发性神经炎及心脏功能失调,发病早期的症状有疲倦、烦躁、头痛、食欲不振、便秘和工作能力下降等。

维生素 B_1 摄入过量可由肾脏排出，其毒性非常低。目前，人类尚未有维生素 B_1 中毒的记载。

(四)供给量与食物来源

1. 维生素 B_1 的供给量

维生素 B_1 的需要量与能量摄入量有密切关系。我国专家建议维生素 B_1 的摄入量为：成人男性为 1.4 mg/d，女性为 1.3 mg/d，孕妇和乳母分别为 1.5 mg/d 和 1.8 mg/d。

2. 维生素 B_1 的食物来源

维生素 B_1 良好的来源包括动物的内脏(肝、肾、心)、瘦肉、全谷、豆类和坚果。目前，谷物仍为我国传统膳食中维生素 B_1 的主要来源，未精制的谷类食物中维生素 B_1 含量较高，过度碾磨的精白米、精白面会造成维生素 B_1 大量丢失。除鲜豆外，蔬菜含维生素 B_1 较少。

六、维生素 B_2

(一)理化性质

维生素 B_2 又称核黄素，为橙黄色针状结晶，微带苦味，溶于水，水溶液呈黄绿色荧光。维生素 B_2 耐热、耐酸、耐氧化，在酸性条件下对热稳定，加热到 100 ℃ 时仍能保持活性。维生素 B_2 在碱性环境中易被分解破坏，遇光易失去生理效应。除此之外，它对紫外光高度敏感，可光解而丧失生物活性。

(二)生理功能

维生素 B_2 是机体许多重要辅酶的组成成分。维生素 B_2 在体内以黄素单核苷酸(FMN)和黄素腺嘌呤二核苷酸(FAD)的形式作为多种黄素酶类的辅酶，在生物氧化过程中起电子传递的作用，通过催化氧化还原反应，在呼吸链的能量产生中发挥极其重要的作用。

维生素 B_2 还在氨基酸和脂肪氧化、嘌呤碱转化成尿酸、芳香族化合物羟化、蛋白质与某些激素合成以及体内铁转运的过程中发挥重要作用。

近年研究发现，维生素 B_2 具有抗氧化活性，对于机体抗氧化防御体系至关重要。维生素 B_2 还参与维生素 B_6 和烟酸代谢。人体若缺乏维生素 B_2 会影响对铁的吸收。

(三)营养状况与疾病

维生素 B_2 调节体内的能量代谢和物质代谢，机体缺乏维生素 B_2 时，会导致物质代谢紊乱，出现口腔、唇、皮肤、生殖器的炎症和机能障碍等多种症状。常见的临床症状有：舌炎、口角炎、脂溢性皮炎、阴囊炎、眼结膜炎、畏光等。长期缺乏维生素 B_2，还可导致儿童生长迟缓，发生轻、中度缺铁性贫血，严重缺乏时常同时表现出其他 B 族维生素缺乏症。

(四)供给量与食物来源

1. 维生素 B_2 的供给量

维生素 B_2 是我国居民膳食容易缺乏的营养素之一。维生素 B_2 的供给量与体内能量代谢有关，人体热量需要量高时，维生素 B_2 的需要量也相应增加。制定膳食维生素 B_2 摄入量一般按能量摄入量计算，摄入量可按 0.31～0.35 mg/4.2 MJ(1 000 kcal)计算。

2.维生素 B_2 的食物来源

维生素 B_2 的良好食物来源主要是动物性食物,尤其是动物内脏(如肝、肾、心)以及蛋黄、乳类含量较为丰富,鱼类中以鳝鱼的维生素 B_2 含量最高。植物性食物中则以绿叶蔬菜类(如菠菜、韭菜、油菜)及豆类含量较多,野菜的维生素 B_2 含量较高,而一般蔬菜中的维生素 B_2 含量相对较低。天然存在于谷类食物中的维生素 B_2 含量与其加工精度有关,加工精度较高的粮谷中的维生素 B_2 含量较低。

七、维生素 B_3

(一)理化性质

维生素 B_3 又称烟酸、尼克酸、抗癞皮病因子、维生素PP。维生素 B_3 溶于水和乙醇,对酸、碱、光、热稳定,一般烹调损失小,是性质最为稳定的一种维生素。

(二)生理功能

维生素 B_3 在体内是一系列以辅酶Ⅰ和辅酶Ⅱ为辅基的脱氢酶类的组成成分,几乎参与细胞内生物氧化还原的全过程,起电子载体的作用。维生素 B_3 为核蛋白合成提供核糖,对DNA的复制、修复和细胞分化起重要作用。维生素 B_3 在维生素 B_6 、泛酸和生物素存在下参与脂肪、类固醇的生物合成。

此外,维生素 B_3 还是葡萄糖耐量因子的重要成分,具有增强胰岛素效能的作用。另据资料显示,大剂量服用维生素 B_3 有降低血胆固醇、甘油三酯和扩张血管的作用。

(三)营养状况与疾病

维生素 B_3 缺乏症即癞皮病,主要发生在以玉米或高粱为主食的人群中。初期症状为疲劳、体重减轻、记忆力减退、失眠等。典型缺乏症的临床表现为"三D"症状:①皮炎(Dermatitis):呈对称性分布在身体的暴露或易摩擦部位,颇似日晒过度引起的灼伤、红肿、水泡及溃疡等;②腹泻(Diarrhoea):包括胃肠炎、口腔炎、舌炎、恶心、呕吐等一系列表现;③萎靡不振(Depression):包括头痛、头晕、急躁、忧虑、抑郁、淡漠、记忆力丧失、失眠或嗜睡,重症可出现幻觉、神志不清甚至精神恍惚等症状。

过量摄入维生素 B_3 的副作用有皮肤发红、眼部感觉异常、高尿酸血症,偶见高血糖等。

(四)供给量与食物来源

1.维生素 B_3 的供给量

人体维生素 B_3 的来源有两条途径,一是直接从食物中摄取,二是在体内由色氨酸转化而来,平均约60 mg色氨酸转化为1 mg维生素 B_3 。膳食为人体提供的维生素 B_3 按当量计表示为:

$$维生素 B_3 当量(mg NE)＝维生素 B_3(mg)＋色氨酸 (mg)/60$$

2.维生素 B_3 的食物来源

维生素 B_3 广泛存在于动植物性食物中,良好的食物来源为蘑菇、酵母,其次为动物内脏(肝、肾)、瘦肉、全谷、豆类等,绿叶蔬菜也含相当数量。乳类和蛋类维生素 B_3 含量较低,但是含有丰富的色氨酸,在体内可以转化为维生素 B_3 。一些植物中的维生素 B_3 常与大分子结合而不能被哺乳动物吸收,如玉米、高粱中的维生素 B_3 有 $64\%\sim73\%$ 为结合型维生素 B_3,不能被人体吸收,从而导致以玉米为主食的人群,容易发生癞皮病。

八、维生素 B_6

(一)理化性质

维生素 B_6 是一类含氮化合物,包括吡哆醇、吡哆醛和吡哆胺三种天然物质形式,以磷酸盐的形式广泛分布于动植物体内。

维生素 B_6 易溶于水及酒精。一般在酸性环境中稳定,而在碱性环境中容易分解。三种形式的维生素 B_6 对光均较敏感,在碱性环境中尤其敏感。

(二)生理功能

维生素 B_6 是体内多种酶的辅酶,参与人体氨基酸、糖原与脂肪酸的代谢活动,对淋巴细胞增殖会产生积极作用。

(三)营养状况与疾病

维生素 B_6 长期摄入不足可导致维生素 B_6 缺乏症,现已很少见,主要表现为脂溢性皮炎、口腔炎、口唇干裂、舌炎、易激怒、抑郁等。

(四)供给量与食物来源

1.维生素 B_6 的供给量

维生素 B_6 的需要量随蛋白质摄入量的增加而增加,当保持比值为 $0.016\ \mathrm{mg}$ 维生素 $B_6/1\ \mathrm{g}$ 蛋白质时,为维生素 B_6 的适宜营养状态。我国居民膳食维生素 B_6 的参考摄入量推荐为:成人,$1.2\ \mathrm{mg/d}$;50 岁以上人群,$1.5\ \mathrm{mg/d}$。

2.维生素 B_6 的食物来源

虽然维生素 B_6 的食物来源很广泛,但一般含量不高。动物性食物中的维生素 B_6 大多以吡哆醛、吡哆胺的形式存在,含量相对较高,植物性食物中维生素 B_6 大多与蛋白质结合,不易被吸收。

维生素 B_6 含量较高的食物为白色的肉类(鸡肉、鱼肉等),其次为肝脏、蛋、豆类、谷类,水果和蔬菜中的维生素 B_6 含量也较多,奶及奶制品含维生素 B_6 很少。

维生素 B_6 还可以通过肠道细菌合成获得。

九、维生素 B_{12}

(一)理化性质

维生素 B_{12} 是结构最复杂也是唯一含有金属元素钴的一种维生素,又称钴胺素。维生素 B_{12} 为粉红色针状晶体,易溶于水,在中性和弱酸性条件下稳定,在强酸或碱性条件下易分解,强光照射下易被破坏。

(二)生理功能

维生素 B_{12} 在体内以辅酶的形式参与体内生物化学反应,主要是提高叶酸的利用率,从而促进血细胞的发育和成熟。

（三）营养状况与疾病

维生素 B_{12} 缺乏症较少见，多数缺乏症是由于素食和胃酸过少导致吸收不良而引起的，主要表现为巨幼红细胞贫血。

（四）供给量与食物来源

1.维生素 B_{12} 的供给量

我国目前提出维生素 B_{12} 的适宜摄入量成年人为 $2.4~\mu g/d$。

2.维生素 B_{12} 的食物来源

维生素 B_{12} 的主要来源是动物性食物，富含维生素 B_{12} 的食物有动物肝脏、肉类、蛋类、鱼类、贝壳类、牛奶、奶酪等。植物性食物几乎不含维生素 B_{12}。

十、维生素 C

（一）理化性质

维生素 C 是一种抗坏血病因子，因具有酸性，故又名抗坏血酸。维生素 C 白色结晶状，易溶于水，在酸性条件下稳定，温度、pH、氧气、酶、金属离子、紫外线等因素都会影响其稳定性，因此维生素 C 是最不稳定的维生素。

（二）生理功能

维生素 C 具有较强的还原性，参与机体重要的氧化还原反应，保护酶的活性，促进胶原蛋白合成，促进铁的吸收。另外，维生素 C 还参与叶酸的活化，使叶酸能够发挥作用。维生素 C 还可促进机体抗体的形成，提高白细胞的吞噬作用，对铅、苯、砷等化学毒物和细菌毒素具有解毒作用，还可阻断致癌物质亚硝胺的形成。除此之外，维生素 C 能清除自由基，对降低胆固醇，防治动脉粥样硬化、高血脂、冠心病等都有良好效果。

（三）营养状况与疾病

维生素 C 是非常不稳定的维生素，在食物储存、加工过程中容易丢失，因此维生素 C 缺乏症比较普遍。当维生素 C 缺乏时，可引起坏血病，表现为疲劳倦怠、皮肤出现瘀点、毛囊过度角化，继而出现牙龈肿胀出血、眼球结膜出血、机体抵抗力下降、伤口愈合迟缓、关节疼痛，同时伴有轻度贫血以及多疑、抑郁等神经症状。

吸烟者对维生素 C 的需要量比非吸烟者高 40%，服用某些药物（如阿司匹林和避孕药）以及心理紧张和高温环境都可能使机体对维生素 C 的需要量增加。

（四）供给量与食物来源

1.维生素 C 的供给量

我国居民维生素 C 的推荐摄入量随需要量不同而不同，成人为 $100~mg/d$，孕妇、乳母为 $130~mg/d$，11 岁以下的儿童为 $40\sim90~mg/d$。

2.维生素 C 的食物来源

维生素 C 主要存在于新鲜的蔬菜和水果中，如柿子椒、番茄、菜花、苦瓜及各种深色叶菜类，柑橘、柠檬、青枣、山楂等水果中维生素 C 含量十分丰富，可达 $30\sim100~mg/100~g$。

猕猴桃、沙棘、刺梨等维生素 C 含量尤为丰富,可达 50～100 mg/100 g。除动物肝、肾、血液外,牛奶和其他动物性食品中维生素 C 含量甚微。粮谷、豆类几乎不含维生素 C,但豆类发芽后形成的豆芽则含有维生素 C。

第六节　矿物质

一、矿物质概述

存在于人体内的各种元素,除 C、H、O、N 主要以有机物的形式存在外,其余各种元素主要以无机物的形式存在,统称为矿物质,也称作无机盐。矿物质与有机营养素不同,它们既不能在体内合成,除排泄外也不能在机体代谢过程中消失,但在人的生命活动中却发挥着非常重要的作用。

(一)常量元素与微量元素

矿物质质量占人体质量的 4%～5%。依据各种矿物质在体内的含量和膳食中的需要不同,可将矿物质分为常量元素与微量元素两类。

1. 常量元素

常量元素指在机体中含量大于体重的 0.01% 的元素,每天需要量在 100 mg 以上,又称为宏量元素,包括钙、磷、钠、钾、氯、镁、硫等。常量元素占人体矿物质总量的 60%～80%。

2. 微量元素

微量元素指在机体中的含量小于体重的 0.01% 的元素,又称为痕量元素,包括铁、锌、铜、锰、碘、硒、氟等。微量元素虽然在人体内的含量不多,但与人的生存和健康息息相关,对人的生命起至关重要的作用。它们的摄入过量、不足,在人体内不平衡或缺乏都会不同程度地引起人体生理的异常或发生疾病。微量元素最突出的作用是与生命活力密切相关,很小的量就能发挥巨大的生理作用。值得注意的是微量元素通常情况下必须直接或间接由土壤供给,但大部分人往往不能通过饮食获得足够的微量元素。根据科学研究,到目前为止,已被确认与人体健康和生命有关的必需微量元素有 18 种,即铁、铜、锌、钴、锰、铬、硒、碘、镍、氟、钼、钒、锡、硅、锶、硼、钶、砷等。每种微量元素都有其特殊的生理功能。尽管它们在人体内含量极小,但它们对维持人体中的一些决定性的新陈代谢却是十分必要的。一旦缺少了这些必需微量元素,人体就会出现疾病,甚至危及生命。

(二)矿物质对人体生理功能的共性

矿物质不提供能量,但在组成人体基本结构、调节人体生理功能方面具有非常重要的作用。

1. 常量元素对人体生理功能的共性

(1)构成人体组织的重要成分。人体内矿物质主要存在于骨骼中,如大量的钙、磷、镁对维持骨骼刚性起着重要作用,而硫、磷是蛋白质的组成成分。

(2)维持细胞的渗透压和机体酸碱平衡。在细胞内、外液中,矿物质与蛋白质一起调节细胞通透性,控制水分,维持正常的渗透压和酸碱平衡,维持神经肌肉兴奋性。

(3)构成酶的成分或激活酶的活性,参与物质代谢。如钙离子直接参与脂肪酶、ATP酶的活性调节,激活腺苷酸环化酶等。

2.微量元素对人体生理功能的共性

人体对微量元素的需求量很少,但微量元素对人体来说很重要,人体必需微量元素的生理功能主要表现在以下几个方面:

(1)是酶和维生素必需的活性因子。许多金属酶均含有微量元素,如超氧化物歧化酶含有铜,谷胱甘肽过氧化物酶含有硒等。

(2)构成某些激素或参与激素发挥作用。如甲状腺素含有碘,铬是葡萄糖耐量因子的重要成分等。

(3)参与核酸代谢。核酸是遗传信息的携带物质,含有多种微量元素,如铬、锰、钴、铜、锌。

二、钙

钙是人体内含量最多的矿物质元素之一。成年人体内钙总量达 $850\sim1\ 200\ g$,相当于体重的 $1.5\%\sim2.0\%$。其中 99% 集中在骨骼和牙齿中,主要以羟磷灰石结晶形式存在。其余 1% 以结合或离子状态存在于软组织、细胞外液和血液中,这部分钙与骨骼钙维持着动态平衡,是维持体内细胞正常生理状态所必需的。人体内有相当强大的、保留钙和维持细胞外液中钙浓度的机制。当膳食钙严重缺乏或机体发生钙异常丢失时,可通过骨脱钙化纠正低钙血症,而保持血钙的稳定。

(一)生理功能

1.构成骨骼和牙齿

骨骼和牙齿是人体中含钙最多的组织。

2.维持神经与肌肉活动

维持神经与肌肉活动主要包括神经肌肉的兴奋、神经冲动的传导、心脏的正常搏动等。如血钙增高可抑制神经肌肉的兴奋性,反之则引起神经肌肉兴奋性增强,导致手足抽搐。

3.激活体内某些酶的活性

钙对许多参与合成、转运的酶都有调节作用,如三磷酸腺苷酶、琥珀酸脱氢酶、脂肪酶以及一些蛋白质分解酶等。

此外,钙还参与血凝过程、激素分泌、维持体液酸碱平衡以及细胞内胶质稳定等。

(二)吸收与代谢

1.钙的吸收

钙在小肠内通过主动转运与被动(扩散)转运吸收。钙吸收率为 $20\%\sim60\%$。凡能降低肠道 pH 或增大钙溶解度的物质均能促进钙的吸收；凡能与钙形成不溶性物质的因子，均干扰钙的吸收。

（1）阻碍钙吸收的因素

①食物中的草酸与植酸可与钙结合形成难以吸收的钙盐类。膳食中含草酸与植酸较多的有菠菜、芹菜、洋葱、苋菜等。

②膳食纤维也干扰钙的吸收，膳食纤维本身不被人体消化吸收，可与钙结合或将钙包裹，使消化液难以发挥作用。

③脂肪摄入量过高。过多的脂肪可使大量脂肪酸与钙形成钙皂，随粪便排出，影响钙的吸收。

④碱性药物、酒精也会干扰钙的吸收。

（2）促进钙吸收的因素

维生素 D 是促进钙吸收的主要因素；乳糖及氨基酸能与钙结合形成可溶性盐，促进钙的吸收；酸性食物可使钙保持溶解状态，增加对钙吸收的可能性；蛋白质在一定剂量范围内可促进钙的吸收，但大量的蛋白质摄入会增加钙在尿中的排泄。

此外，钙的吸收还与年龄、性别、机体状况及食物的钙磷比等有关。婴儿膳食钙磷比以 1.5∶1 为宜，其他人群膳食钙磷比以 1∶1～2∶1 为好；钙的吸收率随年龄的增长而下降，且男性高于女性，此外，肠道蠕动速度太快会影响钙的吸收。

2. 钙的代谢

钙的排泄主要通过肠道与泌尿系统进行。大部分钙通过粪便排出，每日排入肠道的钙大约为 400 mg，其中有一部分可被重新吸收。正常膳食时，钙在尿中的排出量约为摄入量的 20%。钙也可通过汗、乳汁等排出，如高温作业者每日汗中流失钙量可高达 1 g 左右。乳母通过乳汁每日排出钙 150～300 mg。

（三）钙缺乏症与预防措施

钙缺乏症是一种常见的营养性疾病，人体长期缺钙，主要影响骨骼的生长发育和骨骼的硬度，会导致婴儿的佝偻病、成年人的骨质软化症、老年人的骨质疏松症。

我国传统的膳食以植物性食物为主，非常容易出现钙的缺乏症，因此应注意钙的补充，特别是对于婴幼儿、青少年、老年人，尽量选择钙含量高、易吸收的食物，注意食物的加工烹调方法，减少高钙食物与草酸、植酸、纤维素的同时食用，控制磷、碱性药物、酒类、脂肪的摄入，在增加摄入量的同时，保证钙的吸收，预防钙缺乏症。

（四）供给量与食物来源

1. 钙的供给量

钙的适宜摄入量随不同人群而异，我国专家建议婴儿的摄入量为 300～400 mg/d，儿童为 600～800 mg/d，青少年为 1 000 mg/d，成人为 800 mg/d，老年人为 1 000 mg/d，孕妇、乳母为 1 200 mg/d。

钙无明显毒副作用，摄入过量时主要表现为增加肾结石的危险性，并干扰铁、锌、镁、磷等元素的吸收利用。由于目前滥补钙的现象时有发生，为安全起见，我国成人钙的可耐受最高摄入量（UL）确定为 2 000 mg/d。

2.钙的食物来源

钙的摄入应考虑两个方面,即食物中钙的含量与吸收利用率。人体所需的钙来源,以奶和奶制品为最好,不但含量丰富,而且吸收利用率高,是理想的供钙食品。此外,蛋黄、豆类、花生、蔬菜含钙量也较高,虾皮含钙特别丰富,谷物中也含有钙。

三、磷

磷是人体含量较多的元素之一。在成人体内含量为 650 g 左右,占体内无机盐总量的 1/4,人体内的磷 85%～90%以羟磷灰石形式存在于骨骼和牙齿中。其余部分与蛋白质、脂肪、糖及其他有机物结合,分布于几乎所有组织细胞中,其中有一半左右分布在肌肉中。

磷在体内代谢受维生素 D、甲状旁腺素以及降钙素的控制与调节。

(一)生理功能

1.构成骨骼、牙齿以及软组织

骨骼、牙齿的钙化以及机体的生长发育需要磷的参与,骨骼中形成每 2 g 钙需要 1 g 磷;软组织、细胞膜、血液等组织都含有磷。

2.调节能量释放

代谢中能量多以三磷酸腺苷及磷酸肌酸形式储存,机体需要时释放出来。

3.作为生命物质成分

磷是构成细胞中许多重要成分的原料,如磷脂、磷蛋白、核酸等都含有磷。

4.作为酶的重要组成成分

人体内许多酶如辅酶Ⅰ、辅酶Ⅱ、焦磷酸硫胺素等都需要磷的参与。

5.促进物质活化

磷可使部分物质活化,以利于体内代谢的进行。如碳水化合物、脂肪的中间代谢与吸收,需要先磷酸化才能进行反应。

6.调节酸碱平衡

磷酸盐能与氢离子结合,以不同形式、不同数量的磷酸盐类排出,从而调节体液的酸碱度。

(二)供给量与食物来源

1.磷的供给量

磷的需要量取决于蛋白质的摄入量,与年龄关系密切,我国专家建议 7 岁以下儿童的磷摄入量为 150～700 mg/d,11 岁左右为 1 000 mg/d,14 岁以上为 700 mg/d。

2.磷的食物来源

磷的食物来源广泛,一般都能满足人体需要。磷是与蛋白质并存的,在含蛋白质和钙丰富的肉、鱼、禽、蛋、乳及其制品中,瘦肉、蛋、奶、动物肝脏和肾脏含磷很高,此外,海带、紫菜、芝麻酱、花生、坚果含磷也很丰富。粮食中磷为植酸磷,不经加工处理,利用率较低。蔬菜和水果则含磷较少。

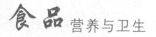

四、铁

铁是人体必需微量元素中含量最多的一种,总量为 4～5 g。铁主要以功能性铁的形式存在于血红蛋白、肌红蛋白以及含铁酶中,占体内总铁量的 $60\%\sim75\%$,其余则以铁蛋白等贮存铁的形式存在于肝、脾、骨髓中。动物性食物和植物性食物中的铁分别称作血色素铁、非血色素铁。

(一)生理功能

铁是构成血红蛋白、肌红蛋白的元素,参与组织呼吸过程,促进生物氧化还原反应的进行。铁能促进 β-胡萝卜素转化为维生素 A 以及参与嘌呤与胶原的合成、抗体的产生、脂类从血液中转运以及药物在肝脏中的解毒等。铁对血红蛋白和肌红蛋白起呈色作用,在食品加工中具有重要作用。

(二)吸收与代谢

人体铁的来源有两条途径:一是从食物中摄取;二是再次利用血红蛋白破坏时释放出的血红蛋白铁。人体对铁的吸收利用率很低,只有 $10\%\sim20\%$。

影响铁的吸收利用率的因素主要有以下几个方面:

1.铁的存在形式

铁通常有二价铁盐和三价铁盐两种存在形式,二价铁盐比三价铁盐更容易被机体利用。血红素铁为二价铁,非血红素铁为三价铁,因此,动物性食物中的铁比植物性食物中的铁更易被吸收。

2.食物成分

食物中维生素 C、核黄素、某些单糖、有机酸、动物蛋白质有促进非血红素铁吸收的作用,而植酸、草酸、磷酸、口服碱性药物会降低铁的吸收率。

3.肉因子

动物肉类、肝脏可促进铁的吸收,一般将肉类中可提高铁吸收利用率的因素称为"肉因子"或"肉鱼禽因子"。

4.生理因素

体内铁的需要量与贮存量对铁的吸收也有影响。当贮存量多时,铁吸收率降低;反之,贮存量少时,需要量及吸收率增高。随着年龄的增长,铁的吸收率下降。

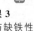
微课 3
铁与缺铁性贫血

(三)铁缺乏与缺铁性贫血

如果人体缺铁,将引起生理功能和代谢功能的紊乱,缺铁性贫血是最常见的铁缺乏症。贫血的主要原因是铁的利用率不高,也就是说可利用铁的量不足,而不是铁的摄入量不足。

患缺铁性贫血时,血液中血红蛋白的含量不足,影响氧气和二氧化碳的运输,使人脸色苍白、心慌气短、头晕眼花、疲乏无力、注意力不集中、失眠、食欲不振、皮肤毛发干燥、抵抗力下降、易被病菌感染等。

(四)供给量与食物来源

1.铁的供给量

我国专家建议铁的膳食适宜摄入量为:儿童,10 mg/d;青少年,20 mg/d;成年男子,

15 mg/d;成年女子,20 mg/d;孕妇,35 mg/d;乳母,25 mg/d。

2.铁的食物来源

肉、禽、鱼类及其制品是食物铁的良好来源,尤其是肌肉、肝脏、血液含铁量高,利用率高。虾米、蟹黄、蛋黄、红糖等也是铁的良好来源。植物性食品以豆类、坚果类、山楂、草莓、发菜、口蘑、黑木耳、紫菜、莲子、糯米等含铁较多。蔬菜的含铁量不高,而油菜、苋菜、菠菜、韭菜等因含有植酸等,铁利用率更低。

五、碘

碘有"人类智慧的元素"之称。人体内含碘 20～50 mg。甲状腺组织含碘最多。其余的碘存在于血浆、肌肉、肾上腺和中枢神经系统等中。

(一)生理功能

碘在体内主要参与甲状腺素的合成,故其生理作用也通过甲状腺素的作用表现出来。碘主要参与能量代谢,促进代谢和骨骼的生长发育,促进神经发育,影响垂体激素作用。

(二)碘缺乏与高碘性甲状腺肿

碘缺乏造成甲状腺素合成分泌不足,引起垂体促甲状腺激素代偿性合成分泌增多,刺激甲状腺增生肥大,称为甲状腺肿。甲状腺肿常常由环境或食物缺碘造成,为地区性疾病,又称为地方性甲状腺肿。此外,碘缺乏还会引起心慌、气短、头痛、眩晕等,劳动时症状加重。

若孕妇严重缺碘,可殃及胎儿发育,使新生儿生长受到损伤,尤其是神经组织与肌肉组织,导致幼儿智力低下、聋哑痴呆、发育不全、生长迟缓,甚至造成呆小症。

人体如果摄入碘过高,也可导致高碘性甲状腺肿。

(三)供给量与食物来源

1.碘的供给量

人体对碘的需要量受年龄、性别、体重、发育及营养状况等所左右。建议供给量为:成人,150 μg/d;孕妇,175 μg/d;乳母,200 μg/d。

2.碘的食物来源

人体所需的碘可由饮水、食物和食盐中获得,其中 80%～90%由食物摄入。食物及饮水中碘的含量受各地土壤地质状况的影响。海洋食物碘含量一般高于陆生食物,有些食物还具有聚碘的能力。含碘量丰富的食物有海带、紫菜等;鲜鱼、蚶干、蛤干、干贝、淡菜、海参、海蜇等含碘比较高。海盐中含碘一般在 30 μg/kg 以上,但随着加工精度提高,含碘量降低。

六、硒

硒在人体内的含量很低,总量为 14～20 mg,广泛分布于所有组织和器官中,其中肝、胰、肾、心、脾、牙釉质等部位含量较高,脂肪组织含量最低。

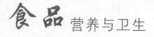

(一)生理功能

1.抗氧化作用

硒是谷胱甘肽过氧化物酶的重要组成成分,在体内参与过氧化物氧化还原反应,从而保护生物膜免受损害,维持细胞正常功能。

2.解毒作用

硒与金属有很强的亲和力,硒在体内与金属(如汞、镉和铅等)结合形成金属硒蛋白复合物,从而解毒,并使金属排出体外。

3.保护心血管,维护心肌的健康

我国部分地区曾流行以心肌损害为特征的地方性心脏病,研究发现缺硒是一个重要因素。此外,硒还有增强机体免疫功能、促进生长、保护视觉器官等作用。

(二)硒缺乏与硒中毒

1.硒缺乏

硒缺乏已被证实是发生克山病的重要原因。临床主要症状为心脏扩大、心力衰竭或心源性休克、心律失常、心动过速或过缓等。此外,缺硒与大骨节病也有关。

2.硒中毒

人体摄入硒的量必须适当,硒摄入过多可致硒中毒。中毒症状有:头发变干、变脆、易断裂和脱落,肢端麻木、抽搐,严重时可能引起肺炎,肝、肾功能退化等病症。摄入大量的硒,还可能因慢性中毒而死。

(三)供给量与食物来源

1.硒的供给量

中国营养学会提出硒的摄入量为7岁以上人群50 μg/d。我国专家根据膳食调查结果确定,预防克山病所需的硒最低日需要量为:男性,19 μg/d;女性,14 μg/d。

2.硒的食物来源

食物中硒含量受当地水土中硒含量的影响很大。鱼和龙虾及一些甲壳类水产品中,含硒量极为丰富;其次是动物的心、肝、肾等脏器;蔬菜中如荠菜、芦笋、豌豆、大白菜、南瓜、洋葱、番茄等含一定量的硒;谷物的糠皮中也含有少量硒。

七、锌

锌是人体必需的微量元素。人体含锌2.0～2.5 g,主要存在于肌肉、骨骼、皮肤组织中。按单位质量含锌量计算,以视网膜、脉络膜、前列腺为最高,其次为骨骼、肌肉、皮肤、肝、肾、心、胰、脑和肾上腺等。

(一)吸收与代谢

锌主要在小肠内被吸收,与血浆中的蛋白质或传递蛋白结合进入血液循环。锌的吸收率为20%～30%。

锌的吸收率受许多因素的影响。高蛋白、中等磷酸含量的膳食有利于锌的吸收;维生素D、葡萄糖、乳糖、半乳糖、柠檬酸有利于锌的吸收。

锌在体内代谢后,主要通过粪便、尿液、汗液、精液、乳汁等排出。

（二）生理功能

1.组成酶或激活酶

人体约 80 种酶的活性与锌有关,如碳酸酐酶、碱性磷酸酶、乳酸脱氢酶、羧肽酶、RNA 聚合酶、DNA 聚合酶等。

2.促进生长发育与组织再生

锌与蛋白质和核酸的合成以及细胞的生长、分裂和分化等过程都有关。

3.促进食欲

作为味觉素的结构成分,锌参与构成唾液蛋白,对味觉与食欲发生作用。

4.参与创伤组织的修复

缺锌时伤口不易愈合,锌对于维持皮肤健康也是必需的。

5.维护免疫功能

锌能直接影响胸腺细胞的增殖,使胸腺素分泌正常,从而维持细胞免疫的完整。

（三）营养状况与疾病

人体对锌的需要量因生理条件而异,妊娠、哺乳和生长均使其需要量增加。膳食以谷类为主的人群较容易缺锌,这是由于谷类食物中所含植酸盐和纤维素会干扰锌的吸收。锌缺乏主要表现为:生长迟缓、食欲不振、味觉迟钝甚至丧失、皮肤创伤不易愈合、易感染、性成熟延迟等。

但锌过量常可引起铜的继发性缺乏,使机体的免疫功能下降。

（四）供给量与食物来源

1.锌的供给量

锌的推荐摄入量:1～9 岁人群,10 mg/d;10 岁以上人群,15 mg/d;成年男子,14.6 mg/d;孕妇、乳母,20 mg/d。

2.锌的食物来源

锌的来源广泛,但动、植物性食物的锌含量和吸收率有很大差异。植物性食物含植酸盐、膳食纤维等较多,导致锌的吸收率较低。因此,一般以动物性食物如贝壳类海产品、红色肉类、动物内脏等作为锌的良好食物来源。植物中,豆类及谷类均含锌,但利用率低,且在碾磨中含量下降,其中谷类发酵后植酸盐减少,有利于锌的吸收。蔬菜及水果类锌含量较低,牛奶中锌的含量也较低。

八、其他微量元素

在机体内,除上述矿物质外,其他微量元素也发挥着非常重要的作用,如氟、铜、锰、铬、钴、镍等。

（一）氟

氟在体内含量为 2～3 g。氟的重要性在于参与钙、磷代谢,有助于钙和磷形成氟化磷灰石,从而增强骨骼的强度;也参与牙釉质的形成,在牙齿表面形成氟化磷灰石保护层,提高牙齿的强度,增强牙釉质的抗酸能力。氟对细菌和酶有抑制作用,可减少由于细菌活动产生的酸,因而有防止龋齿作用。

氟不足影响牙齿发育，易患龋齿。老人缺氟时，钙、磷的吸收利用受到影响，可导致骨质疏松。氟过量则牙齿珐琅质会遭到破坏，光泽消失，牙齿颜色灰白，牙质脆弱易损，牙釉出现褐斑，即釉齿或斑牙症。氟严重过量会使骨骼和肾脏受到损害，造成骨畸形，肌肉萎缩，同时伴有神经症，这就是残废性氟骨症。

（二）铜

铜在人体内的总量为 50～200 mg，分布于体内各器官、组织中，以肝和脑中含量最高，其他脏器含量相对较低。

铜的主要功能是：影响铁代谢，维持机体正常的造血机能；促进结缔组织形成；保护机体细胞免受超氧离子的损伤；铜与儿茶酚胺、多巴胺以及黑色素都有关，可促进正常黑色素的形成，维护中枢神经系统的健康。

铜摄入过量常发生于误服大量铜盐、与铜容器长时间接触的食物（多是饮料），常可致急性中毒，尚未见慢性中毒现象。含铜较高的食物有牡蛎、动物肝、蘑菇等。

（三）锰

人体内锰的总量为 10～12 mg，主要存在于肝脏、肾脏、胰和骨骼中，唾液和乳汁中也有一定量的锰。

锰在人体内一部分作为金属酶的组成成分，一部分作为酶的激活剂起作用。它们参与脂类、碳水化合物的代谢，也是蛋白质、DNA 与 RNA 合成所必需的元素。

当锰缺乏时，肝细胞中脂类过氧化物就会出现增高现象，还伴有严重的低胆固醇血症、体重减轻、头发和指甲生长缓慢等现象。锰摄入过量可致中毒，损害中枢神经系统，但食物一般不易引起这种中毒。

茶叶含锰最为丰富，其他含锰较多的食物有坚果、粗粮、叶菜、豆类，精制的谷类和肉蛋奶类锰含量较低，但是其吸收和存留较多，因此也是锰的良好来源。

（四）铬

铬在人体内的总量为 5～10 mg，主要存在于骨骼、皮肤、脂肪、肾上腺、大脑和肌肉中。铬在人体组织中的含量随年龄增长而降低。

铬在糖代谢中对胰岛素起启动作用，铬还影响脂肪的代谢，减少胆固醇在血管壁的沉积，可预防动脉粥样硬化。此外，铬还有促进蛋白质代谢和生长发育、增加免疫球蛋白等作用。

当铬摄入不足时，可导致生长迟缓，葡萄糖含量异常，血糖、尿糖增加，易患糖尿病、高脂血症、冠心病等。

铬的良好食物来源为肉类及整粒粮食、豆类。乳类、蔬菜、水果中铬含量较低。啤酒酵母、干酵母、牡蛎、肝脏、蛋黄含铬量高，且铬活性也较高。粮食经精制后，铬含量明显降低。

（五）钴

人体内含钴量在 1.0 mg 左右。钴在体内主要以维生素 B_{12} 的形式存在，表现为维生素 B_{12} 的作用，即与红细胞的正常成熟有关。维生素 B_{12} 主要存在于动物性食物中。

（六）镍

人体内镍含量为 $6 \sim 10$ mg。镍在体内可构成某些金属酶的辅基,增强胰岛素的作用,还可刺激造血功能和维持膜结构。

知识拓展 5
矿物质元素的主要功能及食物来源

第七节　水与膳食纤维

一、水

（一）水在人体内的分布

水在人体中分布很广:肌肉质量的 $65\% \sim 75\%$ 是水,脂肪质量的 25% 左右是水。水主要储存在细胞和体液中,细胞内液 62% 左右是水,细胞外液 90% 以上是水。

（二）水的生理功能

1. 生化反应的主要介质

机体内的一切化学反应必须有水参加。水具有很强的溶解性,各种物质在适当条件下均可溶于水中,甚至一些脂肪和蛋白质也可分散于水中形成乳浊液或胶体溶液,这使水成为体内各种生化反应的重要媒介和场所。

2. 运输功能

水的流动性很强,可作为各种物质的载体,对于营养物质的吸收和运输、代谢产物的运输和排泄起着重要作用。

3. 调节体温

水的热容量大,可保证体内产热量增多或减少时不致引起体温太大的波动。此外也可通过汗液的蒸发对体温起调节作用,皮肤蒸发水分散失的热量约占人体总的热量消耗的 25%。

4. 润滑功能

水的黏度小,在各器官、组织如关节、肌肉等的活动中,可使摩擦面润滑而减少摩擦。

（三）人体的水平衡

人体通过水的摄入和排泄维持水的平衡。水的平衡对人体维持内环境的稳定具有非常重要的作用。

1. 水的来源

人体水的来源包括三个部分:饮用水和其他饮料、固体食物中的水、人体代谢产生的代谢水。代谢水又称内生水,是指营养素在人体内氧化代谢过程中产生的水。1 g 碳水化合物在人体内代谢会产生 0.60 g 的水,1 g 蛋白质可产生 0.41 g 的水,1 g 脂肪可产生 1.07 g 的水。每日人体通过代谢可产生大约 300 mL 的水。

2. 水的排泄

水的排泄主要通过尿液、皮肤、肺和粪便等途径。一般情况下,只依靠食物中的水和内生水难以弥补人体从尿液、皮肤、肺、粪便等排出的水量,所以每日必须饮水。

(四)机体水代谢不平衡的不良后果

一般来说,正常成人每天需水量为 2 000～2 500 mL。若因剧烈运动和高温作业而大量出汗,或因发热、呕吐、腹泻而体液大量丧失,则人体对水的需要量更大。正常情况下,人体内水分的出入量是平衡的。饮水过少,会使血液浓缩,黏稠度增高,不利于血液循环及营养的吸收。人体如果严重缺水,就会造成电解质紊乱、血液浓缩和肝功能障碍,若失去身体 20% 的水,就会有生命危险。

二、膳食纤维

膳食纤维指存在于食物中不能被机体消化吸收的多糖类化合物的总称。人体消化道中没有分解膳食纤维的酶,故人体不能消化吸收,但它可刺激和促进肠道的蠕动,有利于其他食物的消化吸收及粪便的排泄。目前认为,膳食纤维和蛋白质、脂类、碳水化合物、维生素、矿物质、水一样,是人体必需的第七类营养素。

(一)膳食纤维的分类

膳食纤维是一种不能被人体消化的碳水化合物,分为非水溶性纤维和水溶性纤维两大类。纤维素、半纤维素和木质素是三种常见的非水溶性纤维,存在于植物细胞壁中;而果胶和树胶等属于水溶性纤维,存在于自然界的非纤维性物质中。水溶性纤维是能够溶解于水中的纤维类型,具有黏性,能在肠道中大量吸收水分,使粪便保持柔软状态。水溶性纤维能有效使肠道中的益生菌活性化,促进益生菌大量繁殖,创造肠道的健康生态。

(二)膳食纤维的作用

1. 延缓碳水化合物吸收,有利于防止肥胖

膳食纤维不能被人体吸收,易产生饱腹感,并减慢胃排空,因而可减少食物摄入量。此外,它还可降低碳水化合物在小肠的消化速度,使之在较长的小肠部分吸收。

2. 促进肠道蠕动,有效防止便秘

膳食纤维吸水膨胀,其容积作用可刺激肠道蠕动。膳食纤维发酵时产生的气体和残渣也可使肠壁扩张,而所产生的短链脂肪酸可直接刺激结肠收缩,用以促进肠道蠕动、加速结肠的排便作用。

3. 降低胆固醇吸收,有利于防止心血管病

膳食纤维可以结合胆固醇,从而抑制机体对胆固醇的吸收。这被认为是其防治高胆固醇血症和动脉粥样硬化等心血管病的原因。

现有证据表明,果胶、瓜尔豆胶、刺槐豆胶、羧甲基纤维素及富含可溶性纤维的食物,如燕麦麸、大麦、荚豆和蔬菜等都可降低人的血浆胆固醇以及动物的血浆和肝脏胆固醇水平。

膳食纤维的细菌发酵可以大大促进机体有益菌的生长。据报告,人体摄食低聚异麦芽糖后,粪便中组胺、酪胺等蛋白质腐败产物显著降低,而肠道内的双歧杆菌还可自行合成多种 B 族维生素,并进一步提高机体免疫力。

（三）膳食纤维的摄取与来源

膳食纤维供给不足主要发生在经济发达的地区，由于动物性食物摄入过多，植物性食物摄入过少，造成膳食纤维供给不足，易导致便秘、痔疮、高血脂及肠道瘤的高发病率。膳食纤维摄入过多，则会影响其他营养素的消化吸收，对健康不利。

我国推荐成人膳食纤维的摄入量为每天 25～35 g。

膳食纤维主要存在于谷物、薯类、豆类及蔬菜、水果等植物性食品中。植物成熟度越高，其纤维素含量也越多，这通常是人们膳食纤维的主要来源。

实　训

实训项目　膳食营养素计算与评价

一、实训目的

学习膳食营养素计算的一般步骤和方法，通过营养素计算了解自己膳食中平均每日摄取的各种营养素是否符合我国制定的营养素参考摄入量标准，了解自己的健康状况，或学会根据病人的病情为临床营养治疗提供依据。

二、膳食记录

每个学生用回顾法，记录过去 24 h 内摄取的各种食物的种类、性质和质量。

三、膳食营养素计算与评价

1.计算能量和营养素的膳食供给量

在以下三种情况中任选一种或由老师指定食谱进行计算，学会食谱中热量和营养素计算的方法。

(1)学生回顾自己 24 h 食物摄入，并记录下来。

(2)假设某人一日食谱如下：

早餐：鲜牛奶一杯(150 mL)，馒头一个(面粉 100 g)，拌黄瓜(黄瓜 100 g)，植物油 5 g。

中餐：大米饭(大米 200 g)；猪肉炒芹菜：猪肉(瘦肉 50 g)，芹菜 250 g，酱油 10 g，植物油 16 g。

晚餐：大米饭(大米 200 g)；菠菜豆腐汤：菠菜 50 g，豆腐 50 g，虾皮 5 g；鱼片：草鱼 150 g，葱 5 g，淀粉 5 g，糖 2 g，酱油 3 g，醋 3 g，姜末 1 g，植物油 10 g。

(3)以糖尿病患者张三为例，男，45 岁，身高 170 cm，体重 71 kg，办公室工作。其一日食谱如下：

早餐：馒头、粥、炒牛肉。原料：标二籼米 50 g，富强面粉 75 g，瘦牛肉 50 g，豆油 5 g。

午餐：面条、猪肉焖扁豆。原料：富强面粉 150 g，瘦猪肉 50 g，扁豆 120 g，豆油 10 g。

晚餐：米饭、肉丝炒芹菜、菠菜豆腐汤。原料：标二籼米 150 g，瘦猪肉 50 g，芹菜 150 g，菠菜 100 g，豆腐 200 g，豆油 10 g。

以上原料均为可食部分。

2.计算和评价的内容

(1)计算各种食物中营养素的含量。

(2)计算三餐能量分配。

(3)计算能量来源及百分比。

(4)计算蛋白质来源及百分比。

(5)根据计算结果，评价所选膳食中能量及各种营养素的摄取量与参考摄入量标准相比，能否满足需要，并评价是否合理。

四、说明

在计算时，应以 5～7 日的膳食为基础，算出每人每餐平均摄取量，因为每餐的膳食都能达到标准要求是很困难的。

章末练习

一、填空题

1.大多数蛋白质含氮量比较接近，平均为 16％（即 1 g 氮相当于 6.25 g 蛋白质的含氮量），故测得食物中的总氮量乘以折算系数_____即得该食物中蛋白质的总含量。

2.谷类（小麦、大麦、大米、玉米）的第一限制性氨基酸为_____。

3.我国居民膳食蛋白质主要以植物性蛋白为主，消化吸收率低，参考摄入量按_____ g/kg 体重计。

4.为提高蛋白质的质量，膳食中应保证有一定比例的优质蛋白质。一般要求动物性蛋白质和大豆蛋白质应占膳食总蛋白质的_____，其中动物性蛋白质以占总蛋白质的_____为好。

5.动物脂肪中维生素 A、维生素 E 的含量一般较低，鱼肝油、乳、蛋黄的脂肪中维生素_____含量较多，植物油中富含维生素_____。

6.对于胆固醇的摄入量，18 岁以上人群每天应不超过_____mg。

7.大多数医疗专家认同的膳食纤维的摄入标准是每天_____ g。

8.人体的能量消耗包括_____、体力活动、食物特殊动力作用和机体组织增长、特殊生理需要四个方面。

9.婴儿缺乏_____可引起佝偻病。这是由于骨质钙化不足，骨中无机盐的含量减少，致使骨骼出现变软和弯曲变形造成的。

10.维生素 E 缺乏症在人类中极为少见，表现为_____。

二、单选题

1.蛋白质的生理功能不包括（　　）。

A.构成机体和修补组织　　　　　　B.调节生理功能

C. 提供能量　　　　　　　　　　　　D. 产生抗生酮作用

2. 当摄入氮多于排出氮时，氮平衡＞0，则为（　　　）。

A. 氮平衡　　　　　　B. 正氮平衡　　　　　　C. 负氮平衡　　　　　　D. 零氮平衡

3. 食物蛋白质生物价较高的是（　　　）。

A. 鸡蛋白　　　　　　B. 牛肉　　　　　　　　C. 大豆　　　　　　　　D. 小麦

4. 发挥蛋白质的互补作用不应遵循的原则是（　　　）。

A. 搭配的食物种类越多越好　　　　　　B. 食物的种属越远越好

C. 食用时间越近越好　　　　　　　　　D. 不同时食用最好

5. 胆固醇的重要生理功能不包括（　　　）。

A. 形成胆酸　　　　B. 构成细胞膜　　　　C. 合成激素　　　　D. 提供能量

6. 碳水化合物的生理功能不包括（　　　）。

A. 贮存和提供能量　　　　　　　　　　B. 作为机体的构成成分

C. 产生抗生酮作用　　　　　　　　　　D. 促进合成蛋白质

7. 根据我国居民的饮食习惯，对成人来说，碳水化合物占总能量供给量的（　　　）。

A. 55%～66%　　　B. 20%～30%　　　C. 10%～15%　　　D. 30%～40%

8. 经常晒太阳是人体廉价获得充足有效的维生素（　　　）的最好来源。

A. A　　　　　　　　B. B　　　　　　　　C. C　　　　　　　　D. D

9. 维生素（　　　）是人类发现最早的维生素之一，因其分子中含有硫和胺，又称硫胺素。

A. B_1　　　　　　　B. B_2　　　　　　　C. B_6　　　　　　　D. B_{12}

10. 常量元素指在机体中含量大于体重的 0.01% 的元素，每天需要量在（　　　）mg 以上。又称宏量元素，包括钙、磷、钠、钾、氯、镁、硫等。

A. 100　　　　　　　B. 200　　　　　　　C. 300　　　　　　　D. 400

三、判断题

1. 半胱氨酸和酪氨酸又称为条件必需氨基酸或半必需氨基酸。　　　　　　　（　　　）

2. 蛋白质对人体有重要作用，越多越好。　　　　　　　　　　　　　　　　（　　　）

3. 不同食物蛋白质的消化率是不同的，一般动物性食物蛋白质消化率较高。（　　　）

4. 脂肪酸按其碳链的长短可分为长链脂肪酸、中链脂肪酸和短链脂肪酸。　（　　　）

5. 脂肪中必需脂肪酸的含量越高，该脂肪的营养价值就越高。　　　　　　　（　　　）

6. 当碳水化合物摄入过多时，机体获得的能量超过了实际消耗的能量，多余的能量转化为脂肪贮存起来，这样便会导致肥胖。肥胖除带来行动上的不便以外，还容易诱发高血压、高血脂、冠心病、动脉粥样硬化等心血管疾病。

7. 人体内的能量以脂肪的形式储存在脂肪组织中，也以肝糖原和肌糖原的形式储存于肝脏和肌肉中。　　　　　　　　　　　　　　　　　　　　　　　　　　　　（　　　）

8. 维生素 C 是一种抗坏血病因子，因具有酸性又名抗坏血酸。　　　　　　（　　　）

9. 微量元素指在机体中的含量小于体重的 0.01% 的元素，又称为痕量元素。（　　　）

10. 铁是人体中必需微量元素含量最多的一种，总量为 4～5 g。铁主要以功能性铁的形式存在于血红蛋白、肌红蛋白以及含铁酶中，占体内总铁量的 60%～75%，其余则以铁

蛋白等贮存铁的形式存在于肝、脾、骨髓中。　　　　　　　　　　（　　）

四、简答题

1. 人体必需的八种氨基酸有哪些？
2. 评价食物蛋白质的营养价值要考虑哪三个方面？
3. 蛋白质互补作用有哪些？
4. 低聚糖的主要功能表现是什么？
5. 碳水化合物的食物来源有哪些？
6. 维生素 A 的生理功能有哪些？

五、分析题

1. 蛋白质供给不足对人体会有哪些影响？
2. 脂类的生理功能有哪些？

第二章

常见食物的营养分析

要点提示 >>>>

    1.常见食物的营养特点

    2.常见食物对人体健康的保健功效

学习目标 >>>

    目标1 了解常见食物的营养价值和营养特点

    目标2 掌握常见食物对人体健康的保健功效

能力培养 >>>

    能力1 分析评价食物营养价值的高低

    能力2 分析判断常见食物对人体健康的影响

第一节 动物性食物的营养分析

一、畜禽肉类食物的营养分析

畜禽肉类食物包括畜和禽的肌肉、内脏及制品。它们营养丰富,吸收率高,饱腹作用强,味道鲜美,可以烹调加工成各种制品和菜肴,所以食用价值较高,是人类重要的食物资源。

(一)畜肉类

1.畜肉类的营养价值

畜肉类食物是指猪、牛、羊等牲畜的肌肉、内脏及制品。它们的蛋白质、维生素和矿物质含量随动物的种类、年龄、肥育度和部位的不同而有很大差异。畜肉是蛋白质、脂肪、维生素 B_1、维生素 B_2 及铁等营养素的重要来源。常见畜肉的主要营养素含量见表2-1。

表 2-1　　　　　　　　　常见畜肉的主要营养素含量　　　　　（以每 100 g 可食部计）

名称	蛋白质/g	脂肪/g	维生素 B_1/mg	维生素 B_2/mg	维生素 A/μg	铁/mg	钙/mg
猪大排	18.3	20.4	0.80	0.15	12	0.8	8
牛后腿	20.9	2.0	0.04	0.14	3	2.1	5
羊后腿	19.5	3.4	0.05	0.19	8	2.7	6
兔肉	16.6	2.0	0.11	0.10	26	2.0	12

(1)蛋白质

畜肉类食物的蛋白质含量一般为 10%～20%。内脏蛋白质含量一般较高,如牛肝的蛋白质含量为 19.8 g/100 g;其次是瘦肉,蛋白质含量一般为 17% 左右,其中牛肉(瘦)蛋白质含量较高,可达 20.2 g/100 g;肥肉的蛋白质含量较低,如肥猪肉的蛋白质含量仅为 2.4 g/100 g。

肉类蛋白质的氨基酸组成接近人体的需要,因此,其生物价较高,为优质蛋白质。在氨基酸组成上,赖氨酸含量较高,因此宜与赖氨酸含量较少的谷类食物搭配食用。

肉类食物经烹调后,释放出肌溶蛋白、肌肽、肌酸、肌酐、嘌呤碱和氨基酸等小分子溶解物质,这些总称含氮浸出物。肉汤中的含氮浸出物越多,味道就越浓香、鲜美,对胃液的分泌刺激作用也越大。一般成年牲畜的肉含氮浸出物较多,所以它们的味道比较鲜美。

肉皮蛋白质含量为 26.4 g/100 g,而且 90% 以上是大分子胶原蛋白和弹性蛋白,胶原蛋白不仅是构成人体筋骨不可缺少的营养素,还可促进毛发、指甲生长。胶原蛋白对皮肤有特殊的营养作用,能使贮水功能低下的皮肤细胞活力增强,功能改善,促进皮肤细胞吸收和贮存水分,防止皮肤干瘪起皱。弹性蛋白能使皮肤的弹性增加,韧性增强,血液循环旺盛,营养供应充足,皱纹舒展。

(2)脂类

畜肉的脂肪含量因牲畜的种类及部位不同而有很大差别。瘦肉的脂肪含量较低,肥

46

肉的脂肪含量很高。肥羊肉的脂肪含量一般为 55%，肥猪肉的脂肪含量可高达 90%。内脏的脂肪含量相对较低，为 4%～7%。

胆固醇在肥、瘦肉中的含量有很大差异，瘦牛肉为 59 mg/100 g，瘦猪肉为 81 mg/100 g，肥猪肉为 109 mg/100 g。内脏中胆固醇的含量较高，如猪肾胆固醇含量为 354 mg/100 g，而脑中胆固醇的含量可高达 2 571 mg/100 g。

畜肉类脂肪以饱和脂肪酸居多，如猪油饱和脂肪酸含量为 42 g/100 g，牛油饱和脂肪酸含量为 53 g/100 g，羊油脂肪酸含量为 57 g/100 g，所以高脂血症和动脉粥样硬化患者应限制吃肥肉。

（3）维生素

维生素的含量以动物内脏，尤其是肝脏为最多。畜肉可提供多种维生素，尤其是瘦肉和内脏中含 B 族维生素丰富，以猪肉最为突出，其维生素 B_1 含量可达 0.53 mg/100 g，是羊肉或牛肉的 7 倍左右。在畜类的肝脏中含有多种维生素，如维生素 A、维生素 B_1、维生素 B_2 和维生素 C，特别是羊肝中的含量颇为丰富。所以肝脏是一种营养极为丰富的食物。

（4）矿物质

畜肉中矿物质含量一般为 1% 左右，瘦肉中的矿物质含量高于肥肉，而内脏器官的矿物质含量又高于瘦肉。含量较多的矿物质有磷、钾、钠、镁等，红色瘦肉含铁较多。肉类钙含量不多，仅为 6%～13%，但利用率较高。动物肝脏和肾脏中铁含量比较丰富，利用率也较高，如猪肝的铁含量为 22.6 mg/100 g，比瘦肉高 15 倍；牛肝的铁含量为 9.0 mg/100 g，是瘦肉的 10 倍左右。

（5）碳水化合物

碳水化合物以糖原形式存在于肝脏和肌肉中，含量极少，随存放时间的延长，其糖原含量逐渐降低。

2.常见畜肉类的营养特点

（1）猪肉

猪肉的蛋白质为优质蛋白质，其含量因猪的品种、年龄、肥育度以及部位而异。如猪里脊肉蛋白质的含量为 20.2 g/100 g，后臀尖为 14.6 g/100 g。猪皮和筋腱主要由结缔组织构成，富含胶原蛋白和弹性蛋白，是美容的佳品。因为猪肉纤维较为细软，结缔组织较少，肌肉组织中含有较多的肌间脂肪，因此，经过烹调加工后肉味特别鲜美。

在畜肉中，猪肉的脂肪含量最高，脂肪的组成以饱和脂肪酸为主，熔点较高，这也是猪油在较低温度下呈固态的原因。猪肉中瘦肉的胆固醇含量较低，肥肉的胆固醇含量比瘦肉高，内脏的胆固醇含量更高，一般为瘦肉的 3～5 倍，脑中胆固醇含量最高。

食用猪肉后不宜大量饮茶。因为茶叶中的鞣酸会与蛋白质合成具有收敛性的鞣酸蛋白，使肠蠕动减慢，延长粪便在肠道中的滞留时间，不但易造成便秘，而且还增加了有毒物质和致癌物质的吸收，影响健康。

（2）牛肉

牛有黄牛、水牛、牦牛、乳牛等品种，其中以黄牛的肉为最佳。牛肉的蛋白质含量因牛的品种、产地、饲养方式不同而略有差别，但其含量都在 20% 左右，比猪肉、羊肉高。牛肉的蛋白质由 8 种人体必需氨基酸组成,且组成比例均衡,吸收利用率高。牛肉蛋白质中的肌氨酸含量比其他食品高,肌氨酸被称作肌肉燃料之源,吸收后能在人体内迅速转化为能量,增强肌力,并能增长肌肉。因此,运动员特别是健美运动员以及从事强体力劳动的人宜吃牛肉。肌氨酸还能提供脑细胞活动所需要的能量,有利于大脑发挥功能。

牛肉的脂肪含量比猪肉、羊肉低 10% 左右,但含有较多的胆固醇,含量约为猪肉、羊肉的 2 倍,高血脂、高血压、动脉硬化的患者,不宜长期大量吃牛肉。此外,牛肉含有较多的矿物质和 B 族维生素,其中矿物质钾、锌、镁、铁的含量丰富。

(3)羊肉

羊肉的蛋白质含量低于牛肉,高于猪肉,蛋白质中必需氨基酸含量高于牛肉和猪肉,脂肪含量高于牛肉而不及猪肉,且胴体脂肪层薄。羊肉中胆固醇含量较低。羊的脂肪熔点为 47 ℃,不易被机体吸收。羊肉中含大量左旋肉碱,能增强酶和激素的活力,对心脏的营养供给发挥重要作用。

羊肉中含丰富的维生素和钙、磷、铁等矿物质,铜和锌含量显著超过其他肉类。羊肝中含维生素 A、维生素 D、维生素 B_5 较高。

羊肉肌纤维束较细嫩,容易煮熟和消化。一般山羊肉脂肪较绵羊肉少、膻味重,肉质不如绵羊。羊肉热量高于牛肉,铁含量高于猪肉,是补元阳、益血气的温热补品,适合冬季进补。

(4)兔肉

兔肉属于高蛋白质、低脂肪、少胆固醇的肉类,蛋白质含量高达 19.7 g/100 g,比一般肉类都高,但脂肪和胆固醇含量却低于所有的肉类,有"荤中之素"的美称。

兔肉质地细嫩,结缔组织和纤维少,比猪肉、牛肉、羊肉等更易被消化吸收,并含有丰富的卵磷脂,有健脑益智功效。常吃兔肉还可防止血栓的形成,并能保护皮肤细胞活性、维护皮肤弹性,被称作"保健肉"和"美容肉"。

兔肉性凉,食用的最好季节是夏季,寒冬及初春季节一般不宜食用,有四肢怕冷等阳虚症状的女子不宜吃。兔肉不能与鸭血同食,易致腹泻。

(二)禽肉类

1. 禽肉类的营养价值

禽肉类食物包括鸡、鸭、鹅、鸽子、鹌鹑、鸵鸟、火鸡等的肌肉、内脏及制品。禽肉的营养价值与畜肉的营养价值相似,但在脂肪含量和质量方面具有优势。

一般禽肉的蛋白质含量为 16%～20%,是优质蛋白质。因肥育程度不同,不同禽类的脂肪含量有很大的差异。一般情况下,鸭和鹅的脂肪含量为 20% 左右,鸡和鸽子的脂肪含量为 14%～17%,火鸡和鹌鹑的脂肪含量较低,在 3% 以下,但肥育禽类如肉鸡、填鸭等的脂肪含量可达 30%～40%。禽类的脂肪中不饱和脂肪酸含量高于畜类,其中油酸约占 30%,亚油酸约占 20%,在室温下呈半固体状态,因而营养价值高于畜类的脂肪。

禽类动物肝脏中各种维生素的含量均很高,维生素 A、维生素 D、维生素 B_2 含量丰富。心脏和胗也是营养丰富的食物。禽肉中铁、锌、硒等微量元素含量很高,但钙的含量不高。禽类肝脏和血中的铁含量可达 10%～30%,是铁的良好来源。常见禽肉的主要营养素含量见表 2-2。

名称	蛋白质/g	脂肪/g	维生素 B_1/mg	维生素 B_2/mg	维生素 A/μg	铁/mg	钙/mg
鸡脯肉	19.4	5.0	0.07	0.13	16	0.6	3
鸡肝	16.6	4.8	0.33	1.10	10414	12.0	7
鹌鹑	20.2	3.1	0.04	0.32	40	2.3	48
鸭	15.5	19.7	0.05	0.11	238	2.2	6
鸭血(白鸭)	13.6	0.4	0.06	0.06	—	30.5	5
鹅	17.9	19.9	0.07	0.23	42	3.8	4

表 2-2　　　　　　　　　　常见禽肉的主要营养素含量　　　　（以每 100 g 可食部计）

2.常见禽肉类的营养特点

(1)鸡肉

①普通鸡肉

普通鸡肉富含蛋白质,其蛋白质含量比牛肉、猪肉、羊肉多,而脂肪含量则比猪肉、牛肉、羊肉少,且多为不饱和脂肪酸。普通鸡肉中含有磷、铁、铜、钙、锌,并富含维生素 B_{12}、维生素 B_6,还可供给相当量的维生素 A、维生素 B_2 和维生素 B_1。

普通鸡肉有温中益气、补虚填精、益五脏、健脾胃、活血脉及强筋骨之功效。适于年老体弱、营养不良、畏寒怕冷、手足冰凉、神疲乏力、月经不调、产后缺奶以及病后虚弱或手术后体虚,或患有贫血、血小板减少、白细胞减少、面色萎黄和气血不足的人食用。

普通鸡肉中含有许多游离氨基酸,故味道鲜美。鸡汤中含有较多的脂肪,尤其是用老母鸡炖出来的鸡汤脂肪含量更高,动脉硬化症、冠心病和高脂血症的病人应忌饮。患感冒的病人,如伴有头痛、乏力、发热,应忌食鸡肉,忌饮鸡汤,因为鸡肉食性温热,会使病情加重。

②乌鸡肉

乌鸡又称乌骨鸡,营养价值高于普通鸡,被人们称作"名贵食疗珍禽"。

与普通鸡肉相比,乌鸡肉含有 10 种氨基酸,其蛋白质、维生素 B_2、烟酸、维生素 E、磷、铁、钾、钠的含量更高,而胆固醇和脂肪含量则很少,食用乌鸡可以提高生理机能、延缓衰老、强筋健骨,对防治骨质疏松、佝偻病、妇女缺铁性贫血症等有明显功效。著名的乌鸡白凤丸是滋养肝肾、养血益精、健脾固冲的良药。

(2)鸭肉

鸭肉中的蛋白质含量为 16%～25%,脂肪含量比鸡肉高,比猪肉低,并较均匀地分布于全身组织中。鸭肉中的脂肪酸主要是不饱和脂肪酸和低碳饱和脂肪酸,含 B 族维生素和维生素 E 较多。

鸭肉性寒,有滋补、养胃、补肾、消水肿、止热痢、止咳化痰等作用,适用于体热上火的人食用,体质虚弱、食欲不振、发热、大便干燥和水肿的人食之更为有益。

(3)鸽肉

鸽肉含有丰富的蛋白质,其蛋白质含量高达 22%,脂肪含量较低,属低热量、高蛋白的肉食。鸽肉有补肝肾、益气血、祛风解毒等功效,适合产妇、老人、脑力劳动者、夜班工作者和神经衰弱者食用。

畜禽肉类蛋白质属优质蛋白质,且含有谷类食物中含量较少的赖氨酸,因此畜禽肉类食物宜和谷类食物搭配食用。如在植物蛋白质中加入少量的动物蛋白质,可使其生物价显著提高,例如玉米、小米和大豆混合后,生物价为 73,但若再加入少量的牛肉,可使其生物价提高到 89。所以营养学家建议,膳食中动物性蛋白质至少要达到总蛋白质的 40%。

二、水产品类动物性食物的营养分析

水产品类动物性食物包括各种鱼类、虾、蟹、贝类等,它们是蛋白质、无机盐和维生素的良好来源,味道也非常鲜美,是深受人们欢迎的饮食佳品。

(一)水产品类动物性食物的营养价值

1. 蛋白质

鱼类蛋白质的含量多为 15%～20%,蛋白质中必需氨基酸的组成与肉类很接近,属于优质蛋白质,生物价为 83,营养价值很高,是蛋白质的良好来源。其他水产品的蛋白质含量也较高,海参(鲜)蛋白质含量为 16.5 g/100 g,海虾蛋白质含量为 16.8 g/100 g,螺(香海螺)的蛋白质含量为 22.7 g/100 g,河蟹的蛋白质含量为 17.5 g/100 g。以鱼为例,由于鱼肉的肌纤维细而短,间质蛋白质较少,水分含量较多,故组织柔软细嫩,比畜禽肉更容易消化,利用率高达 85%～90%。鱼类的含氮浸出物主要为胶原蛋白和黏蛋白,加水煮沸溶出,冷却后即成凝胶。

2. 脂类

鱼类可食部分脂肪含量为 1%～10%,一般为 1%～3%,不饱和脂肪酸含量约为80%,熔点较低,消化吸收率约为 95%。其他水产品的脂肪含量都不高。如海参(鲜)的脂肪含量为 0.2 g/100 g,海虾的脂肪含量为 0.6 g/100 g,螺(香海螺)的脂肪含量为3.5 g/100 g,河蟹的脂肪含量为 2.6 g/100 g。鱼类胆固醇含量一般为 100 mg/100 g,但鱼子、虾子中含量较高。

鱼类脂肪大部分为不饱和脂肪酸,尤其是深海鱼中多不饱和脂肪酸占的比例比较大,具有一定的防治动脉硬化和冠心病的作用。通过对我国和日本居民的疾病调查发现,祖祖辈辈以打鱼为生的渔民,由于他们吃鱼多,冠心病的患病率很低。因此许多营养学家建议每人每周最好吃一到两次海鱼,以补充多不饱和脂肪酸。

3. 碳水化合物

水产品类动物性食物中碳水化合物的含量很低,一般小于 5%。

4. 维生素

海鱼的肝脏含有极丰富的维生素 A 和维生素 D,是生产药用鱼肝油的原料;有些虾、蟹和蛤蜊含有较多的维生素 A。鱼类也是一些 B 族维生素的良好来源,如维生素 B_1、维生素 B_2 和维生素 B_5 等。鱼类中几乎不含维生素 C 或含量极少。

5. 矿物质

鱼肉特别是海鱼肉的矿物质含量比其他肉类高,一般为 1%～2%,除钙、磷、钾、钠含量较高外,微量元素碘、铁、锌、铜、锰、硒等含量都很高。其他水产品中矿物质含量也很丰富,如牡蛎中含铜和锌较多,虾皮中富含钙。

(二)常见水产品类动物性食物的营养特点

1.带鱼

带鱼又叫刀鱼、牙带鱼。带鱼的脂肪含量高于一般鱼类,且多为不饱和脂肪酸,这种脂肪酸的碳链较长,具有降低胆固醇的作用。带鱼全身的鳞和银白色油脂层中还含有一种抗癌成分6-硫代鸟嘌呤,对辅助治疗白血病、胃癌、淋巴肿瘤等有益。带鱼含有丰富的镁元素,对心血管系统有很好的保护作用,有利于预防高血压、心肌梗死等心血管疾病。常吃带鱼还有养肝补血、润肤养发等健美的功效。

2.鲤鱼

鲤鱼的蛋白质不但含量高,而且质量也佳,人体消化吸收率可达96%,并能供给人体多种必需氨基酸、矿物质、维生素A和维生素D。鲤鱼的脂肪多为不饱和脂肪酸,能很好地降低胆固醇,可以防治动脉硬化、冠心病。

鲤鱼背上有两条白筋,使其具有特殊腥味。洗鱼时,必须将白筋抽掉。鲤鱼忌与绿豆、芋头、牛羊肉、猪肝、鸡肉、荆芥、甘草、南瓜、赤小豆和狗肉同食,也忌与中药中的朱砂同服。

3.鲫鱼

鲫鱼所含的蛋白质质优、易于消化吸收,是肝肾疾病、心脑血管疾病患者的良好蛋白质来源,常食可增强抗病能力,肝炎、肾炎、高血压、心脏病、慢性支气管炎等疾病患者可经常食用。

鲫鱼有健脾利湿、和中开胃、活血通络、温中下气之功效,对脾胃虚弱、水肿、溃疡、气管炎、哮喘、糖尿病患者有很好的滋补、食疗作用。产后妇女喝鲫鱼汤,可补虚通乳。

4.黄鳝

黄鳝中蛋白质含量为18.0 g/100 g,维生素A含量极高,能增强视力,促进皮肤的新陈代谢。黄鳝中含有丰富的DHA和卵磷脂,有补脑健身的功效。

黄鳝中所含的特种物质"鳝鱼素",能调节血糖,对糖尿病有较好的治疗作用,加之所含脂肪极少,是糖尿病患者的理想食品。

5.虾

虾营养极为丰富,蛋白质的含量是鱼、蛋、奶的几倍到几十倍,还含有丰富的钾、碘、钙、镁、磷等矿物质及维生素A、氨茶碱等。虾中含量丰富的镁,对心脏活动具有重要的调节作用,能很好地保护心血管系统。虾的通乳作用较强,富含的磷、钙,对小儿、孕妇尤有补益功效。虾体内的虾青素有助于消除因时差反应而产生的"时差症"。

虽然虾含有比较丰富的蛋白质和钙等营养物质,但是如果把它们与含有鞣酸的水果,如葡萄、石榴、山楂、柿子等同食,不仅会降低蛋白质的营养价值,而且鞣酸与钙离子结合会形成不溶性结合物刺激肠胃,引起人体不适,出现呕吐、头晕、恶心和腹痛、腹泻等症状。虾与这些水果同吃至少应间隔2 h。

腐败变质的虾不可食。色发红、身软、掉头的虾不新鲜,尽量不吃。虾背上的虾线应挑去不吃。虾为发物,染有宿疾者不宜食用。机体正值上火之时不宜食虾。

6. 蟹

蟹肉营养丰富,含丰富的蛋白质及微量元素,对身体有很好的滋补作用。蟹肉中含有抗结核作用的成分,吃蟹对结核病的康复大有裨益。

不要食用死蟹、生蟹、存放过久的熟蟹。蟹不可与红薯、南瓜、蜂蜜、橙子、梨、石榴、番茄、香瓜、花生、蜗牛、芹菜、柿子、兔肉、荆芥同食。吃蟹不可饮用冷饮,否则会导致腹泻。

脾胃虚寒、风寒感冒未愈、顽固性皮肤瘙痒疾病患者忌食蟹。蟹黄中胆固醇含量高,患有冠心病、高血压、动脉硬化、高脂血症的人应少吃或不吃。

7. 甲鱼

甲鱼具有鸡、鹿、牛、猪、鱼五种肉的美味,素有"美食五味肉"之称。

甲鱼有药用价值。其主要作用有:滋阴,对肝炎和异常功能亢进有控制作用;滋补,提高血浆蛋白含量,促进造血功能,增强体力;清热,降低异常体温升高;帮助消散体内肿块等。

现代医学研究表明,甲鱼肉中含有一种能抵抗人体血管衰老的重要物质,常食可以降低血胆固醇,对高血压、冠心病患者有益。产妇吃适量甲鱼有利于恢复身体及提高母乳质量。日本科学家实验还证实,甲鱼有一定的抗癌作用和提高机体免疫力的功能。甲鱼中还含有铁质、叶酸等,能旺盛造血功能,有助于提高运动员的耐力,消除疲劳。

甲鱼不能与鸡蛋以及兔、猪、鸡、鸭的肉和苋菜等同食,否则无益。还应注意的是,甲鱼一定要宰食活的,不能吃死的,因为甲鱼死后极易腐败变质。另外甲鱼体内含较多的组胺酸,组胺酸可分解产生有毒的组胺物质,食后会引起中毒。

8. 贝类

贝类营养价值较高且味道鲜美。其肉质细嫩,各微量元素之间的比例恰当,蛋白质含量高,脂肪含量少,容易被人体消化吸收。贝类含有丰富的钙、磷、维生素、微量元素。

(1)扇贝营养价值很高,含有丰富的不饱和脂肪酸 EPA 和 DHA。EPA(二十碳五烯酸)俗称"血管清道夫",进入血管的 EPA 生成的前列腺素能使血管壁软化并抑制血小板凝聚,进而大大减少血栓形成和血管硬化。DHA(二十二碳六烯酸)俗称"脑黄金",是脑神经和视神经发育不可缺少的物质,不仅可以促进智力开发和提高智商,还可以降低阿尔茨海默病的发病率。

(2)鲍鱼本身营养价值极高,鲍鱼肉含有丰富的球蛋白。鲍鱼肉中含有一种被称为"鲍素"的成分,能够破坏癌细胞代谢必需的物质。鲍鱼能双向性调节血压,并有调经、润燥、利肠之效,可治月经不调、大便秘结等疾患。

鲍鱼一定要烹透才能吃,不能吃半生不熟的。感冒发烧或阴虚喉痛的人不宜食用,痛风患者及尿酸高者不宜吃鲍鱼,只宜少量喝鲍鱼汤。

(3)牡蛎肉肥美爽滑,味道鲜美,营养丰富,素有"海底牛奶"之美称,是所有贝类中含锌量最高的食物。牡蛎含 18 种氨基酸、肝糖原、B 族维生素、牛磺酸和钙、磷、铁、锌等营养成分,常吃可以提高机体免疫力。

9. 海参

海参又名海男子、土肉、海鼠、海瓜皮。海参是一种名贵的海产动物,因补益作用类似人参而得名。海参肉质软嫩、营养丰富,是典型的高蛋白、低脂肪食物,具有延缓衰老、消除疲劳、提高免疫力的功效。

海参富含蛋白质、矿物质、维生素等五十多种天然珍贵活性物质,其中酸性黏多糖和软骨素可明显降低心脏组织中的脂褐素以及皮肤中的脯氨酸的数量,起到延缓衰老的作用。海参所含的 18 种氨基酸能够增强组织的代谢功能,增强机体细胞活力,适宜于生长发育中的青少年。

海参还具有养血、补肾、益精的作用,海参中含量很高的精氨酸可促进机体细胞的再生和机体受损后的修复,对机体损伤后的修复有特效,是手术患者的最佳补品。

三、乳类食物的营养分析

乳类也叫奶类,主要有牛奶、羊奶及其制品,其营养丰富,容易消化吸收,是一种营养价值很高的天然食品,也是婴幼儿的主要食品。

(一)乳类的营养价值

这里以奶为例说明乳类的营养价值。

1. 奶的组织结构和性质

奶是由乳糖、酪蛋白酸钙-磷酸钙的复合体胶粒、水溶性盐类、维生素及细小的脂肪微粒构成的多级分散体系。奶呈微酸性,乳白色,稍有甜味,具有特有的奶香味。

2. 奶的营养价值

奶除不含纤维素外,几乎含有人体需要的各种营养素。由于水分含量较高,因此,它的营养素含量与其他食物比较,相对较低。

(1)蛋白质

牛奶和羊奶蛋白质含量较高,达 3.5%～4%。蛋白质的组成以酪蛋白为主,其次是乳清蛋白和乳球蛋白,其消化吸收率很高,生物价仅次于蛋类,属优质蛋白,其中赖氨酸和蛋氨酸含量比较高,能补充谷类蛋白质氨基酸组成的不足,提高膳食的生物价。

(2)脂类

奶中脂肪含量约为 3%,奶中脂肪颗粒很小,呈高度乳化状态,消化率高达 97%。此外,奶中还有少量的卵磷脂、脑磷脂和胆固醇。

(3)碳水化合物

奶中碳水化合物的含量为 5% 左右,主要是乳糖,它可以调节胃酸分泌,促进胃肠蠕动和消化腺分泌,还能促进钙的吸收,增进肠道乳酸杆菌的繁殖,并抑制腐败菌的生长,因此可改善幼儿肠道细菌丛的分布状况。

婴幼儿体内乳糖酶活性一般都很高,随着年龄的增长,该酶的活性越来越低,到成年后,活性已降到很低的水平了,所以成年后常年不喝牛奶者容易发生乳糖不耐受现象,改为饮用酸奶可消除这种现象,或者采用少量多次的方式也可减轻或消除这种现象。

(4)维生素

奶中含有已知的多种维生素,某含量随饲养方式和季节变化而变化。其中以维生素 A 及维生素 B_2 最为突出,维生素 D 含量不高,目前,多数鲜奶中强化了维生素 A 和维生素 D 的含量。

（5）矿物质

奶中富含钙、磷、钾等，大部分矿物质与有机酸或无机酸结合成盐类，容易吸收。每升牛奶可提供 1 040 mg 钙，吸收利用率也较高。奶中铁含量很少。此外，奶中的成碱元素（钙、钠、钾等）多于成酸元素（氯、硫、磷），因此，奶属于碱性食品，有助于维持血液的 pH。

各种动物的乳汁都是为其后代所提供的，其营养素的含量有着很大的差别。各种乳汁的营养素含量比较见表 2-3。

表 2-3　　　　　　　　各种乳汁的营养素含量比较　　　（以每 100 g 可食部计）

营养素	人乳	牛乳	鲜羊乳
水分/g	87.6	89.8	88.9
蛋白质/g	1.3	3.0	1.5
脂类/g	3.4	3.2	3.5
碳水化合物/g	7.4	3.4	5.4
能量/kJ	272	226	247
钙/mg	30	104	82
磷/mg	13	73	98
铁/mg	0.1	0.3	0.5
维生素 A/mg	11	24	84
维生素 B_1/mg	0.01	0.03	0.04
维生素 B_2/mg	0.05	0.14	0.12

（二）常见乳制品的营养特点

乳制品是指将鲜奶根据不同需要加工制成的乳类食品，主要包括消毒鲜牛奶、消毒羊奶、奶粉、酸奶、奶油、奶酪、黄油等。

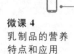

微课 4
乳制品的营养特点和应用

1. 消毒鲜牛奶

消毒鲜牛奶是指将鲜牛奶过滤、加热灭菌后，分装出售的饮用奶，是奶制品中产量最大的一种。消毒鲜牛奶除维生素 B_1 和维生素 C 的含量有损失外，营养价值与新鲜生牛奶差别不大，目前市售消毒鲜牛奶常进行维生素 A、维生素 D 和维生素 B_1 等营养素的强化。

2. 消毒羊奶

羊奶在国际营养学界被称为"奶中之王"。羊奶固体含量、脂肪含量、蛋白质含量分别比牛奶高 5%～10%，各种维生素的含量均很高。羊奶的含钙量远高于牛奶的含钙量，但铁含量较牛奶低。羊奶的脂肪颗粒与蛋白质颗粒大小为牛奶的 1/3，利于人体吸收。

羊奶是乳制品中最接近母乳、营养成分最全、最易被人体吸收的奶品，专家认为患有过敏症、胃肠道疾病、支气管炎症或身体虚弱的人群以及婴儿更适宜饮用羊奶。

奶若加热消毒太久，其中某些营养素会被破坏，故不宜久煮，加热见沸即可。另外不要空腹饮用奶，否则其中的蛋白质会被转化成能量利用，而应当与馒头、面包等搭配食用，充分发挥蛋白质的作用。

3. 奶粉

奶粉是指将消毒后的鲜牛奶经浓缩、喷雾、干燥制成的粉状食品，根据成分可分为全脂奶粉、脱脂奶粉、调制奶粉。婴儿配方奶粉就是参照母乳组成成分调制而成的，其各种营养素的种类、含量和比例接近母乳。

4. 酸奶

酸奶是将鲜牛奶接种乳酸菌发酵制成的。牛乳经过乳酸菌发酵后，可提高人体对钙、磷和铁的消化吸收率，也可提高人体对酪蛋白的利用率。发酵过程中，乳酸菌还可以产生维生素 B_1、维生素 B_2、维生素 B_{12}、维生素 B_5 等。因此，酸奶的营养价值比普通奶要高。

酸奶可刺激胃酸分泌，增强胃肠道消化功能和促进人体新陈代谢，对肝脏病、胃肠病和身体虚弱的人及婴幼儿最为合适。酸奶在加工过程中，由于其营养成分如蛋白质、钙、脂肪等并无损失，而乳糖却减少了 1/5，所以对那些乳糖不耐受的成年人来说，更为适宜。酸奶中的乳酸菌可调节肠道 pH，抑制腐败菌，对人体十分有益。

5. 奶油

奶油是从鲜牛奶中分离的密度较小的脂肪和其他成分的混合物。奶油脂肪含量为 $20\%\sim40\%$，以饱和脂肪酸为主，其他成分主要是水分、蛋白质及乳糖等。优质的奶油气味芳香纯正，口味稍甜，主要用于佐餐和面包、糕点的制作。

知识拓展 6
乳糖不耐受者怎样喝奶？

6. 奶酪

奶酪又称干酪、起司，是由牛奶经过发酵、凝乳、除去乳清、加盐压榨、后熟发酵等处理后得到的产品。除部分乳清蛋白和水溶性维生素随乳清流失外，其他营养素均得到保留和浓缩。经过后熟发酵，可提高蛋白质和脂肪的消化吸收率，并产生奶酪特有的风味。奶酪中蛋白质和 A、B 族维生素及钙等营养素的含量均十分丰富，并含较多脂肪，能量较高。

7. 黄油

黄油又称白脱、牛油，是从奶油中进一步分离出来的较纯净的脂肪。黄油含脂率为 80% 左右。牛乳中脂溶性的维生素 A、维生素 D 基本保留在黄油中。黄油以饱和脂肪酸为主，并含有一定量的胆固醇。黄油在西餐中使用广泛，是制作各种菜肴不可缺少的调配料，也可涂在面包上直接食用。

四、蛋类食物的营养分析

人们常食用的禽蛋主要有鸡蛋、鸭蛋、鹅蛋、鸽蛋和鹌鹑蛋等，蛋制品主要是咸蛋、松花蛋和鸡蛋粉等。各种禽蛋的营养价值基本相似，具有营养全面、均衡，容易消化吸收，食用方便等优点，是理想的天然食品。

(一)蛋类的营养价值

各种禽蛋的营养特点大致相同，蛋清和蛋黄分别占可食部分的 2/3 和 1/3，主要含有丰富的蛋白质、脂类、维生素、矿物质和碳水化合物。

1. 蛋白质

蛋白质含量为全蛋的 $13\%\sim15\%$，主要集中在蛋清部分，蛋黄中约含 4%。

在天然食物中，蛋类蛋白质的氨基酸组成与人体的氨基酸组成最为接近，而且比例也非常适合人体需要,因此,蛋类蛋白质的生物价最高,达 95,是天然食物中最优良的蛋白质。此外,蛋类蛋白质的蛋氨酸含量相对较高,与豆类和谷类混合食用时,可补充它们蛋氨酸的不足,提高生物价。鸡蛋蛋白质与其他食物蛋白质营养价值比较见表 2-4。

表 2-4　　　　　　　　　　鸡蛋蛋白质与其他食物蛋白质营养价值比较

蛋白质	生物价(BV)	蛋白质功效比(PER)	蛋白质净利用率(NPU)/%
鸡蛋	95	3.8	94
牛奶	91	3.1	82
酪蛋白	77	2.9	76
牛肉	80	2.9	76
马铃薯	71	—	—
大豆蛋白	74	2.1	61
稻米蛋白	59	2.0	57

2. 脂类

蛋类的脂肪含量为 11%～15%,主要集中在蛋黄中。此外,蛋黄还含有一定量的卵磷脂和胆固醇,一个中等大小的鸡蛋含胆固醇 250 mg 左右。

3. 维生素

蛋类所含维生素几乎都集中在蛋黄中,维生素 D、维生素 A、维生素 B_1 和维生素 B_2 均很丰富。

4. 矿物质

蛋类是多种无机盐的良好来源,含钙、磷、铁较多,主要集中在蛋黄中,其中钙、磷的吸收率较高,所含铁由于受卵黄高磷蛋白的干扰,吸收率较低。

5. 碳水化合物

蛋类中碳水化合物含量很少,平均为 1%～3%,所以有些人早晨只吃鸡蛋而不吃淀粉类食物是不科学的。

(二)几种蛋类的营养特点

1. 鸡蛋

鸡蛋含丰富的优质蛋白,其消化率比牛奶、猪肉、牛肉和大米都高。鸡蛋中蛋氨酸含量特别丰富。鸡蛋脂肪以不饱和脂肪酸为主,呈乳融状,易被人体吸收。蛋黄中铁含量达 7 mg/100 g。

2. 鸭蛋

与鸡蛋营养大致相当,鸭蛋中蛋氨酸和苏氨酸在蛋类中含量最高。

3. 鹌鹑蛋

鹌鹑蛋的蛋白质、脂肪含量都与鸡蛋相当,而它的维生素 B_2 含量比鸡蛋和鸭蛋都高。

蛋类的营养特点较全面而均衡,人体需要的营养素几乎都有,而且易于消化吸收,是理想的天然食品。但因蛋黄中含有较高的胆固醇,因而曾被认为是高血压、冠心病和动脉粥样硬化的危险因素,但目前已被证实不那么可怕,这些疾病的患者不必"禁食鸡蛋"。一般每人每天吃 1 个鸡蛋即可。另外,吃生鸡蛋不可取。生鸡蛋蛋清中含有抗生物素蛋白和抗胰蛋白酶,影响生物素的吸收和蛋白质的消化吸收,因此鸡蛋应当煮熟再吃。

第二节　植物性食物的营养分析

一、粮食的营养分析

（一）谷类

1.谷类食物的营养价值

我国的谷类粮食主要有小麦、大米，其次是玉米、小米、高粱、荞麦、大麦、青稞和莜麦等。谷类可提供大量的糖类、植物性蛋白质和 B 族维生素。在我国居民的膳食中，谷类是人体能量的主要来源，人体有 50%～80%的能量、50%～60%的蛋白质来自于谷类，同时有相当比例的 B 族维生素和无机盐也靠谷类提供。

谷类由于种类、品种、产地、管理和加工方法等不同，其营养素的含量有很大差别。

（1）碳水化合物

谷类中含量最多的碳水化合物是淀粉，平均含量达 70%左右，大米和面粉中含量最高，可达 75%以上。谷类淀粉有两种不同的类型，即直链淀粉和支链淀粉，支链淀粉含量越多，黏性越好。淀粉烹调后容易消化吸收，是人类最理想、最经济的能量来源。

除淀粉外，谷类中还含有一定量的小分子糖，如果糖和葡萄糖，容易被酵母发酵，产生乙醇，所以谷类又可用于酿酒、制作发酵面食。此外，谷类还含有较多的膳食纤维。

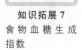

知识拓展 7
食物血糖生成指数

（2）蛋白质

谷类中蛋白质含量一般为 7.5%～16%，主要由白蛋白、球蛋白、醇溶蛋白和谷蛋白组成。

不同谷类中各种蛋白质所占比例有所不同，各种蛋白质的氨基酸组成也有差别。谷类蛋白质一般都缺乏赖氨酸，而亮氨酸又过剩，从而使谷类蛋白质氨基酸组成不平衡。谷类蛋白质一般都以赖氨酸为第一限制氨基酸，第二限制氨基酸为苏氨酸（玉米为色氨酸），它们的生物价一般较低，为 50～60，小米、玉米等蛋白质中含有过多的亮氨酸，这对氨基酸平衡更为不利。因此，配膳时应注意与其他蛋白质类食物（肉类、蛋类、奶类、豆类）配合，发挥互补作用，提高生物价。

各种谷类作物中蛋白质含量差别较大，稻米为 7.9 g/100 g，小麦粉（标准粉）为 15.7 g/100 g，燕麦为 10.1 g/100 g。谷粒外层的蛋白质含量较里层高。因此，精制的大米和面粉因过多除去了外皮，使得蛋白质的含量较粗制的大米和面粉的含量低。

（3）脂类

谷类中脂肪含量普遍不高，大米、小麦为 1%～2%，玉米和小米可达 4%。谷类所含脂肪含有较多不饱和脂肪酸，具有降低胆固醇、防治动脉粥样硬化的作用。从玉米、小麦胚芽中提取的胚芽油营养价值很高，可作为保健食用油。谷类脂肪中还含有少量植物固醇和卵磷脂。

(4)维生素

谷类中的维生素主要是 B 族维生素,其中维生素 B_1、维生素 B_2 和维生素 B_5 含量较高。在小米和黄玉米中,还含有少量胡萝卜素和维生素 E,小麦胚芽中维生素 E 含量也较高。但是,谷类中不含维生素 A、维生素 D 和维生素 C。

谷类中的维生素大部分集中在糊粉层和谷胚中。大米和面粉加工精度越高,维生素损失就越多。

(5)矿物质

谷类中矿物质含量一般为 1.5% ～ 3%,主要是钙和磷,其次是镁,铁含量较少。谷类中矿物质多以植酸盐的形式存在,因此利用率不高。

2.常见谷类食物的营养特点

(1)玉米

玉米脂肪中含有 50% 以上的亚油酸、卵磷脂和维生素 E 等营养素,这些物质均具有降低胆固醇,防治高血压、冠心病、细胞衰老及脑功能退化等功能,并可抗血管硬化。

玉米中含有 7 种"抗衰剂"——钙、谷胱甘肽、纤维素、镁、硒、维生素 E 和脂肪酸等物质,多吃玉米还可抑制抗癌药物对人体的副作用,刺激大脑细胞,增强人的脑力和记忆力,具有较高的保健作用。

(2)小米

小米又名粟米,分粳、糯两种。小米蛋白质含量比大米高,热量也超过大米。小米含有胡萝卜素,维生素 B_1 的含量位居所有粮食之首。小米蛋白质中的苏氨酸、蛋氨酸和色氨酸含量比一般粮食高,但赖氨酸含量低,其蛋白质的生物价仅为 57。

中医认为小米健脾和胃、滋养肾气。小米粥有助眠作用,粥表面的"米油"营养极为丰富,"可代参汤"。

(3)燕麦

在谷物中燕麦的蛋白质和脂肪的含量均居首位,8 种必须氨基酸的含量基本上也居首位。特别是具有增智与健骨功能的赖氨酸含量是大米和小麦面粉的 2 倍以上,防治贫血和毛发脱落的色氨酸含量也高于大米和小麦面粉。燕麦富含大量的不饱和脂肪酸,磷、铁、维生素 B_2 的含量也较为丰富。燕麦还含有其他谷类粮食中所没有的皂苷,皂苷可与植物纤维结合,吸取胆汁酸,促使肝脏中的胆固醇转变为胆汁酸随粪便排出体外,间接降低血清胆固醇,故燕麦有"保健食品"的誉称。

(4)甘薯

甘薯又称红薯、红苕、地瓜,其主要营养成分为淀粉,还含有蔗糖、麦芽糖、甘露糖等,故甘薯有甜味。甘薯中含有抑制癌细胞生长的抗癌物质、大量纤维素,常吃可预防便秘、肠癌。甘薯含热量低,又能饱腹,是减肥的佳品。甘薯属于碱性食品,可以中和人体内过多累积的酸。甘薯含胶原蛋白及黏液多糖类物质,可以预防动脉硬化并保持血管弹性,排除多余的胆固醇。甘薯含大量黏液蛋白质,能预防动脉硬化、降低血压、抗衰老、提高免疫力。

(5)荞麦

荞麦又名三角麦、乌麦等,主要产于西北、东北、华北、西南一带的高寒地区。荞麦的蛋白质中赖氨酸和精氨酸含量比大米、白面的还要高,对人体有益的油酸和亚麻酸含量较高。荞麦含有其他粮食中很少有的"芦丁",可降低人体血脂和胆固醇,对防治高血压和心血管疾病颇有帮助。荞麦中还含有糖类、钙、磷、铁及 B 族维生素、维生素 E 等,以及丰富的膳食纤维。

(6)薏米

薏米又名薏苡仁、苡米、苡仁,主要成分为蛋白质、维生素 B_1、维生素 B_2。薏米可使皮肤光滑,减少皱纹,消除色素斑点,长期饮用薏米粥,对治疗褐斑、雀斑、面疱有效,能使斑点消失并滋润肌肤。薏米能促进体内血液和水分的新陈代谢,有利尿、消肿的作用,也被当作节食用品。薏米油有兴奋神经、解热、镇痛的作用,还具有消炎、排脓的效用,对于癌细胞也有抑制作用。

一般谷类蛋白质的必需氨基酸组成比例不平衡,生物价低,几种必需氨基酸如赖氨酸、苯丙氨酸、苏氨酸和蛋氨酸的含量偏低。因此谷类蛋白质的营养价值远不如动物性蛋白质和大豆蛋白质的营养价值。为了提高谷类蛋白质的生物价,提倡同时吃多种谷类粮食或谷豆搭配,取长补短,发挥蛋白质的互补作用。

(二)豆类

豆类品种很多,按其营养特点及蛋白质含量可分为大豆类、其他豆类和豆制品。大豆类包括黄豆(又名大豆)、青豆、黑豆等,它们的蛋白质含量较高,脂肪含量中等,碳水化合物含量较少。其他豆类包括绿豆、豌豆、蚕豆和红豆等,其碳水化合物含量较高,蛋白质含量中等,脂肪含量较少。豆制品的种类繁多,我国居民经常食用的有豆腐、豆浆和豆芽等。

1.大豆类

这里主要介绍常见的黄豆(以下称大豆)和黑豆。

(1)大豆

①大豆的营养特点

a.蛋白质:大豆中的蛋白质含量为 35%~40%,是植物性食物中蛋白质含量最高的,并且质量也好,氨基酸组成接近人体的需要。其蛋白质组成比例类似动物蛋白质,因此被认为是优质蛋白质,尤其富含赖氨酸。与赖氨酸含量较少的谷类食物混合食用,可以很好地发挥蛋白质的互补作用,提高蛋白质的吸收利用率。

经计算,1 kg 大豆的蛋白质含量大致相当于 2 kg 猪肉或 3 kg 鸡蛋或 12 kg 牛奶的蛋白质含量。所以,大豆被称为"植物肉"。

b.脂类:大豆中脂肪含量为 15%~20%,以不饱和脂肪酸居多,占脂肪的 85%,其中必需脂肪酸占 50%以上,亚油酸含量最丰富。此外还含有一定的磷脂,不含胆固醇,含有少量的豆固醇和具有较强抗氧化能力的维生素 E,有保健作用,常被推荐为防治冠心病、高血压、动脉粥样硬化的理想食品,其油脂为优质食用油。

c.碳水化合物:大豆中的碳水化合物含量相对较少,为 25%~30%,其中一半是可供利用的淀粉、阿拉伯糖、半乳聚糖等;另一半是人体不能消化吸收的棉籽糖和水苏糖,在肠道细菌作用下发酵产气可引起腹胀。大豆加工成豆腐或豆浆后其中难消化的成分大大减少,营养价值也随之明显提高。

d.矿物质:大豆富含矿物质,其中钙、磷、铁等含量丰富。

e.维生素:大豆含 B 族维生素较丰富,其中维生素 B_1、维生素 B_2 含量较高,还含有一定的胡萝卜素和维生素 E。大豆几乎不含维生素 C,但发芽后可产生一定量的维生素 C。

大豆中所含的异黄酮与雌激素的分子结构非常相似,能够与女性体内的雌激素受体相结合,对雌激素起到双向调节的作用,所以有时又被称为"植物雌激素",对女性特别是更年期妇女有重要的保健作用。

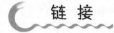

链 接

认识蛋白粉

蛋白粉一般是采用提纯的大豆蛋白、酪蛋白、乳清蛋白(缺乏异亮氨酸)、豌豆蛋白等,或上述几种蛋白复合加工制成的富含蛋白质的粉末,其用途是为缺乏蛋白质的人补充蛋白质,也可作为功能添加剂用于食品工业生产中。

蛋白粉是一种针对特定人群的营养性食品补充剂。作为氨基酸补充食物,可为幼儿、老人、运动人群、术前术后病人和减肥人群提供因蛋白质缺失所必需的营养。

另外食欲不好或消化功能不良的人以及通过节食方法减肥者、素食主义者都可能蛋白质摄入不足,优质蛋白粉就成为一种良好的补充品。

对于健康人而言,蛋白质缺乏这种情况一般不会发生。奶类、蛋类、肉类、大豆、小麦和玉米含必需氨基酸,种类齐全,数量充足,比例适当。而且,食物带给人的心理享受和感官刺激,是蛋白粉所不能替代的。

②大豆中的抗营养因子

大豆中存在着一些抗营养因子,它们影响着人体对大豆中各种营养素的消化与吸收,甚至对人体健康有害,这些物质统称为抗营养因子。

a.蛋白酶抑制剂:大豆及其他豆类中都含有蛋白酶抑制剂,它们能抑制胰蛋白酶、胃蛋白酶等的活性。其中被研究比较多的是大豆胰蛋白酶抑制剂,生豆粉中含有此种因子,对人胰蛋白酶活性有部分抑制作用,对动物生长可产生一定影响。在水中加热可以使这种物质失活。

b.植酸:大豆中含有的植酸能与锌、钙、镁、铁等元素螯合,影响这些元素被人体消化吸收与利用。大豆发芽时,植酸酶的活性增加,可分解植酸,提高大豆中钙、铁、锌等矿物质的利用率。

c.植物红细胞凝集素:植物红细胞凝集素是一种能凝集人体红细胞的蛋白质,也是影响动物生长的因子,在加热的过程中可以被破坏。

d.胀气因子:大豆中的胀气因子主要是大豆低聚糖(水苏糖和棉籽糖等)。大豆低聚糖可不经消化直接进入大肠,但能被肠道微生物发酵产气,称为胀气因子。胀气因子一般被作为抗营养因子对待,但实际上它并不阻碍营养吸收,反而可为双歧杆菌所利用并有促进双歧杆菌繁殖的作用,对人体有利。

综上所述,大豆的营养价值很高,但也存在诸多抗营养因子。大豆蛋白的消化率为65%,但经加工制成豆制品后,其消化率明显提高。近年来的多项研究表明,大豆中的多种抗营养因子有良好的保健功能,这使得大豆研究成为营养领域的研究热点之一。

(2)黑豆

黑豆中的营养成分总体上与大豆不相上下,而蛋白质含量却高于大豆。此外,黑豆中还含有较多的钙、磷、铁等矿物质和胡萝卜素以及维生素 B_1、B_2、B_{12} 等人体所需的各种营养素。中医认为,黑豆有滋肾补肾、补血明目、利水消肿、活血美肤等作用。

2.其他豆类

其他豆类碳水化合物含量较高,主要是淀粉,是能量的良好来源。此外还含钙、磷、铁和多种 B 族维生素,缺乏胡萝卜素,不含维生素 C。

这里主要介绍红豆和绿豆。

(1)红豆

红豆又名红小豆、饭豆、米豆。红豆含有较多的皂角苷,可刺激肠道,因此它有良好的利尿作用,能解酒、解毒,对心脏病和肾病、水肿有益。红豆含有较多的膳食纤维,具有良好的润肠通便、降血压、降血脂、调节血糖、解毒抗癌、预防结石、健美减肥的作用。红豆富含叶酸,产妇、乳母多吃红豆有催乳的功效。

鲤鱼尽量不要与红豆同食,因两者均能利水消肿,同用会导致利水功能太强。

(2)绿豆

绿豆具有解毒作用。绿豆蛋白、鞣质和黄酮类化合物可与有机磷农药中的汞、砷、铅化合物结合形成沉淀物,使之减少或失去毒性,并不易被胃肠道吸收。

绿豆不宜煮得过烂,以免使其有机酸和维生素遭到破坏,而降低清热解毒功效。绿豆性凉,脾胃虚弱的人不宜多吃。服药特别是服温补药时不要吃绿豆食品,以免降低药效。

常见豆类的营养成分含量见表 2-5。

表 2-5 常见豆类的营养成分含量 (以每 100 g 可食部计)

名称	蛋白质/g	脂肪/g	维生素 B_1/mg	维生素 B_2/mg	钙/mg	铁/mg
大豆	35.0	16.0	0.41	0.20	191	8.2
黑豆	36.0	15.9	0.20	0.33	224	7.0
红豆	20.2	0.6	0.16	0.11	74	7.4
绿豆	21.6	0.8	0.25	0.11	81	6.5
扁豆	25.3	0.4	0.26	0.45	137	19.2
豌豆	20.3	1.1	0.49	0.14	97	4.9

3.豆制品

我国传统的豆制品是以大豆、绿豆为原料加工制成的各类副食品,数以百计,主要有豆腐、豆浆、豆芽、豆腐脑、豆腐干、豆腐皮、酱油、腐竹等,以及发酵豆制品。豆制品不仅保存了大豆的营养价值,而且营养素更易被人体消化吸收。

(1)豆腐

我国的豆腐品种多样,但其营养特点相差不大,一般含蛋白质 5%～7%,含脂肪 5%左右,含碳水化合物 3%左右。豆腐中的蛋白质极易被人体消化吸收,消化率由大豆的65%提高到 90%以上,并含有丰富的钙和其他矿物质及维生素。

（2）豆浆

豆浆除含钙量比豆腐略低外，其他营养素的含量与豆腐相比不相上下，蛋白质含量比牛奶略高，含铁量为牛奶的 4 倍之多，其他营养素如钙、磷及维生素的含量比牛奶略少。

（3）豆芽

豆芽是大豆、绿豆在适宜的水分和温度下发芽生成的。大豆蛋白在发芽过程中分解成氨基酸或多肽，同时破坏了抗胰蛋白酶因子，提高了蛋白质的生物利用率。在发芽过程中，由于酶的作用使矿物质和维生素的含量倍增，尤其是维生素 C 的含量显著增加，在冬季或缺乏蔬菜时吃豆芽可起到重要的调节作用。

（4）发酵豆制品

发酵豆制品如豆豉、豆瓣酱、臭豆腐及各种腐乳等，都是大豆及大豆制品经接种霉菌发酵后制成的传统食品。经微生物作用后，豆制品产生多种具有特殊香味的有机酸、醇、酯、氨基酸，而变得更容易被消化吸收。同时，维生素 B_{12} 和维生素 B_2 的含量有所增加。此外，发酵使谷氨酸游离出来，味较鲜美，可促进食欲。

几种传统豆制品的营养价值见表 2-6。

表 2-6	几种传统豆制品的营养价值						（以每 100 g 可食部计）
名称	蛋白质/g	脂肪/g	维生素 B_1/mg	维生素 B_2/mg	钙/mg	铁/mg	锌/mg
内酯豆腐	5.0	1.9	0.06	0.03	17	0.8	0.55
北豆腐	9.2	8.1	0.05	0.02	105	1.5	0.74
油豆腐丝	24.2	17.1	0.02	0.09	152	5.0	2.98
豆腐干	14.9	11.3	0.02	0.05	447	7.1	1.84
腐竹	44.6	21.7	0.13	0.07	77	16.5	3.69

（三）坚果类

1. 坚果类的营养价值

坚果类包括花生、核桃、瓜子、松子、芝麻、栗子等有硬壳的小食品（果仁），营养非常丰富。多数坚果油脂含量很高，被称为油脂类坚果。有些坚果淀粉含量很高，如栗子、莲子、白果、榛子等，被称为淀粉类坚果。部分坚果类食品的营养价值见表 2-7。

表 2-7	部分坚果类食品的营养价值						（以每 100 g 可食部计）
名称	蛋白质/g	脂肪/g	维生素 B_1/mg	维生素 B_2/mg	钙/mg	铁/mg	锌/mg
花生仁	24.8	44.3	0.72	0.13	39	2.1	2.50
核桃仁	14.9	58.8	0.15	0.14	56	2.7	2.17
葵花子仁	19.1	53.4	1.89	0.16	115	2.9	0.50
杏仁（熟、去壳）	28.0	54.4	0.09	0.52	174	5.3	3.72
黑芝麻	19.1	46.1	0.66	0.25	780	22.7	6.13

（1）蛋白质

油脂类坚果的蛋白质含量为 13%～35%；而淀粉类坚果的蛋白质含量较低，如栗子的蛋白质含量仅为 5% 左右。坚果类蛋白质的限制氨基酸因品种而异。比如，花生、葵花子的限制氨基酸是蛋氨酸和异亮氨酸;芝麻的限制氨基酸为赖氨酸;核桃的限制氨基酸为赖氨酸和一些含硫氨基酸。

（2）脂类

油脂类坚果的脂肪含量一般为 40%～70%,松子仁的含量很高,高达 70.6%。淀粉类坚果的脂肪含量在 2% 以下。油脂类坚果所含脂肪酸中必需脂肪酸含量很高,其中特别富含卵磷脂,具有补脑健脑的作用。常见坚果中的多不饱和脂肪酸含量见表 2-8。

表 2-8　　　　　　　　常见坚果中的多不饱和脂肪酸含量　　（以每 100 g 可食部计）

名称	多不饱和脂肪酸含量/g	名称	多不饱和脂肪酸含量/g
核桃（干）	76.2	腰果（熟）	20.4
粟子（鲜）	55.5	开心果（熟）	17.5
松子（炒）	47.0	花生（炒）	38.6
榛子（炒）	53.4	葵花子（炒,咸）	65.4

（3）维生素

油脂类坚果中的维生素 E 含量十分丰富,其 B 族维生素含量也较高,是植物性食品中的佼佼者,杏仁中含较多维生素 B_2。淀粉类坚果的维生素含量不十分突出。

（4）矿物质

铁、锌、铜、锰、硒等各种微量元素的含量在油脂类坚果中相当突出,并高于大豆和谷类。芝麻中含特别丰富的铁和钙,黑芝麻中还含有大量的锰。淀粉类坚果中榛子、粟子含丰富的钙、铁、磷等。

2.常见坚果的营养特点

油脂类坚果虽为营养佳品,但因为大多含有丰富的脂肪,热量很高,因此不宜大量食用,以免引起消化不良或肥胖等问题。

（1）花生

花生又名落花生、地果、唐人豆,民间又称"长生果",和黄豆一样被誉为"植物肉""素中之荤"。花生（炒）脂肪含量高达 48%,蛋白质含量仅次于大豆,含量在 30% 以上,相当于小麦的 2 倍、玉米的 2.5 倍、大米的 3 倍。花生的蛋白质吸收率在 90% 左右。

花生脂肪含量高,能增进血凝、促进血栓形成,胆病患者、血黏度高或有血栓的患者不宜食用。花生霉变后含有大量致癌物质——黄曲霉素,霉变的花生千万不要吃。

（2）核桃

核桃,又名胡桃、羌桃。核桃中的亚油酸含量较高,还含有丰富的维生素 B、维生素 E。核桃可防止细胞老化,能健脑、增强记忆力及延缓衰老,还能减少肠道对胆固醇的吸收。核桃含有亚麻酸及钙、磷、铁,是理想的肌肤美容剂,经常食用可润肤、乌发,并防止头发过早变白和脱落。

（3）葵花子

葵花子含有丰富的脂肪,是维生素 B_1 和维生素 E 的良好来源,含有的铁、锌、钾、镁等微量元素具有防治贫血等疾病的作用。它还能改善失眠症状、增强记忆力,对癌症、高血压和神经衰弱有一定的预防功效。

葵花子一次不宜吃得太多,以免上火、口舌生疮。

(4)栗子

栗子(干)的碳水化合物含量高达78.4％,蛋白质含量为5.3％。栗子的维生素 B_1、维生素 B_2 含量丰富,维生素 B_2 的含量至少是大米的4倍。此外它还含有维生素C。栗子所含的矿物质有钾、镁、铁、锌、锰等,尤其是钾含量突出,比苹果高4倍。

中医认为,栗子有健脾胃、益气、补肾、强心的功用。

(5)松子

松子所含的脂肪多是人体所必需的亚油酸、亚麻酸等不饱和脂肪酸,具有软化血管的作用,能够增强血管弹性,维持毛细血管的正常状态。除此之外,松子还具有降低血脂、预防心血管疾病以及润肠通便的作用。松子中含有多种矿物质如钙、铁、磷等,能给机体组织提供丰富的营养成分,强壮筋骨,消除疲劳。

二、蔬菜的营养分析

蔬菜和水果的种类繁多,在我国居民膳食结构中占有重要地位。它们在营养特点方面比较相似,碳水化合物含量不多,蛋白质含量少,脂肪含量低,但都含有丰富的维生素、无机盐和膳食纤维,是维生素C、胡萝卜素和维生素 B_2 的重要来源,也是钙和铁等无机盐的重要来源。

(一)蔬菜的营养价值

蔬菜按其结构及可食用部位,可分为叶菜类、根茎类、瓜茄类、鲜豆类和菌藻类等。

1.叶菜类

叶菜类蔬菜包括白菜、油菜、菠菜、卷心菜、苋菜、韭菜、雪里蕻等,含有胡萝卜素、维生素C和维生素 B_2 等,也是钙、磷、铁等无机盐的良好来源。其中以绿叶菜营养素含量最高,深绿色的新鲜蔬菜每100 g中维生素C含量一般在30 mg以上,因此绿叶菜是维生素C的良好来源。油菜、苋菜、雪里蕻和菠菜中维生素C和胡萝卜素含量较丰富。

2.根茎类

根茎类蔬菜包括萝卜、胡萝卜、马铃薯、藕、山药、芋头、葱、蒜和笋等,它们的钙和维生素C含量一般低于叶菜类,但其营养价值各有特点。马铃薯、芋头、藕、山药中淀粉含量较高,一般在15％～30％。胡萝卜中含有丰富的胡萝卜素,每100 g胡萝卜的胡萝卜素含量达6 mg。根茎类蔬菜中蛋白质和脂肪含量普遍不高。根茎类蔬菜也含有钙、磷、铁等无机盐,但含量不多。

3.瓜茄类

瓜茄类包括黄瓜、冬瓜、南瓜、西葫芦、丝瓜、茄子、番茄和辣椒等。辣椒、番茄、黄瓜等的胡萝卜素和维生素C含量较高,特别是辣椒中维生素C含量很高,不论其形状、大小,均含有丰富的维生素C,每100 g甜椒的维生素C含量达130.0 mg,比一般蔬菜高几倍。

4.鲜豆类

鲜豆类包括四季豆、扁豆、毛豆、豌豆等,其中蛋白质、碳水化合物、维生素 B_1、钙、铁的含量均比其他蔬菜高。蛋白质质量也好,是一种营养丰富的蔬菜。

5.菌藻类

菌藻类食物包括食用菌和藻类,常见的有蘑菇、香菇、银耳、木耳、海带、紫菜等,是一类低热量的食物,蛋白质、膳食纤维、维生素和微量元素含量丰富。其中维生素 B$_1$、维生素 B$_2$ 和烟酸含量较高。微量元素铁、锌和硒的含量也是其他食物的数倍甚至十几倍。

部分蔬菜中的维生素 C 和胡萝卜素含量见表 2-9。

表 2-9　　　　　部分蔬菜中的维生素 C 和胡萝卜素含量　（以每 100 g 可食部计）

名称	维生素 C/mg	胡萝卜素/μg	名称	维生素 C/mg	胡萝卜素/μg
胡萝卜(红)	13.0	4 130	菠菜	32.0	2 920
小红尖辣椒	86.0	—	绿苋菜	47.0	2 110
西兰花	56.0	151	芥蓝	37.0	—
白菜花	32.0	11	小白菜	64.0	1 853
番茄	14.0	375	黄瓜	9.0	90

(二)常见蔬菜的营养特点

1.大白菜

新鲜大白菜尤以胡萝卜素和维生素 C 含量丰富。大白菜中锌含量较高,常食用对预防动脉硬化、心血管病、便秘很有疗效。

大白菜可炒、烧、涮、拌、扒等,也可做汤和馅心。

2.菠菜

菠菜中含有大量的 β-胡萝卜素和铁,也是维生素 B$_6$、叶酸和钾的极佳来源。菠菜叶中含有铬和一种类胰岛素样物质,其作用与胰岛素非常相似,能使血糖保持稳定。丰富的 B 族维生素和 β-胡萝卜素使其能够防治口角炎、夜盲症等。菠菜中含有大量的抗氧化剂如维生素 E 和硒元素,具有抗衰老、促进细胞增殖的作用,有助于预防大脑老化和阿尔茨海默病。

菠菜的缺点是草酸含量较高,草酸易结合钙生成不溶的草酸钙,对钙吸收不利。但用开水把菠菜快焯一下,大部分草酸就可以除掉。

3.油菜

油菜营养丰富。油菜中胡萝卜素、维生素 C 含量较高,并富含钙、铁,草酸含量很少。患口腔溃疡、口角湿白、齿龈出血、牙齿松动等症的患者,多吃油菜有益。油菜叶子的绿色愈深,营养价值愈高。

4.香芹

香芹又名洋香菜、荷兰芹、欧芹。香芹中胡萝卜素、维生素 C 和硒的含量均较高,还含有各种芳香物质。香芹气味芳香,质地鲜嫩,宜生食、做汤或做菜肴的点缀。

5.香菜

香菜可开胃健脾,增进食欲,祛风解毒,促进血液循环。据古籍记载,香菜性温,味辛,功能解表、透发麻疹。最重要的是它爽口开胃,可增加特殊清香,增进食欲。

6.芹菜

芹菜中钙、磷含量较高,还含有芹菜苷、佛手柑内酯、甘露醇、肌醇、有机酸等成分。芹菜的根、茎、叶和籽都可以作为药用,味甘、性凉、无毒,有调经、消炎、降压、镇静、清热止咳、健胃、利尿等作用,能除烦热,下瘀血。用芹菜煮粥吃,能去热利肠。芹菜捣汁服用,能解毒。常吃芹菜,尤其是芹菜叶,对高血压、动脉硬化都有良好的预防功能。芹菜可炒、拌、炝或做菜肴的配料,也可制作馅心。

7.空心菜

空心菜又名竹叶菜、藤菜等,鲜空心菜中维生素、胡萝卜素含量较高,紫色的空心菜中还含有胰岛素成分,可用于糖尿病的食疗。空心菜可炒食、凉拌、做汤,还可制作馅心。

8.茼蒿

茼蒿中含有挥发性的精油及胆碱等物质,具有开胃、健脾、降压、补脑等食疗功效。茼蒿质地柔嫩,具有特异的香味,烹调中常炒食或凉拌。

9.生菜

生菜中含有抗癌、抗病毒的活性物质,因此,可预防癌症并具有抗病毒作用。生菜脆嫩爽口,最适宜生食,也可凉拌或炒食。

10.葱

葱挥发油中主要成分为葱辣素,有特殊的辛辣气味。葱有健胃、刺激血液循环等功效,对痢疾杆菌、葡萄球菌有杀灭作用,功同大蒜。所以,在冬、春季呼吸道疾病流行和夏秋季肠道传染病流行时,吃些生葱有预防作用。大葱可祛风发汗,解毒消肿,可用来防治风寒感冒、头痛鼻塞。

11.苋菜

苋菜中钙和铁的含量很高,所以,对缺铁性贫血患者而言,苋菜具有食疗作用,尤以紫苋菜为最佳。苋菜可炒或焯后凉拌,放入大蒜末同炒,味道更好。

12.韭菜

中医认为,韭菜性温,味辛甘,对腰膝酸痛、小便频数、遗尿等症有一定食疗效果。韭菜含有较多的粗纤维,对促进肠道蠕动、防止大便干燥、预防结肠癌均有好处。但韭菜不容易被消化,因而不宜多吃。韭菜叶、薹、花三部分均可食。韭菜含有特殊的香味和辛辣味,也可做调味品,能增进食欲。

13.马铃薯

马铃薯是一种以淀粉为主要成分的优质食品,含有丰富的维生素C和钙、钾。马铃薯蛋白质含有大量谷类所缺少的赖氨酸,马铃薯与谷类混合进食,可提高蛋白质利用率。马铃薯的淀粉在体内被缓慢吸收,不会导致血糖过高。马铃薯所含的粗纤维可促进胃肠蠕动,具有一定的通便作用。马铃薯中钾含量很高,能够排除体内多余的钠,可降低血压。

14.平菇

平菇含有较多的多糖和微量元素硒,能提高机体的免疫力,对肿瘤细胞有抑制作用。平菇具有抗病毒作用,能抑制病毒的合成和繁殖。平菇基本不含淀粉,脂肪含量少,是糖尿病和肥胖症患者的理想食品。常吃平菇还具有降低血压和血胆固醇的作用,可预防老年性心脑血管疾病和肥胖症。

15.香菇

香菇是一种高蛋白、低脂肪的食用菌,为延年益寿的上品,被人们称为"素中之荤""蘑菇皇后""菇中之王"和"蔬菜之魁"等。它味道鲜美,闻之清香,能增进食欲,增强记忆,对促进儿童智力发育和延缓老年人智力衰退有着特殊的功能,是人们养生健脑的补养佳品。

香菇中的蛋白质含量高达20%以上,远远超过一般植物性食物的蛋白质含量,还含有多糖类、维生素 B_1、维生素 B_2、维生素 C 等。干香菇的水浸物中有组氨酸、丙氨酸、苯丙氨酸、亮氨酸、天门冬氨酸、胆碱和腺嘌呤等成分,它们不仅是营养物质,有些还具有降低血脂的功效。香菇中的多糖有增强机体免疫力的功能。

16.金针菇

金针菇又名金菇,俗称智力菇、增智菇。金针菇含有人体必需氨基酸,成分较全,其中赖氨酸和精氨酸含量尤其丰富。金针菇含锌量比较高,对增强智力尤其是对儿童的身高和智力发育有良好的作用。金针菇还能增强机体对癌细胞的抗御能力,抑制血脂升高,降低胆固醇,防治心脑血管疾病,抗菌消炎,清除重金属盐类物质,增强机体正气,防病健身。

17.木耳

木耳中铁的含量极为丰富,常吃能养血驻颜,令肌肤红润,容光焕发,并可防治缺铁性贫血。木耳含有维生素 K,能减少血液凝块,预防血栓症的发生,有防治动脉粥样硬化和冠心病的作用。木耳中的胶质可吸附残留在人体消化系统内的灰尘、杂质,集中起来排出体外,从而起到清胃涤肠的作用。它还能帮助消化纤维类物质,是矿山、化工和纺织工人不可缺少的保健类食品。木耳对胆结石、肾结石等内源性异物也有比较显著的化解功能。木耳含有抗肿瘤活性物质,能增强机体免疫力,经常食用可防癌抗癌。

18.银耳

银耳又叫白木耳、白耳子。它既是名贵的营养滋补佳品,又是扶正强壮之补药,其药用的价值历来与人参、鹿茸齐名,被人们誉为"菌中之冠""山珍",历代皇家贵族将银耳看作是嫩肤美容、延年益寿之上品。

银耳富含维生素 D,能够帮助人体吸收钙,促进生长发育。银耳富含硒等微量元素,可以增强机体免疫力,对肿瘤具有抑制的作用,还能增强肿瘤患者对放疗、化疗的耐受力。银耳富含天然植物性胶质,并具有滋阴作用,长期服用可以润肤,帮助祛除脸部黄褐斑、雀斑。银耳具有滋补作用,特点是滋润而不腻滞,具有补脾开胃、益气清肠、安眠健胃、补脑、养阴清热和润燥之功效。

19.紫菜

紫菜又名紫英、灯塔菜等,颜色有红紫、绿紫及黑紫,但干燥后均呈紫色,故名紫菜。紫菜有消痰结、散瘿瘤、清热利尿、补肾养心的功效。紫菜含有碘,对甲状腺肿大有很好的治疗作用。紫菜中还含有胆碱成分,有增强记忆的作用。紫菜含有中甘露醇,有很强的利尿作用,可作为治疗水肿的辅助食品。紫菜中含有铁元素,可以帮助治疗贫血,还含有丰富的钙,可促进骨骼、牙齿的生长和保健。

20.海带

海带营养丰富,不仅能够抑制甲状腺肿,而且被公认为是一种抗癌食物,所以素有"长寿菜""海上之蔬""含碘冠军"的美誉,是一种保健长寿食品。

海带性寒,对于甲状腺肿、肥胖病、高血脂、高血压、糖尿病和动脉硬化等多种疾病有很好的疗效。碘是人体内合成甲状腺素的主要原料,海带富含碘,能够帮助有效预防和克服单纯性甲状腺肿大,进而抑制甲状腺癌的发生。海带含有大量的不饱和脂肪酸和植物纤维,能清除附着在血管壁上的胆固醇,调顺肠胃,促进胆固醇的分解。海带中所含的丰富的钙元素能降低人体对胆固醇的吸收,降低血压。

三、水果的营养分析

(一)水果的营养价值

新鲜水果的营养价值近似新鲜蔬菜,蛋白质和脂肪含量很低。所含碳水化合物主要是果糖、葡萄糖和蔗糖,在未成熟的水果内含有淀粉。许多水果如山楂、苹果等还富含纤维素、半纤维素和果胶等膳食纤维。水果也是人体所需无机盐如钙、磷、铁、铜、镁等的良好来源,与蔬菜一样也是碱性食品。新鲜水果是人体维生素C的主要来源。

水果中含有柠檬酸、苹果酸等有机酸,可促进消化液分泌。许多水果含有芳香物质和色素,色、香、味俱全,可促进食欲,有助于消化吸收。

干果是鲜水果经加工而成的,如葡萄干、杏干、红枣等,其维生素含量明显降低,但因加工使水分减少,其蛋白质、碳水化合物和无机盐含量相对增加,具有很高的食用价值。

(二)常见水果的营养特点

1. 苹果

苹果中钾含量较高,是高血压患者的理想食疗食品。此外,苹果中含有大量的苹果酸,可促进体内的脂肪分解,降低胆固醇,缓解动脉硬化,预防肥胖。

2. 桃

桃中含较多的有机酸和纤维素,能促进消化液分泌,增加胃肠蠕动,从而增进食欲,有利于消化。

3. 柑橘

柑橘含有丰富的有机酸和维生素,是维生素C、胡萝卜素和钾的来源,此外还含有陈皮苷、陈皮素、挥发油、铁、磷、钙、柠檬酸等。柑橘中的多种有机酸和维生素能调节人体的新陈代谢,尤其对老年人的心肺功能有补益作用。柑橘还含有黄酮苷,有扩张冠状动脉、增强血管流量、增强微血管韧性的作用。

4. 甜橙

甜橙含有较多的橙皮苷、葡萄糖、果糖、蔗糖、维生素C、胡萝卜素以及黄酮苷、果胶、柠檬酸、苹果酸、琥珀酸等。此外,还含有钙、磷、铁、钾等多种矿物质。

5. 柚

柚含有多种维生素及矿物质,尤以维生素C、胡萝卜素及钾的含量较为丰富。此外还含有丰富的有机酸和柚皮苷。柚的鲜果肉中含有类似胰岛素的成分,有降低血糖的作用,适合高血糖的人食用,低血糖者不宜多食。传统营养学认为柚味甘酸、性寒,入肺经,有生津止渴、行气化痰、消食开胃、解酒毒的功能。

6. 柠檬

柠檬中有机酸含量丰富,味道极酸,含酸量高达6.4%。柠檬含有柠檬酸、苹果酸、奎宁酸、叶酸、烟酸等,此外还含有糖类、橙皮苷、柚皮苷、香豆精、挥发油、多种维生素及矿物质等。

柠檬中的大量柠檬酸可预防泌尿系统结石形成。柠檬酸还能预防和消除皮肤色素沉着,广泛应用于护肤润发行业,有"美容水果"之称。柠檬茶可调节酸碱平衡,防止血凝,对心血管疾病有预防作用。

7. 梨

梨味甘酸,性微寒,有清心润肺、利大小肠、化痰、止咳、解酒毒的功效。

8. 香蕉

香蕉中钾的含量较为丰富。此外还含有果胶、血清素的前休等。香蕉中的有效成分可以减少胃酸,保护胃黏膜,促进溃疡愈合。

9. 荔枝

荔枝含有丰富的糖分、维生素 C,对大脑组织有补养作用。荔枝中含有名为甲基环丙基甘氨酸的物质,可使血糖下降。过多食用荔枝会发生低血糖性昏厥,医学上称为"荔枝病"。荔枝性热,多食易上火。

10. 菠萝

菠萝含有较丰富的营养成分,菠萝中的蛋白酶可分解蛋白质,溶解血栓。经常食用菠萝可帮助预防血栓形成,降低心脏病的发病率和死亡率。

对菠萝过敏的人食用菠萝后会得"菠萝病"。这是由于菠萝中的菠萝蛋白酶能作用于肠道,使肠黏膜通透性增加,使肠中的大分子异性蛋白渗入血液中,进而引起过敏性反应所致。用盐水浸泡菠萝,可使菠萝蛋白酶的活性被破坏,从而避免引起"菠萝病"的发生。

11. 葡萄

葡萄含有较丰富的营养成分,如含有葡萄糖,果糖,少量的木糖、蔗糖、酒石酸、柠檬酸、果酸等,对大脑神经有补益和兴奋作用。葡萄中含有的白藜芦醇可以阻止健康细胞癌变,并能抑制癌细胞扩散。葡萄子中含有葡萄子精,有很强的抗氧化作用。

12. 西瓜

西瓜含多种糖分(如果糖、葡萄糖、蔗糖)、有机酸(如苹果酸、瓜氨酸、丙氨酸、精氨酸、烟酸)及胡萝卜素。

用西瓜制成的西瓜霜可用于上呼吸道感染,如咽喉炎、扁桃体炎。肾炎和高血压患者可多食西瓜,以利水降压,但服食过多会冲淡胃液,引起消化不良和腹泻。脾胃虚寒者不宜食用过多。

13. 樱桃

樱桃含有较丰富的营养元素,胡萝卜素含量每 100 g 高达 210 mg,比苹果、梨都高。

14. 山楂

山楂含有山楂酸、柠檬酸、酒石酸等大量的有机酸,维生素 C 的含量极为丰富,每 100 g 果肉中含 53.0 mg 维生素 C,还含有维生素 B_1、维生素 B_2 及胡萝卜素、钙、磷、钾等。

山楂中还含有三萜类、牡荆素、内脂、解酯酶、苷类和黄酮类的成分,具有扩张冠状动脉、增强心肌收缩力、减慢心律和改善血液循环的功效,并具有降低血清胆固醇、降低血压、利尿、镇静的作用。

15. 大枣

大枣特别是鲜枣尤以维生素 C 的含量最为丰富,被称为"天然维生素 C 丸"。现代医学研究表明,大枣中含有的黄酮类化合物有镇静、催眠和降压作用,含有的环磷酸腺苷可调节细胞的分裂增殖,有利于肿瘤细胞向正常细胞转化。

16. 猕猴桃

猕猴桃营养价值较高,富含维生素 C。其所含的生物活性物质可抑制体内致癌物质亚硝胺的合成,对胃癌、食管癌、直肠癌均有防治作用,并可降低胆固醇和甘油三酯,也可用于高血压、冠心病的食疗。

部分水果中的维生素 C 和胡萝卜素含量见表 2-10。

表 2-10　　　　　　　部分水果中的维生素 C 和胡萝卜素含量　　（以每 100 g 可食部计）

名称	维生素 C/mg	胡萝卜素/μg	名称	维生素 C/mg	胡萝卜素/μg
鲜枣	243.0	240	杧果	23.0	897
中华猕猴桃	62.0	130	菠萝	18.0	20
山楂	53.0	100	草莓	47.0	30
四川红橘	33.0	180	鸭梨	4.0	10
红富士苹果	2.0	60	玫瑰香葡萄	4.0	20

水果存放的时间越长,维生素 C 损失越多。水果的加工品保存了水果的特有风味,主要的营养损失是维生素 C,胡萝卜素损失不大。富含维生素 C 的水果以生食为最佳。需要注意的是,水果与蔬菜提供的营养素并不相同,不能相互取代。

第三节　其他食物的营养分析

一、调味品的营养分析

(一)食盐

食盐的主要成分是氯化钠,一般精盐氯化钠含量占 95% 以上,低钠富钾食盐约含 70% 的氯化钠。食盐有调味、解腻提鲜、祛除腥膻之味的作用,也有杀菌、保鲜防腐的功效。

为了预防碘缺乏病,我国以前强制性实行在食盐中强化碘。现在居民可自由选择加碘盐或无碘盐。由于碘易挥发,因此碘盐要严密包装,避免风吹日晒和高温的影响,烹调时要尽可能在菜出锅前加入。

(二)酱油

酱油是用豆饼加曲霉发酵精制而成的。豆类中的蛋白质经过发酵、水解后可形成多种氨基酸。为了使酱油产生甜香鲜味,生产过程中还加入淀粉类原料,因此,酱油不仅含有人体需要的 8 种必需氨基酸,而且还含有糖、维生素 B_1、维生素 B_2、锌、钙、铁等多种营养素。

烹调使用酱油时,不宜过早将酱油倒入菜锅内长时间高温加热,否则会使酱油内的氨基酸遭到破坏,糖分焦化,营养价值降低。

(三)醋

醋是烹调中最常用的调味品之一。醋有增进食欲、促进消化、防腐杀菌等重要功效。过咸、过甜或油腻的食品,如果加醋或蘸醋吃,可以降低咸、甜味,减少油腻感。加热烹调菜肴时,醋不但可以保护营养素,减少破坏,而且能使菜肴鲜香扑鼻、脆嫩爽口。凉拌海鲜时加醋,既能增进食欲、帮助消化,又可杀灭病原菌、预防肠道传染病的发生。

醋不仅有较高的食用价值,还可软化血管,降低血压,降低胆固醇,预防心血管疾病,有防病、治病功能。

(四)食糖

食糖也是一种重要的调味品,在许多食品的制作中使用。作为调味品使用的主要有白糖、红糖、麦芽糖,有时也用蜂蜜。

白糖属于精制糖,主要的营养素为碳水化合物,以蔗糖为主,占99％左右,其他的营养素很少;红糖未经精制,碳水化合物的含量低于白糖,但钙、铁的含量高于白糖;麦芽糖水分含量较高,其营养价值相对小于白糖和红糖。各种食糖的营养素含量见表2-11。

表 2-11　　　　　　　　　　各种食糖的营养素含量　　　　　　(以每 100 g 可食部计)

名称	水分/g	蛋白质/g	脂肪/g	碳水化合物/g	钙/mg	铁/mg
白砂糖	—	—	—	99.9	20	0.6
绵白糖	0.9	0.1	—	98.9	6	0.2
红糖	1.9	0.7	—	96.6	157	2.2
麦芽糖	12.8	0.2	0.2	82.0	—	—
蜂蜜	22.0	0.4	1.9	75.6	4	1.0

(五)味精

味精的主要成分是谷氨酸钠(谷氨酸的钠盐),含量一般高于80％,其主要作用是提高菜肴的鲜味,增加食欲。大量食用味精会使人对味精产生依赖性,所以提倡慎用味精。

使用味精时需注意:第一,应在菜肴临出锅前加入,以免加热过程中生成焦谷氨酸钠,失去鲜味,并产生一定毒性。第二,味精不能滥用、过量使用。鱼、虾、肉等自身含有谷氨酸,在加热过程中与盐相遇会生成谷氨酸钠,没有必要再使用味精。

(六)鸡精

鸡精不是从鸡身上提取的,它是在味精的基础上加入化学调料制成的。

鸡精的主要成分是味精,鸡精中的其他成分是核苷酸、食盐、白砂糖、鸡肉粉、糊精、香辛料、助鲜剂、香精等。我国的标准规定,每百克鸡精中的蛋白质含量不能少于10.7 g。由于其中的核苷酸带有鸡肉的鲜味,故称鸡精,鸡精中除含有谷氨酸钠外,还含有多种氨基酸,比味精更鲜。可以使用味精的所有菜肴,适量加入鸡精均能达到提味效果。

二、食用油的营养分析

食用油按其来源分为植物油和动物油两类。植物油来自植物的种子,动物油主要有动物脂肪、乳脂。食用油的成分主要是脂肪酸,动物油中脂肪酸的饱和程度比较高,植物油中的脂肪酸则以不饱和脂肪酸的含量为多。常用食用油中饱和脂肪酸和不饱和脂肪酸占总脂肪酸的百分比见表 2-12。

表 2-12　　　常用食用油中饱和脂肪酸和不饱和脂肪酸占总脂肪酸的百分比　　　　%

食用油名称	饱和脂肪酸	不饱和脂肪酸	食用油名称	饱和脂肪酸	不饱和脂肪酸
芝麻油	14.6	83.4	菜籽油	7.3	90.9
大豆油	15.6	81.8	茶油	10.0	89.2
玉米油	14.6	82.9	花生油	19.3	78.9
橄榄油	14.1	85.7	葵花子油	11.4	85.5

知识拓展 8
橄榄油的营养价值

　　油脂中的脂溶性维生素含量的高低也是评价油脂营养价值的一个十分重要的指标。一般情况下,动物的储存脂肪中几乎不含有脂溶性维生素,脂溶性维生素 A、维生素 D 只存在于动物的肝脏和奶油中。植物油中则含丰富的维生素 E。几种常用植物油中维生素 E 的含量见表 2-13。

表 2-13　　　　　　　常用食用油中维生素 E 的含量　　　(以每 100 g 可食部计)

名称	维生素 E 含量/mg	名称	维生素 E 含量/mg
芝麻油	68.53	菜籽油	60.89
大豆油	93.08	茶油	27.90
玉米油	50.94	花生油	42.06
辣椒油	87.24	葵花子油	54.60

三、饮料类的营养分析

　　饮料按其是否含有酒精分为酒精饮料和非酒精饮料两大类,通常酒精饮料是指各种酒类,非酒精饮料被称为软饮料。

　　(一)饮料的营养价值

　　饮料的作用主要是供给人体水分,除此以外还因饮料性质的不同而产生不同的功效。比如咖啡有提神作用,而绿茶有止渴作用,红茶有去腻作用。再如,"红牛"饮料中添加了多种维生素,是一种具有补充营养素功能的饮料,然而其中咖啡因含量很高,因此只能供成年人饮用。椰子汁含有大量植物蛋白以及 17 种人体所需的氨基酸和锌、钙、铁等微量元素,是迄今为止世界上氨基酸含量最高的天然饮品。

　　(二)饮料的营养特点

　　1.酒精饮料的营养特点

　　(1)白酒

　　白酒的主要成分是乙醇(酒精)和水,约占总量的 98%,酒精含量一般在 38% 以上。酒精在体内氧化可产生热量,每升产热 7 kcal。

白酒中除含酒精及酯类等物质外,还含有少量的甲醇、醛类、杂醇油及微量元素铅等,这些成分对人体健康都能造成损害。

(2)黄酒

酿造黄酒的主要原料是糯米、粳米和黍米,色泽橙黄,因此被称之为"黄酒"。

黄酒中的酒精含量为 10%～20%。除主要成分水和乙醇外,还有麦芽糖、葡萄糖、糊精、甘油、含氮物、酯类、有机酸、氨基酸、无机盐及少量醛、微量的高级醇和一定数量的维生素等。因此,黄酒不仅风味独特,而且具有较高的营养价值。

(3)啤酒

啤酒是以大麦芽和大米为主要原料,配以有特殊香味的啤酒花,经发酵而制成的一种含二氧化碳的低酒精含量饮料。啤酒的酒精含量很低,一般不超过 4%。

啤酒中含有丰富的营养物质。据测定,啤酒中含有包括 8 种人体必需氨基酸在内的17 种氨基酸、以 B 族维生素为主的 14 种维生素、多种无机盐,还有糖类如果糖、葡萄糖、麦芽糖和糊精等。啤酒的含热量较高,其中的营养物质极易被人体吸收,故享有"液体面包"之称。

啤酒饱含二氧化碳,它遇热挥发,可带走体内部分热量而消暑解渴。啤酒花含有挥发油、苦味素、树脂、丹宁等,具有强心、健脾、利尿、镇静等作用。

(4)葡萄酒和果酒

葡萄酒和果酒是用新鲜的植物果实直接发酵、压榨酿制而成的一种低度酒,酒精含量一般在 20% 以下。葡萄酒含有多种维生素(维生素 A、B、E、C 等)、13 种微量元素、葡萄糖、果糖和多种氨基酸,营养价值较高。1 升葡萄酒含有 600～1 000 kcal 热量,此外还含有果胶质和各种有机酸,能增进食欲。

2.非酒精饮料的营养特点

(1)茶叶

研究表明,茶叶大约由 300 种化学物质组成,大多数是有益于人体健康的营养素,其中有十几种与人体健康关系密切。

①茶多酚:茶多酚又称丹宁,是一类多酚类化学物质的总称,在茶叶中的含量为10%～20%。茶多酚有增强毛细血管弹性的作用,还有解毒、杀菌、帮助消化、抗辐射、防细胞癌变等功效。

②蛋白质和氨基酸:目前一般认为红茶中蛋白质含量高,为茶叶干重的 15%～30%。绿茶中氨基酸的含量比较高,含有十多种氨基酸,人体必需的氨基酸几乎都包含在内。

③脂多糖:脂多糖是构成茶叶细胞壁的大分子复合物,其含量为 3% 左右。植物脂多糖可以提高人体免疫力,对于抗辐射、改善造血功能等也都具有一定作用。

④维生素:茶叶加工方法不同,其中保留的维生素也有所区别。绿茶维生素的含量高于红茶。绿茶中含有丰富的维生素 C、维生素 A 和胡萝卜素,红茶中维生素 E、维生素 K相对高一些,维生素 B 的含量两者相差不多。

⑤矿物质:茶叶中微量元素丰富,其中锰、锌、铜、铁的含量比一般植物高。茶叶中的微量元素大多能够速溶到水中,所以科学家认为,喝茶是补充人体微量元素的有效方法。

⑥芳香物质：茶叶的香气有一部分来自于其自身的芳香族化合物，如茉莉花素、紫罗兰酮等，这些挥发性物质约占茶叶干重的0.6％，它们有去腻消食的作用。

⑦生物碱：茶叶中的生物碱包括咖啡因、茶碱和可可碱，它们能够兴奋中枢神经，增强大脑皮层的兴奋性，还有强心、利尿等药理效用。

此外，茶叶中还含有一定量的果胶质和纤维素等。

（2）咖啡

咖啡含有脂肪、蛋白质、碳水化合物、无机盐、粗纤维、多种维生素，此外还含有咖啡因、单宁酸、生物碱等对人体有一定益处的成分。其中备受关注的是咖啡因，咖啡因可以兴奋人的中枢神经，有提神的作用，但长期饮用也会产生一定的依赖性。

（3）矿泉水

矿泉水是指水中含有一定量的矿物质、微量元素和二氧化碳的水。矿泉水中含有丰富的对人体有益的微量元素，如锶、硒等，属于绿色食品，经常饮用有益健康。

我国对矿泉水的质量要求是：每升矿泉水中必须含有对人体有益的各种矿物质1 000 mg以上，含游离二氧化碳250 mg以上，不得含有对人体有害的致病菌，无污染，无重金属。

（4）果汁

果汁是用新鲜水果压榨而成的饮料，营养十分丰富，富含各种维生素、矿物质、碳水化合物，并含有少量的蛋白质和脂肪。

（5）可乐型碳酸饮料

所谓可乐型碳酸饮料是指含有焦糖、可乐香精的碳酸饮料。由于味道独特，人们对其有所偏爱，但几乎没有营养价值。

营养学家告诫，可乐型碳酸饮料要适量饮用，婴幼儿和孕妇最好不要喝，因为可乐型碳酸饮料大多要外加纯咖啡因配兑，其中的咖啡因会威胁他们的健康。尽管人们对此还有许多争议，但还是慎重为好。

实　训

实训项目　各类食物的营养特征分析

一、实训目的

运用营养素与能量的知识，分析比较各类食物的营养特点，考查学生对食物营养素的分析能力，为合理膳食和食谱编制做好铺垫。

二、实训要求

通过对第一章"营养素与能量"和第二章"常见食物的营养分析"的学习完成表2-14。

表 2-14　　　　　　　　各类食物的营养特征分析表

食物类型	代表食物	六大营养素含量						营养特点和价值	适用人群举例
		蛋白质	脂类	碳水化合物	维生素	矿物质	膳食纤维		
肉类食物									
乳类食物									
蛋类食物									
粮食类									
蔬菜类									
水果类									
其他类									

三、说明

从以上食物类型中选取一种类型食物,完成以下任务。

(1)指出该类型食物的六大营养素含量,列举该类型食物的主要营养素含量。

(2)指出该类型食物的营养特点,分析统计该类型食物的共性营养特征,以及特殊的营养价值。

(3)指出该类型食物的适用人群,以该类型食物中的某一种或几种食物举例说明。例如,兔肉胆固醇低,适合老年人食用。

章末练习

一、填空题

1._____食物蛋白质的氨基酸组成接近人体的需要,因此,其生物价较高,为优质蛋白质。

2.畜肉类食物中维生素的含量以动物内脏,尤其是_____为最多。

3.肌肉中的碳水化合物以_____形式存在于肝脏和肌肉中,含量极少,随存放时间的延长,其_____含量逐渐降低。

4.在畜肉中,_____的脂肪含量最高,脂肪的组成以饱和脂肪酸为主,熔点较高。

5.大枣特别是鲜枣尤以_____的含量极为丰富,被称为"_____"。

6.谷类可提供大量的_____、_____和_____。

7.鸭肉中的脂肪酸主要是_____和_____,含 B 族维生素和维生 E 较多。

8.乳类也叫_____,主要有_____、_____、_____及其制品,其营养丰富,容易消化吸收,是一种营养价值很高的天然食品,也是婴幼儿的主要食品。

9.酸奶适合各种人群,尤其是_____和_____,并能使原发性乳糖酶缺乏者的乳糖不耐受症状减轻。

10.各种禽蛋的营养特点大致相同,蛋清和蛋黄分别占可食部分的_____和_____,主要含有丰富的_____、_____、_____、_____和_____。

二、单选题

1.下类食物中,含锌最丰富的是(　　)。

A.动物内脏　　　　B.红色肉类　　　　C.贝壳类海产品　　　　D.猪蹄

2.关于谷类食品,下列各项中正确的是(　　)。

A.谷类脂肪含量较高　　　　　　　　B.谷类中的碳水化合物主要为淀粉

C.谷类富含矿物质　　　　　　　　　D.谷类的B族维生素主要分布在胚乳中

3.以下(　　)属于碱性食物。

A.粮谷类　　　　　B.肉类　　　　　C.蛋类　　　　　D.蔬菜

4.蔬菜加工过程(煮)时间太长,容易损失(　　)。

A.蛋白质　　　　　B.葡萄糖　　　　C.维生素A　　　　D.维生素C

5.下列关于畜肉的营养特点哪项正确?(　　)

A.蛋白质含量较高的不一定是安全蛋白质

B.脂肪含量占40%～50%

C.糖含量多

D.糖含量极少

6.以下食物中含碳水化合物最少的是(　　)。

A.鱼类　　　　　B.大米　　　　　C.大豆　　　　　D.牛奶

7.下列食物中含有最丰富的维生素E的是(　　)。

A.橄榄油　　　　B.玉米油　　　　C.花生油　　　　D.猪油

8.关于植物性食物,下列选项不正确的是(　　)。

A.豆类富含膳食纤维　　　　　　　　B.黑木耳有助于防治动脉粥样硬化

C.稻谷中含量最高的营养素是蛋白质　D.水果富含维生素

9.花生含脂类丰富且(　　)。

A.以不饱和脂肪酸为主　　　　　　　B.以饱和脂肪酸为主

C.以胆固醇等类脂为主　　　　　　　D.以上都错

10.下列关于食品营养与烹调关系的说法,正确的选项是(　　)。

A.通过调配原料能使菜品的营养成分比较全面

B.通过火候运用能使菜品的营养成分比较全面

C.烹调无法提高营养素的利用程度

D.烹调只会破坏营养素,降低菜品的营养价值

三、多选题

1.酿造黄酒的主要原料有(　　)。

A.糯米　　　B.黍米　　　C.大米　　　D.小米　　　E.粳米

2.啤酒具有(　　)等医疗作用。

A.杀菌　　　B.强心　　　C.健脾　　　D.利尿　　　E.镇静

3.食用油按其来源分为(　　)和(　　)两类。

A.大豆油　　　B.玉米油　　　C.植物油　　　D.动物油

4.碳水化合物主要是(　　)和(　　)。

A.果糖　　　　　B.葡萄糖　　　　C.蔗糖　　　　　D.麦芽糖　　　　E.核糖

5.豆类品种很多,按其营养特点及蛋白质含量可分为大豆类和其他豆类。以下属于大豆类的有(　　)。

A.绿豆　　　　　B.黄豆　　　　　C.黑豆　　　　　D.青豆　　　　　E.蚕豆

6.下列关于海参的说法,正确的有(　　)。

A.又名刺身,是一种名贵的海产动物

B.其肉质软嫩,营养丰富,是典型的高蛋白、低脂肪食物

C.富含蛋白质、矿物质、维生素等五十多种天然珍贵活性物质

D.具有养血、补肾、益精的作用

7.鸡肉有(　　)之功效。

A.温中益气　　　B.补虚填精　　　C.活血脉　　　　D.强筋骨　　　　E.增强记忆力

8.下列关于甲鱼的说法,有误的是(　　)。

A.甲鱼与鸡蛋以及兔、猪、鸡、鸭的肉同食,大大提高了其营养价值

B.甲鱼有一定的抗癌作用,有提高机体免疫力的功能

C.甲鱼具有鸡、鸭、鱼、兔、猪五种动物的肉的美味,素有"美食五味肉"之称

D.常食甲鱼可以降低血胆固醇,对高血压、冠心病患者有益处

E.甲鱼有"天下第一鲜"的美誉,营养价值很高

9.谷类中不含的维生素有(　　)。

A.维生素A　　　B.维生素B　　　C.维生素C　　　D.维生素D　　　E.维生素E

10.小米有(　　)功能。

A.补血明目　　　B.健脾和胃　　　C.滋养肾气　　　D.帮助睡眠

四、简答题

1.水产品的安全问题有哪些?

2.乳糖不耐受者应如何饮用酸奶?

3.如何合理利用畜禽肉类?

4.谈谈你对酸奶的了解。

5.简述鸡蛋、鸭蛋的营养价值。

五、计算题

1.计算300 g馒头提供的蛋白质、脂肪、碳水化合物各是多少。

2.分别计算200 g牛肉(瘦)和200 g猪肉(肥瘦)提供的能量,并分析比较。

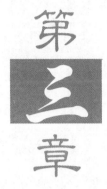

第三章

食物合理加工

要点提示 >>>>

1. 不同的加工方法对营养素的影响
2. 在烹调加工过程中各营养素的保护措施
3. 食物感官性状与营养素的关系

学习目标 >>

目标 1　掌握各种营养素在烹调加工过程中的变化
目标 2　掌握不同的加工方法对营养素的影响
目标 3　掌握在烹调加工过程中各营养素的保护措施

能力培养 >>

能力 1　通过食物外在感官性状判断其营养价值
能力 2　对食物的加工方法提出合理化建议

第一节　营养素在加工过程中的变化

一、蛋白质在加工过程中的变化

(一)变性

蛋白质受热或受其他因素影响后,其空间结构会受到破坏,理化性质也将发生改变,并失去原来的生理活性。例如,鸡蛋加热凝固、牛奶发酵成酸奶,这种变性是不可逆的。而肉冻中的明胶加热成溶胶,降温成凝胶,明胶的凝胶和溶胶间具有热的可逆性。引起变性的因素有各种物理因素,如遇热、紫外线照射、超声波照射、强烈搅拌等;还有化学因素,如遇酸、碱、重金属盐、有机溶剂等;还有生物因素,如遇各种酶等。

(二)水解

蛋白质变性凝固后,如继续加热,蛋白质便会分解,生成多种小分子蛋白质、多肽、低聚肽、氨基酸等,这是炖肉和煲汤时味道鲜美的主要原因。若温度超过 130 ℃,一部分蛋白质被分解成挥发性氮、硫化氢、硫醇化合物等物质,会降低营养价值,甚至还会产生毒性。

(三)发生分解反应

蛋白质分解后生成一定的风味物质,如吡嗪类、吡啶类、含硫杂环等,能分解产生更多的香气物质。

加热过度时,蛋白质分解产生有害物质,甚至产生致癌物质。煎炸鱼不及清蒸鱼的营养价值高,就是这个道理。

微课 5
蛋白质在加工
过程中的变化

(四)产生水化作用

蛋白质结构中的亲水基与水充分接触后,能结合大量的水分子,使蛋白质成为亲水胶体,口感爽嫩,有弹性。如做鱼丸、肉丸时,把原料剁成茸状,加水用力搅打,就会使蛋白质水化作用充分进行。含蛋白质丰富的干墨鱼、海参、鱼翅、蹄筋等干货原料的涨发也是利用了蛋白质的水化作用。常温下和面时,面粉中面筋蛋白吸水量为其自身的 1.5～2.0 倍,反复揉搓,面筋蛋白充分润胀,通过各种副键交联形成网络结构,成为柔软而有弹性的凝胶。

(五)产生胶凝作用

一定浓度的蛋白质溶胶可以转变成凝胶。这个过程具有热可逆性,即冷却时凝固成凝胶,加热时熔化成溶胶,它们都容易被人体消化吸收。蛋白质凝胶可以吸收大量的水分,具有一定的形状和弹性,具有半凝固的性质,如豆腐、肉冻等。干凝胶食品有干面筋、干木耳、淀粉等。

(六)产生膨润作用

干凝胶遇水后,可以吸收大量的水分而使自身体积膨大、柔软、富有弹性,这种现象叫膨润作用。如木耳、干黄花菜、蘑菇等水发食品。

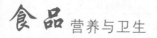

二、脂肪在加工过程中的变化

(一)产生乳化作用

由于油水不相溶,脂肪加入水中会在表面形成一个分离层。若加热,由于水的不断沸腾,脂肪会被分离成微小的脂肪滴较均匀地分布在水中,形成乳白色的水包油型的乳浊液。烹制奶汤即遵循了此原理。脂肪乳化后易于被人体消化吸收。

(二)产生氧化聚合作用

氧化聚合作用有两种:一是常温下的自动氧化,一般发生在油脂的贮藏过程中;二是加热条件下的热氧化,发生在烹调过程中。随着加热时间的延长,脂肪还容易分解,分解产物继续发生氧化聚合,并产生聚合物,使油脂增稠、起泡,并附着在煎炸食物的表面,这都是油脂发生氧化聚合反应的结果。油脂加热至200~230 ℃时能引起热氧化聚合,所以油炸食品所用的油会逐渐变稠。

(三)产生水解作用

脂肪在水中加热,少量被水解成脂肪酸和甘油,脂肪酸与醋、酒中的醇类发生酯化反应,生成有芳香气味的物质。

三、糖类在加工过程中的变化

(一)产生糊化作用

淀粉在水中受热时吸水溶胀,继而成为溶液,产生糊化现象。淀粉产生糊化后黏性变大,易于人体消化。勾芡即淀粉产生糊化作用的例子。

(二)淀粉老化

淀粉老化是糊化的逆过程。糊化的淀粉处于较低的温度下,会出现不透明、甚至凝结或沉淀的现象,这种现象称为淀粉的老化。老化的实质为:在糊化过程中,已经溶解膨胀的淀粉分子重新排列组合,形成一种类似天然淀粉结构的物质。比如,凉的馒头和米饭会变硬、干缩,凉粉变得硬而不透明等。利用淀粉加热糊化、冷却又老化的原理,可制作粉丝、粉皮、龙虾片等食品。

(三)产生焦糖化作用

蔗糖在无氨基化合物存在的情况下,加热到熔点以上时,会生成有色物质,称为焦糖化作用。菜肴的挂霜、拔丝、红烧都是产生焦糖化作用的结果。烤制面包时产生焦糖化作用会生成一些有香气和色泽的物质。但若过度焦糖化,会使颜色变深,严重时会产生苦味物质和有毒物质。

四、维生素在加工过程中的变化

维生素在加工过程中的变化受食品原料本身性质、预处理、加工方法、烹调过程、储存条件等因素的影响。

　　水果和蔬菜中的维生素含量随着成熟度的变化而变化。如番茄在成熟前维生素 C 含量最高,而辣椒成熟期时维生素 C 含量最高。

　　植物不同组织部位维生素含量有一定的差异。一般而言,叶片维生素含量＞果实和茎部维生素含量＞根部维生素含量;对于水果而言,表皮维生素含量最高而核中最低。

　　蔬菜和水果采摘后贮存可导致维生素损失,例如新鲜蔬菜在室温贮存 24 h 后维生素 C 的含量下降 1/3 以上。

(一)预处理过程中的变化

　　食品加工前的预处理与维生素的损失程度关系很大。水果和蔬菜的去皮、整理常会造成浓集于表皮或老叶中的维生素大量流失。据报道,苹果皮中维生素 C 的含量比果肉高 3～10 倍;柑橘皮中的维生素 C 含量比汁液中高;莴苣和菠菜外层叶中维生素 B 和维生素 C 含量均比内层叶中高。

(二)不同加工方法对维生素的影响

1.碾磨

　　碾磨是谷物特有的加工方式。谷物在磨碎后其中的维生素含量比完整的谷粒中的含量有所降低,谷物精制程度越高,维生素损失越严重。

2.加热

　　烫漂往往造成水溶性维生素大量流失。其损失程度与 pH、烫漂的时间和温度、含水量、切口表面积、烫漂类型及成熟度有关。通常,短时间高温烫漂维生素损失较少,烫漂时间越长,维生素损失越大;产品成熟度越高,烫漂时维生素 C 和维生素 B_1 损失越少;食品切分越细,单位质量表面积越大,维生素损失越多。

　　高温加快维生素的分解,因此加热会造成维生素不同程度损失。

3.加入添加剂

　　在食品加工过程中为防止食品腐败变质,并提高其感官性状,通常加入一些添加剂,其中有些对维生素有一定的破坏作用。例如,维生素 A、维生素 C 和维生素 E 易被氧化剂破坏。因此,在面粉中使用漂白剂会降低这些维生素的含量或使它们失去活性;二氧化硫或亚硫酸盐等还原剂对维生素 C 有保护作用,但会导致维生素 B_1 失活;亚硝酸盐常用于肉类的发色与保存,但它作为氧化剂会导致类胡萝卜素、维生素 B_1 和叶酸损失;碱性物质会增加维生素 C、维生素 B_1 和叶酸等的损失。

4.烹调

　　烹调过程中变化最大的是维生素。一般来说,脂溶性维生素损失较少,但当脂肪被氧化或酸败后,脂溶性维生素破坏较严重;水溶性维生素的损失较严重,溶解、加热、氧化、加碱、不当的加工方法均可使其破坏、损失。

　　各种维生素中以维生素 C 最易受破坏。各种维生素易受破坏程度的顺序大致如下:维生素 C＞维生素 B_1＞维生素 B_2＞其他水溶性维生素＞维生素 P＞维生素 K＞维生素 A＞维生素 D＞维生素 E。

(三)储存条件对维生素的影响

　　光照对维生素有一定的影响。维生素 C 对光照很敏感,其损失随光照强度和时间的增加而增加。B族维生素中维生素 B_1 最易受到光照破坏,其破坏程度与热加工相当。脂溶性维生素对光照的敏感程度如下:维生素 E＞胡萝卜素＞维生素 A＞维生素 D＞维生素 K。冷藏期间维生素也会有一定量的分解,其中维生素 C 的变化最大。

五、矿物质在加工过程中的变化

矿物质在加工过程中的变化并不是分解,而主要是损失,尤其是水溶性的矿物质损失较多。矿物质一般在酸性溶液里溶解度较大,原料越小、浸泡时间越长、加热时间越长,其损失就越多。

一部分矿物质也可能发生化学反应,如骨中的碳酸钙、磷酸钙,遇到醋酸可形成可溶性醋酸钙;草酸、植酸可同钙、镁、铁等形成难溶性的络合物,形成沉淀析出。

第二节　烹调加工与营养保护

烹调加工过程中营养素的损失有营养素的流失和破坏两种途径。营养素的流失,是指食物失去其完整性,在某些物理因素如日光、盐渍、淘洗、烹调等作用下,营养素通过蒸发、溶出、溶解而流失。营养素的破坏,是指因物理、化学或生物因素的作用使营养物质分解、氧化、腐败、霉变等,失去食物的原有特性。

一、烹调加工方法对营养素的影响

(一)蒸

蒸是指以水蒸气为传热媒介,利用高热将原料蒸熟,温度在 100 ℃ 以上。因为原料与水蒸气处于基本密闭的锅中,可保持原汁原味、原形原样,柔软鲜嫩,浸出物及风味物质损失较少,除不耐热的维生素损失较大外,其他营养素保存率高,且容易消化。

(二)煮

煮是指将处理好的原料中放入足量的汤水,用不同的时间加热到原料成熟时出锅的方法。煮对糖类及蛋白质起部分水解作用,有利于消化,对脂肪影响不大,会促使水溶性维生素(如维生素 B、维生素 C)及矿物质(如钙、磷等)溶于水中。

(三)炖、焖、熬、煨

炖、焖、熬、煨以水为传热媒介,通常选料较大,火力较小,加热时间较长,食物具有熟软或酥烂的特点。这种方法可使蛋白质的分解物溶解于汤汁中,比较坚韧的胶原蛋白可水解成可溶的明胶,钙质与有机酸类发生反应,利于消化、吸收。脂肪酸与料酒中的乙醇发生反应生成酯类物质,利于增香。但一部分不耐热的维生素将遭到破坏。

(四)汆、涮

汆与涮都是以水为传热媒介,把加工成丝、条、丸或者薄片的小型原料放入烧沸的汤水锅中,短时间加热的烹调方法。由于原料在沸水中停留的时间极短,所以减少了水溶性的钙、铁、锌、硒、维生素 B_1、维生素 B_2、维生素 B_5 及蛋白质的流失,最大限度地保证了原料的鲜嫩。但若不烫透,可能会增加寄生虫的感染机会。

（五）煎、贴、塌

煎、贴、塌都是用较少量油作为传热介质的烹饪技法。将原料加工成扁形或厚片,用小火将原料煎至两面金黄色,使表层蛋白质变性形成薄膜,或淀粉糊化,后又失水结成硬壳。因此,食品内部的可溶性物质流失较少,但维生素有一定的损失。

（六）炒、爆、熘

这几种方法通常以油为传热媒介,原料表面裹上稀薄的蛋清或淀粉,与热油接触以后,表面形成一层保护膜。由于加热时速度快、时间短,其中的营养素、水分和风味物质不易损失,可保持原料鲜嫩。淀粉和某些动物原料中含有的谷胱甘肽,在加热条件下分解出硫氢基,会起到保护维生素 C 的作用。

（七）炸

炸是将处理过的原料放入油量较多的锅中,用不同的油温、不同的时间加热,使菜肴内部保持适度水分和鲜味,并使外部酥脆香爽的技法。油炸温度一般较高,会使原料水分基本蒸发,蛋白质、脂肪严重变性分解,B 族维生素破坏较大,营养价值降低。油温高于350 ℃时,脂肪的聚合反应和分解作用加强,产生对人体有害的低级酮和醛类,使脂肪味感变差;肉中蛋白质也焦化,产生强烈的致癌物。

（八）熏、烤

熏、烤都是将加工处理或腌渍入味的原料置于器皿内部,用明火、暗火或烟气等产生的热辐射和热空气进行加热的烹饪技法。烤炉温度高,烤制时间长,导致脂肪和维生素A、维生素 E 损失较大。烟熏食品虽然具有特殊的风味,但是熏制后会产生致癌物(3,4-苯并芘)。

二、营养素的保护措施

（一）切洗得当

各种原料应在改刀前清洗,米的淘洗次数不宜过多,不要用流水冲洗,不能用热水淘洗,更不可用力搓洗,以减少无机盐和维生素的流失。

原料不宜切得过碎。若原料切得过碎,很多细胞膜会被破坏,氧化酶与水和空气的接触面增加,会加速维生素的氧化。如小白菜切成段炒后维生素 C 的损失率为 31%,而切成丝炒后维生素 C 的损失率为 51%。

提倡现切现烹,现做现吃。原料不及时烹调或食用,会使维生素氧化,且放的时间越长,其损失就越大。

（二）合理焯水

原料在焯水处理时,一定要控制好时间,掌握好成熟度。一般用大火将水煮沸,要领是加热时间短、操作快、原料分次下锅、沸进沸出。原料焯水后勿挤去汁水,否则会使水溶性维生素大量流失。动物性原料也需用旺火沸水焯水法,原料骤受高温,会使外层蛋白质凝固,从而保护内部营养素不致外溢。

(三)着衣保护

原料经上浆或挂糊,可在原料表面形成一层致密的保护性外壳,使原料中的水分和营养素不致大量溢出,从而避免营养素过多氧化。这样既不会因直接高温而使蛋白质变性过重,又可使维生素少受高温分解破坏。勾芡增大卤汁对原料的附着力,使部分流失在汤汁中的营养成分裹在原料上,可达到充分利用营养素的目的。另外,淀粉中含有丰富的多酚类物质,多酚类可与原料中的金属离子络合,生成一种新的络合物,这种物质对维生素 C 的分解酶具有抑制作用。

(四)方法得当

为使原料中营养成分少受损失,烹调时应尽量选用较科学的方法,如蒸、煮、熘、炒、爆等。因这些烹调方法加热时间短,可使原料中营养素损失大大降低。如猪肉切成丝,旺火急炒时,其维生素 B_1 的损失率为 13%,维生素 B_2 的损失率为 21%,维生素 B_3 的损失率为 45%;而切成块,用文火炖时,则维生素 B_1 的损失率为 65%,维生素 B_2 的损失率为 41%,维生素 B_3 的损失率为 75%。特别是叶菜类蔬菜,用旺火急炒的方法时,可使维生素 C 的平均保存率为 $60\%\sim70\%$;若用小火慢炖,其营养素就会被氧化而大大流失。烹调时应尽量避免高温油炸,如果加热油脂的温度不超过 200 ℃,油脂不致产生过热裂变产物。

(五)适当加醋

大多数维生素在碱性条件下不稳定,而在酸性条件下较稳定,因而加醋可保护维生素少被氧化。如凉拌菜加醋,既可保护维生素,又能起到一定的抑菌杀菌作用;烹调动物性食物时适当加醋,既可保护维生素少被氧化,又可促进钙的溶解,增大钙的吸收和利用率。

(六)慎用面碱

制作面食如蒸馒头、熬大米或小米稀饭时,加碱会破坏维生素。制作翡翠菜馅时,不要过分追求碧绿的色泽而加碱,应尽量利用其天然色泽。

(七)酵母发酵

制作面食时,要尽量使用鲜酵母发酵面团。这样不仅能保护维生素,还会因酵母菌的大量繁殖而增加面团中的 B 族维生素。同时,还能破坏面团中的植酸盐,改善某些营养素消化吸收不良的状况。有些面团在发酵时产酸过多、必须加碱中和时,也以能中和掉产生的酸为宜,不要过多。

(八)选好厨具

烹调时应尽量使用铁锅。在烘烤食物时,避免明火直接熏烤,可选用电炉。改良食品烟熏剂,如使用冷熏液等。此外,微波烹饪对营养素的影响较小,特别有利于维生素的保护。

知识拓展 9
烹调蔬菜的营养保护措施

第三节　食物的感官性状与营养

食物的感官性状是食物的内部结构和理化构成的外在表现。反之,也可从食物的感官性状来判断食物的理化构成。

一、食物的色泽与营养

食物的营养价值与食物本身的色彩有密切的关系,一般来说,色彩愈深则食物的营养价值愈高。食物的天然颜色主要为绿色、白色、红黄色和黑色。

(一)绿色食物

绿色食物主要指各种绿色蔬菜、瓜果等,如菠菜、荠菜、芥菜、青辣椒、韭菜、油菜、小白菜、猕猴桃等。绿色主要是叶绿素的颜色。

此类食物的营养特点:

(1)维生素 C 的含量丰富,是食物维生素 C 的主要来源。

(2)深绿色蔬菜含有较多的胡萝卜素、维生素 B_1、叶酸。

(3)含有较丰富的膳食纤维。

(二)白色食物

白色食物包括纯白色和浅色的动植物性食物。

动物性食物如蛋清、牛乳、羊乳、鱼类等。这类食物蛋白质含量丰富,而且多属优质蛋白质,钙的含量高,且易于吸收。

植物性食物主要包括谷薯类、豆类及坚果等。谷薯类碳水化合物含量高,也是我国居民膳食蛋白质的主要来源。薯类的赖氨酸含量较高,含有一定量的维生素 C、B 族维生素、胡萝卜素。豆类和坚果蛋白质营养丰富,脂肪含量较高,不饱和脂肪酸多,含有一定量的铁、钙和 B 族维生素。

(三)红黄色食物

红黄色食物分为植物性和动物性两类。

1.植物性红黄色食物

植物性红黄色食物的颜色主要由花青素、花黄素、类胡萝卜素和黄酮类化合物形成。如红辣椒、番茄、南瓜、胡萝卜、玉米、橘子、杏、樱桃、红枣、柠檬、香蕉等。

此类食物的营养特点:

(1)胡萝卜素的含量高,是人体维生素 A 的重要来源。

(2)维生素 C 含量较高。

(3)含有一定量的钾、钠、钙等无机盐。

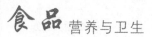

2.动物性红黄色食物

动物性红黄色食物主要有家禽肉类、家畜肉类、蛋黄、动物内脏及血液,还包括鱼、虾、蟹及其他水产品。这类食物的红色由肌红蛋白、血红蛋白或虾黄素等形成,黄色由类胡萝卜素形成。

此类食物的营养特点:

(1)蛋白质含量高,为优质蛋白质。

(2)维生素 A 和维生素 B_2 含量丰富。

(3)除水产品外,其他动物性红黄色食物脂肪含量较高。

(四)黑色食物

黑色食物是指含有天然黑色素的动植物食品,由于含有天然黑色素,其色泽呈乌黑、深紫色或深褐色,如黑枣、黑米、黑芝麻、黑木耳、海带、乌骨鸡等。此外,还包括人工生产的黑色食品,如豆豉、陈醋、酱油、皮蛋等。黑色主要由黑蛋白、类胡萝卜素和褐色色素形成。

此类食物的营养特点:

(1)蛋白质含量较同种类的其他食物高,特别是酪氨酸及其衍生物含量较高。

(2)铁、铜、碘、镁、锌等微量元素含量都比一般食品高,钙、磷成分的比例合理。

(3)保健功能明显。临床实践证明,常食黑色食品可调节人体生理功能,刺激内分泌系统,促进唾液分泌,有增强胃肠功能、增强造血功能、滋肤乌发、抗衰益寿等功效。

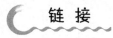

有色食物的功效

营养学家建议人们要尽可能多吃五颜六色的食物,这样才能更好地预防疾病,保持健康。美国农业部(USDA)特别提示,每周至少吃两次橙色食物,多吃深色食物,对预防衰老以及防治年龄增长带来的疾病有效。

橙色食物可提升免疫力。橙色食物通常含有 α 和 β 胡萝卜素,人体能够将其转化为维生素 A,从而起到保护眼睛、骨骼和免疫系统的作用。橙色食物还富含抗氧化剂,可减少空气污染对人体造成的伤害,能清除引起疾病的自由基,预防多种疾病。推荐食物如胡萝卜、小米、杏、香瓜、哈密瓜、杧果、木瓜、南瓜和柑橘等。

黄绿色食物可预防失明。黄色和绿色的蔬菜、水果富含叶黄素和玉米黄质,叶黄素可以预防与年龄有关的黄斑退化,玉米黄质可预防老年人失明。

红、蓝、紫色食物护心健脑。蓝色、紫色和红色的水果、蔬菜富含的抗氧化剂,能够保持心脏健康和大脑功能正常运转。花青素让蔬果呈现蓝紫色,能让人思维保持敏锐。番茄的红宝石色来自番茄红素,它有助于预防男性的前列腺癌和女性的乳腺癌。推荐食物如番茄、西瓜、茄子、李子、葡萄、草莓和紫甘蓝等。

白色蔬菜如茭白、莲藕、冬瓜等,给人以清凉、鲜嫩的感觉,对调节视觉平衡和安定情绪有一定作用,同时有益于防治高血压和心脏疾病。

二、食物的味与营养

(一)食物的基本味

1. 甜味

甜味食物有蔗糖、饴糖、蜂蜜、地瓜、哈密瓜、胡萝卜、荸荠、西瓜、甜瓜、苹果、葡萄、枸杞、石榴、枣、香蕉、草莓、甘蔗、甜玉米等。甜味一般来自糖,某些碳水化合物水解成糖后也有甜味。

甜味食物的主要营养特点:

(1)碳水化合物含量高,包括可利用的糖和膳食纤维(如果胶)。

(2)大多含有一定量的维生素C和胡萝卜素。

(3)多为碱性食物,含钾、钠离子。

2. 咸味

咸味是"百味之王",咸味食物主要有食盐、酱油、酱、豆豉等。咸味的主要成分是氯化钠。

咸味食物的主要营养特点:

(1)供给人体钠、氯、钾、镁等。

(2)能协助人体消化食物,增进食欲。

3. 酸味

酸味食物主要有食醋、水果(如橙子、橘子、橄榄、柠檬、枇杷、杧果、石榴等)、酸菜、酸奶、泡菜等。酸味是由氢离子刺激味蕾形成的。提供氢离子的主要是食物中所含的醋酸、酒石酸、苹果酸、柠檬酸、延胡索酸、乳酸、抗坏血酸。

酸味食物的主要营养特点:

(1)维生素C含量高,是维生素C的重要来源。

(2)含碳水化合物,包括可利用的糖、果酸和不能利用的膳食纤维。

(3)酸味食物可促进人体对钙、铁的吸收。

4. 苦味

苦味食物主要有苦菜、莴苣、苦瓜、大头菜、百合、茶叶、咖啡、啤酒、柑橘、柚子、薄荷、雪里蕻、荞麦等。苦味是由生物碱、萜类、苷类等产生的。

苦味食物的主要营养特点:

(1)多数苦味食物含维生素C。

(2)苦味食物含生物碱、萜类、苷类,对人体有保健、兴奋作用。

5. 辛辣味

生姜、胡椒、辣椒、葱、蒜、韭菜、花椒、萝卜、芥末等食物具有辛辣味。辛辣味主要是由食物中所含的芥子苷、二硫化合物、酰胺、酚等成分形成的。

辛辣味食物的主要营养特点:

(1)蔬菜类的辛辣味食物可提供一定量的维生素C和膳食纤维。

(2)辛辣味食物可刺激食欲。

(3)部分辛辣味食物有一定的抑菌和杀菌作用,如大蒜、葱、姜等。大蒜中的大蒜素还具有降血压、降血脂、降血糖和抗癌的多重功效。

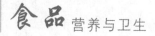

(二)呈味物质之间的相互作用

1. 对比现象

两种或两种以上的呈味物质适当调配,使其中一种呈味物质的味道变得更协调可口,称为对比现象。如在 10% 的蔗糖溶液中加入 1.5% 的食盐,会使蔗糖的甜味更甜爽;在味精中加入少量的食盐,会使鲜味更饱满。

2. 相乘现象

两种具有相同味感的物质共同作用,其味感强度几倍于两者分别使用时的味感强度,称为相乘作用,也称协同作用。如味精与肌苷酸钠(IMP)共同使用,能相互增强鲜味;甘草苷本身的甜度为蔗糖的 50 倍,但与蔗糖共同使用时,其甜度为蔗糖的 100 倍。

3. 消杀现象

一种呈味物质抑制或减弱另一种物质的味道的现象叫消杀现象。如砂糖、柠檬酸、食盐和奎宁之间,若将任何两种物质以适当比例混合,都会使其中的一种味感比单独存在时减弱。如在 1%～2% 的食盐溶液中,添加 7%～10% 的蔗糖溶液,则咸味会减弱,甚至消失。

4. 变调现象

如果尝过食盐水后立刻喝温白开水,就会觉得温白开水有点甜味,这被称为味的变调现象。再如,先吃甜食,然后饮酒,会觉得酒似乎有点苦味,所以,宴席上在安排菜肴的顺序时,总是先上清淡的,再上味道稍重的,最后安排甜食。这样可使人充分感受美味佳肴的味道。

实 训

实训项目 学校膳食供给情况调查

一、实训目的

了解膳食调查的目的、意义,初步掌握调查方法。

二、实训要求

根据学校食堂设置的具体情况,由组长带领组员分别对食堂进行调查;每组由组长分成早、中、晚餐三个小组,分别对早、中、晚三餐进行调查;每个小组可根据具体情况按主食、菜肴、其他等项分工到个人。

三、实训内容

1. 学校膳食供给情况调查

食堂一日三餐的食物供给情况,包括主食、菜肴、其他三个方面。

要求:具体的种类、名称、质量、配料比例等。

2.食堂卫生状况调查

厨房卫生情况、烹调加工卫生状况、炊事员个人卫生状况、进餐环境卫生状况。

四、实训考核要求

以小组为单位写出调查报告。项目包括调查报告名称、调查时间、调查地点、调查人员、调查内容、调查评述、改进建议等内容。

章末练习

一、填空题

1.蛋白质遇热一般从_____℃开始会凝固变性。

2.皮冻、鱼汤冻等冻类食物的原理是_____。

3.干墨鱼、海参、鱼翅、蹄筋等干货原料的涨发也是利用了蛋白质的_____。

4.烹制奶汤是遵循了_____原理。脂肪乳化后易于被人体消化吸收。

5.油脂过度加热或长时间高温加热,则油脂中的不饱和成分会发生_____,生成过氧化物,如各种醛、酮类物质,使气味变坏,颜色变深,黏度变稠,不能食用。

6.菜肴的挂霜、拔丝、红烧都是发生了_____。

7.烹调时应尽量使用_____锅。

8.咸味是_____,咸味食物主要有_____等。咸味的主要成分是_____。

9.辛辣味主要是由食物中含的_____等成分形成的。

10.两种具有相同味感的物质共同作用,其味感强度几倍于两者分别使用时的味感强度,称为_____,也称为协同作用。

二、判断题

1.淀粉在水中受热时吸水溶胀,继而成为溶液,产生糊化现象。淀粉糊化后黏性变大,易于人体消化。(　　　)

2.维生素在加工过程中的变化受食品原料本身、预处理、加工烹调方法、储存等因素影响。　　　　　　　　　　　　　　　　　　　　　　　　　　　　　　(　　　)

3.水果采摘后放在冰箱贮存不会导致维生素损失。　　　　　　　　　　(　　　)

4.水果和蔬菜的去皮、整理常会造成浓集于表皮或老叶中的维生素大量流失。
　　　　　　　　　　　　　　　　　　　　　　　　　　　　　　　　(　　　)

5.柑橘皮中的维生素C含量比汁液中低。　　　　　　　　　　　　　　(　　　)

6.烹调过程中变化最大的是矿物质。　　　　　　　　　　　　　　　　(　　　)

7.无机盐在烹调加工过程中的变化不是分解,主要是损失。　　　　　　(　　　)

8.食物的营养结构与食物本身的颜色没有必然的联系。　　　　　　　　(　　　)

9.无机盐在烹调加工过程中的变化一是分解,二是损失。　　　　　　　(　　　)

10.食物中加醋可保护矿物质,使其少受损失。　　　　　　　　　　　(　　　)

三、单选题

1. 番茄在( )维生素C含量最高。

A. 成熟前   B. 成熟中   C. 成熟后

2. 一种呈味物质能抑制或减弱另一种物质的味道叫( )。

A. 对比现象   B. 相乘现象   C. 变调现象   D. 消杀现象

3. ( )的植物来源主要是生物碱、萜类、苷类等。

A. 甜味   B. 苦味   C. 酸味   D. 辣味

4. ( )是"百味之王"。

A. 酸味   B. 甜味   C. 苦味   D. 咸味

5. 影响蔬菜中钙吸收的主要物质是( )。

A. 磷酸   B. 草酸   C. 琥珀酸   D. 植酸

6. 无机盐在烹调加工过程中的变化主要是( )。

A. 分解   B. 损失   C. 溶解   D. 氧化

7. 烹调方法( )因为原料与水蒸气处于基本密闭的锅中,所以可保持原汁原味、原形原样、柔软鲜嫩,浸出物及风味物质损失较少。

A. 蒸   B. 煮   C. 炖   D. 炸

8. 炝芹菜中主料须经过( )。

A. 焯水   B. 过油   C. 蒸   D. 炒

9. 凉拌菜加( ),既可保护维生素又起到一定的抑菌杀菌作用。

A. 醋   B. 酱油   C. 花生油   D. 盐

10. 脂肪若在( )以上长时间高温加热,则油脂中的不饱和成分会发生氧化聚合。

A. 60 ℃   B. 90 ℃   C. 180 ℃   D. 250 ℃

四、简答题

1. 烹调方法炖、焖对营养素有什么影响?

2. 食物加工过程中营养素的保护措施有哪些?

3. 什么是呈味物质间的对比现象?

4. 无机盐在烹调加工过程中的变化是什么?

5. 什么是糊化作用?

模块二

合理营养与配膳

导入 ▶▶▶

在校学生李某,经常不吃早餐,对食堂的饭菜总是挑来捡去,经常以饭菜不合口为理由用爱吃的薯片、辣条、炸串等代替饭菜,每天都要喝可乐、奶茶等饮料。为了保持身材苗条,该女生特别忌讳吃主食和肉类,还经常不吃饭。一天到晚离不开手机,要么聊天,要么打游戏,忙得不亦乐乎。该女生经常烂嘴角,嘴唇的周围时常有几个又细又小的裂口,上面还盖着薄薄的一层痂皮,周围的皮肤不仅轻微发肿,有时还发生糜烂,一张嘴小裂口就出血,严重时下嘴唇甚至会肿胀起来。近来,该女生感觉眼睛发涩,脖子酸痛。此外,体检结果显示,该女生还有贫血的症状。

合理营养、平衡膳食是健康的真谛,作为中国居民应遵循怎样的平衡膳食结构?怎样把平衡膳食落实到日常生活当中?不同人群应如何根据自身的特点安排饮食?如何利用药食同源的智慧达到强身健体的目的?

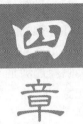

第四章

膳食结构与膳食指南

要点提示 >>>

1. 中国居民膳食指南条目
2. 中国居民平衡膳食宝塔结构

学习目标 >>>

目标 1　掌握中国居民膳食指南条目
目标 2　掌握中国居民平衡膳食宝塔结构
目标 3　了解特定人群的膳食指南

能力培养 >>>

能力 1　能合理利用居民膳食指南指导健康饮食
能力 2　能运用膳食宝塔分析食谱的合理性
能力 3　能针对不同人群提出合理化饮食建议

第一节　平衡膳食与膳食结构

膳食结构也称膳食模式,是指膳食中各类食物的质量及其在膳食中所占的比例。一个国家或地区的膳食结构受当地的社会经济发展状况、人口和农业资源、居民消费能力、人体营养需要和民族传统饮食习惯等多种因素制约。

平衡膳食模式是指一段时间内膳食组成中的食物种类和比例可以最大限度地满足不同年龄、不同能量水平的健康人群的营养和健康需求。"平衡"指人体对食物和营养素需要的平衡、能量摄入和运动消耗的平衡。

合理营养是人体健康的物质基础,平衡膳食是实现合理营养的根本途径。

一、膳食结构的类型和特点

(一)以植物性食物为主的膳食结构

这种膳食结构的特点是:谷类食物摄入量大,动物性食物摄入量小。能量基本可满足人体需要,植物性食物提供的能量占总能量的90%左右,蛋白质、脂肪摄入量低,特别是优质蛋白质摄入不足,来自动物性食物的营养素如钙、铁、维生素A等摄入不足。营养缺乏是这类膳食结构人群的主要问题。但此种膳食结构膳食纤维充足,动物性脂肪低,有利于冠心病和高脂血症的预防。

(二)以动物性食物为主的膳食结构

该类膳食构成以动物性食物为主,膳食质量比较好。该类膳食结构的特点是:动物性食物摄入量大,谷类食物摄入量少,膳食高能量、高脂肪、高蛋白,而膳食纤维较少,即"三高一低"膳食模式。营养过剩是此类膳食结构人群的主要问题,冠心病、高血压、高脂血症等心血管疾病发病率较高。

(三)动植物食物平衡的膳食结构

该类膳食构成动植物性食物摄入量比例比较适当。该类膳食结构的特点是:能量能够满足人体需要,又不至于过剩。蛋白质、脂肪、碳水化合物供能比例合理,来自于植物性食物的膳食纤维和来自于动物性食物的其他营养素均比较充足,动物脂肪摄入量不高,有利于避免营养缺乏和营养过剩疾病。该类膳食结构已经成为世界各国调整膳食结构的参考。

(四)地中海式膳食结构

地中海式膳食结构是居住在地中海地区的居民所特有的,以希腊、意大利等地中海沿岸国居民的膳食为代表的膳食结构。其膳食结构主要特点有以下几个方面:

(1)植物性食物比例适当,包括水果、蔬菜、谷物、豆类和果仁等。

(2)食物的加工度低,新鲜度较高。该地区居民以食用当季、当地产的食物为主。

(3)橄榄油是主要的食用油,脂肪提供能量占膳食总能量的25%～35%,饱和脂肪酸所占比例较低,为14%左右。

(4)每天食用少量奶酪和酸奶,每周食用适量的鱼、禽、蛋。

（5）以新鲜水果作为每日餐后辅食，甜食每周只食用几次。

（6）每月仅食用几次红肉（猪、牛、羊及其产品）。

（7）大部分成人有饮用葡萄酒的习惯。

该类膳食结构人群心脑血管疾病和癌症发病率、死亡率都较低，平均寿命长，已引起西方许多国家的注意，这些国家现均参照此模式改进自己国家居民的膳食结构。

二、中国居民的膳食结构

（一）中国居民的传统膳食结构

中国居民传统的膳食以植物性食物为主，谷类、薯类和蔬菜的摄入量较高，肉类的摄入量不高，豆制品总摄入量不高，奶类摄入量在大部分地区不高。其主要特点为以下几个方面：

（1）高碳水化合物。我国北方以小麦为主，南方以大米为主，谷类食物供能超过 70%。

（2）高膳食纤维。谷类和蔬菜中膳食纤维丰富，这也是我国传统膳食具有的优势之一。

（3）低动物脂肪。由于动物性食物摄入量较少，优质蛋白质质量偏低，动物脂肪的供能比例不足 10%。

（二）中国居民的膳食结构现状及变化趋势

1.中国居民膳食结构现状

当前中国城乡居民的膳食结构仍然以植物性食物为主、动物性食物为辅，城乡居民能量及蛋白质摄入量基本得到满足。各地区、各民族以及城乡之间膳食结构存在着很大差别，富裕地区与贫困地区差别较大。

中国居民的膳食结构存在很多不合理之处，城市居民畜肉类、油脂摄入量较高，谷薯类食物摄入量较低，而贫困地区居民肉、禽、蛋等动物性食物的摄入量不足。奶类、豆类制品摄入量全国普遍较低，食盐的摄入量偏高。

2.中国居民膳食结构的变化趋势

近年来中国居民膳食质量明显提高，肉、禽、蛋等动物性食物消费量明显增加，优质蛋白质比例上升。随着社会经济的发展，我国居民膳食结构正向"富裕型"膳食结构的方向改变。

第二节　一般人群膳食指南

为适应居民营养健康的需要，提高居民健康意识，帮助居民合理选择食物，减少或预防慢性病的发生，我国于 1989 年首次发布了《中国居民膳食指南》，并分别于 1997 年和 2007 年对《中国居民膳食指南》进行了修订。自 2014 年开始，为保证中国居民膳食指南的时效性和科学性，使其真正切合居民营养健康需求，原国家卫生和计划生育委员会委托中国营养学会组织专家根据我国居民膳食结构变化,对《中国居民膳食指南》再次进行修订,历经两年,于 2016 年修订完成。

一、中国居民膳食指南核心推荐

2016 年修订完成的《中国居民膳食指南》共有 6 条核心推荐。适用于 2 岁以上的健康人群。

(一)食物多样,以谷类为主

平衡膳食模式是最大程度保障人体营养需要和健康的基础,食物多样是平衡膳食模式的基本原则。每天的膳食应包括谷薯类、蔬菜水果类、畜禽鱼蛋奶类、大豆坚果类等食物。该指南建议每人平均每天摄入 12 种以上食物,每周 25 种以上。以谷类为主是平衡膳食模式的重要特征,建议成年人每天摄入谷薯类食物 250～400 g,其中全谷物和杂豆类 50～150 g,薯类 50～100 g。膳食中碳水化合物提供的能量应占总能量的 50% 以上。

(二)吃动平衡,健康体重

体重是评价人体营养和健康状况的重要指标,吃和动是保持健康体重的关键。各个年龄段人群都应该坚持天天运动,维持能量平衡,保持健康体重。体重过低和过高均易增加疾病发生的风险。该指南推荐每周至少进行 5 天中等强度的身体活动,累计 150 min 以上;坚持日常身体活动,平均每天主动身体活动 6 000 步;尽量减少久坐时间,每隔一小时起来动一动。

(三)多吃蔬果、奶类、大豆

蔬菜、水果、奶类和大豆及其制品是平衡膳食的重要组成部分,坚果是膳食的有益补充。蔬菜和水果是维生素、矿物质和膳食纤维的重要来源,奶类和大豆类富含钙、优质蛋白质和 B 族维生素,对降低慢性病的发病具有重要作用。提倡餐餐有蔬菜,推荐每天摄入 300～500 g,深色蔬菜应占 1/2;天天吃水果,推荐每天摄入 200～350 g 的新鲜水果,果汁不能代替鲜果;吃各种奶制品,摄入量相当于每天液态奶 300 g;经常吃豆制品,相当于每天吃大豆 25 g 以上;适量吃坚果。

(四)适量吃鱼、禽、蛋、瘦肉

鱼、禽、蛋和瘦肉可提供人体所需要的优质蛋白质、维生素 A、B 族维生素等,有些也含有较高的脂肪和胆固醇。动物性食物优选鱼和禽类,鱼和禽类脂肪含量相对较低,鱼类含有较多的不饱和脂肪酸;蛋类各种营养成分齐全,推荐每天食用;吃畜肉时应选择瘦肉,瘦肉脂肪含量较低。过多食用烟熏和腌制肉类可增加肿瘤的发生风险,应当少吃。推荐每周吃鱼 280～525 g、畜禽肉 280～525 g、蛋类 280～350 g,平均每天摄入鱼、禽、蛋和瘦肉总量 120～200 g。

(五)少盐少油,控糖限酒

目前我国多数居民食盐、烹调油和脂肪摄入过多,这是高血压、肥胖症和心脑血管疾病等慢性病发病率居高不下的重要因素,因此应当培养清淡饮食习惯,成人每天食盐食用量不超过 6 g,每天烹调油食用量 25～30 g。过多摄入添加糖可增加龋齿和肥胖症的发生的风险,推荐每天摄入糖不超过 50 g,最好控制在 25 g 以下。水在生命活动中发挥重要作用,应当足量饮水。建议成年人每天 7～8 杯(1 500～1 700 mL),提倡饮用白开水和茶水,不喝或少喝含糖饮料。未成年人、孕妇、乳母不应饮酒。成人如饮酒,一天饮酒的酒精量男性不超过 25 g,女性不超过 15 g。

(六)杜绝浪费,兴新食尚

勤俭节约、珍惜食物、杜绝浪费是中华民族的美德。提倡按需选购食物,按需备餐,分餐不浪费;选择新鲜卫生的食物和适宜的烹调方式,保障饮食卫生;学会阅读食品标签,合理选择食品。创造和支持文明饮食新风的社会环境和条件应该从每个人做起,提倡回家吃饭,享受食物和亲情,传承优良饮食文化,树健康饮食新风。

二、平衡膳食模式和图示

为方便居民理解和掌握平衡膳食的理念,实践《中国居民膳食指南》对食物选择和平衡膳食的关键性推荐,该指南设计了三个可视化图形,即中国居民平衡膳食宝塔(图 4-1)、中国居民平衡膳食餐盘(图 4-2)和中国儿童平衡膳食算盘(图 4-3),来形象直观地说明平衡膳食模式的各类食物推荐量。

(一)中国居民平衡膳食宝塔

中国居民平衡膳食宝塔是《中国居民膳食指南》核心内容的具体体现,它在结合我国居民营养状况和平衡膳食原则的基础上,把推荐食物的种类、质量和膳食比例转化为图形来表示,以便于人们记忆和执行。

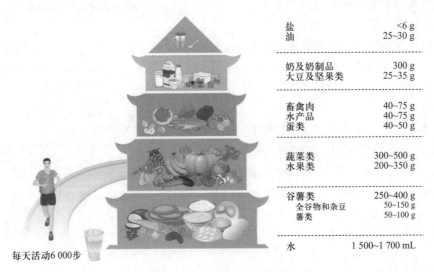

盐	<6 g
油	25～30 g
奶及奶制品	300 g
大豆及坚果类	25～35 g
畜禽肉	40～75 g
水产品	40～75 g
蛋类	40～50 g
蔬菜类	300～500 g
水果类	200～350 g
谷薯类	250～400 g
全谷物和杂豆	50～150 g
薯类	50～100 g
水	1 500～1 700 mL

每天活动6 000步

图 4-1　中国居民平衡膳食宝塔

膳食指南推荐的各大类食物的每日平均摄入量、运动量和饮水量,构成了平衡的膳食模式。这个模式能最大限度地同时满足对能量和营养素的需求。膳食宝塔上标注的"量",是针对轻体力活动水平的健康成人而制定的。

膳食宝塔共分五层,宝塔各层面积大小不同,体现了五类食物推荐量的多少;宝塔旁边的文字注释提示了在能量需要量为 1 600～2 400 kcal 时,一段时间内健康成人平均每天的各类食物摄入量范围。若能量需要量增加或减少,食物的摄入量也会有相应变化。

膳食宝塔还包括身体活动量、饮水量的图示,强调增加身体活动和足量饮水的重要性。

(二)中国居民平衡膳食餐盘

中国居民平衡膳食餐盘同样是膳食指南核心内容的体现。膳食餐盘描述了一餐膳食的食物组成和大致质量比例,形象直观地展现了平衡膳食的合理组成与搭配。餐盘分成谷薯类、鱼肉蛋豆类、蔬菜类、水果类四部分,蔬菜类和谷薯类所占的面积最大,各占总质量的 27%～35%。餐盘旁的牛奶杯提示了奶制品的重要性。餐盘适用于两岁以上的健康人群。

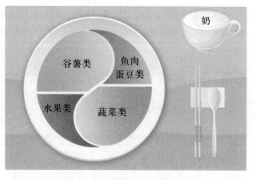

图 4-2　中国居民平衡膳食餐盘

按照餐盘的比例来搭配膳食,易于达到营养需求。餐盘上各类食物的比例简洁、直观明了,有助于消费者理解日常膳食搭配构成比例,认识膳食结构,即以谷薯类、蔬菜类和水果类等植物性食物为主体的膳食结构,并认识到奶制品的重要性。

(三)中国儿童平衡膳食算盘

中国儿童平衡膳食算盘是关于儿童膳食指南核心推荐内容的体现,简单勾画了儿童平衡膳食模式的合理组合搭配和食物摄入基本份数。平衡膳食算盘适用于所有儿童。其食物分量适用于中等身体活动水平下 8～11 岁的儿童。

算盘用色彩来区分食物种类,用算珠的个数,来示意膳食中食物的分量。算盘分六层,从下往上依次为:橘色代表谷薯类食物(5～6 份);绿色代表蔬菜类食物(4～5 份);蓝色代表水果类食物(3～4 份);紫色代表畜禽肉蛋、水产品类食物类食物(2～3 份);黄色代表大豆、坚果、奶类食物(2～3 份);红色代表油、盐。

儿童身挎水壶跑步,表达了鼓励喝白开水、不忘天天运动、积极锻炼身体的推荐意图。

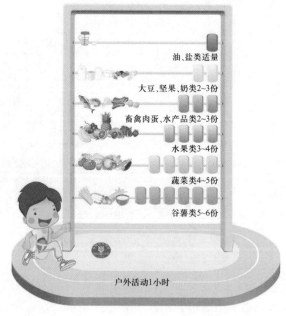

图 4-3　中国儿童平衡膳食算盘

第三节　特定人群膳食指南

一、中国孕妇、乳母膳食指南

(一)备孕妇女膳食指南

备孕是指育龄妇女有计划地怀孕并对优孕进行必要的前期准备,是优孕与优生优育的重要前提。备孕妇女的营养状况直接关系着孕育的新生命的质量,并对妇女及其下一代的健康产生长期影响。为保证成功妊娠、提高生育质量、预防不良妊娠的结局,夫妻双方都应做好充分的孕前准备。健康的身体状况、合理膳食、均衡营养是孕育新生命必需的物质基础。准备怀孕的妇女应接受健康体检及膳食和生活方式指导,使健康与营养状况尽可能达到最佳后再怀孕。健康体检要特别关注感染性疾病(如牙周病)以及血红蛋白、血浆叶酸、尿碘等反映营养状况的检测,目的是避免相关炎症及营养素缺乏对受孕和妊娠的影响。备孕妇女膳食指南在一般人群膳食指南基础上特别补充以下三条关键推荐。

(1)调整孕前体重至适宜水平。

(2)常吃含铁丰富的食物,选用碘盐,孕前3个月开始补充叶酸。

(3)禁烟酒,保持健康的生活方式。

中国备孕妇女平衡膳食宝塔如图4-4所示。

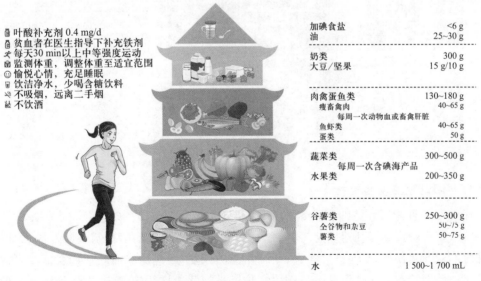

图4-4　中国备孕妇女平衡膳食宝塔

(二)孕期妇女膳食指南

妊娠期是"生命早期1 000天"机遇窗口的起始阶段,营养作为最重要的环境因素,对母子双方的近期和远期健康都将产生至关重要的影响。孕期胎儿的生长发育、母体乳腺和子宫等生殖器官的发育,以及为分娩后乳汁分泌进行的必要的营养储备,都需要额外的营养。妊娠各期妇女膳食应在非孕妇女的基础上,根据胎儿生长速率及母体生理和代谢的变化进行适当的调整。孕早期胎儿生长发育速度相对缓慢,所需营养与孕前无太大差别。孕中期开始,胎儿生长发育逐渐加速,母体生殖器官的发育也相应加快,对营养的需要量增大,应合理增加食物的摄入量。孕期妇女的膳食应是由多样化食物组成的营养均衡膳食,除保证孕妇和胎儿的营养外,还潜移默化地影响宝宝日后对辅食的接受程度和膳食模式的建立。孕期妇女膳食指南应在一般人群膳食指南的基础上补充以下五条内容。

(1)补充叶酸,常吃含铁丰富的食物,选用碘盐。

(2)孕吐严重者,可少量多餐,保证摄入含必需量碳水化合物的食物。

(3)孕中晚期适量增加奶、鱼、禽、蛋、瘦肉的摄入。

(4)适量身体活动,维持孕期适宜增重。

(5)禁烟酒,愉快孕育新生命,积极准备母乳喂养。

中国孕期妇女平衡膳食宝塔如图 4-5 所示。

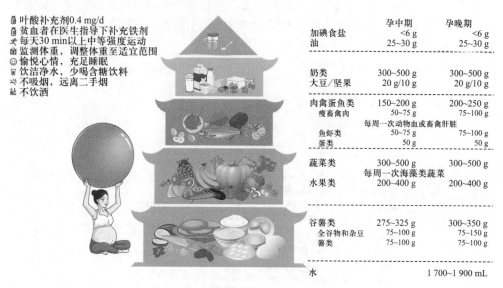

图 4-5　中国孕期妇女平衡膳食宝塔

(三)哺乳期妇女膳食指南

哺乳期是母体用乳汁哺育新生子代,使其获得最佳生长发育条件并奠定一生健康基础的特殊生理阶段。哺乳期妇女(乳母)既要分泌乳汁、哺育婴儿,还需要逐步补偿妊娠、分娩时的营养素损耗,并促进各器官、系统功能的恢复,因此比非哺乳期妇女需要更多的营养。哺乳期妇女的膳食仍是由多样化食物组成的营养均衡的膳食,除保证哺乳期的营养需要外,还通过乳汁的口感和气味,潜移默化地影响较大婴儿对辅食的接受程度和后续多样化膳食结构的建立。基于母乳喂养对母亲和子代诸多的益处,世界卫生组织建议婴儿 6 个月内应纯母乳喂养,并在添加辅食的基础上持续母乳喂养到 2 岁甚至更长时间。乳母的营养状况是泌乳的基础,如果哺乳期营养不足,将会减少乳汁分泌量,降低乳汁质

 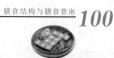

量,并影响母体健康。此外,产后情绪、心理状况、睡眠状况等也会影响乳汁分泌。有鉴于此,哺乳期妇女膳食指南在一般人群膳食指南基础上增加以下五条关键推荐。

(1)增加富含优质蛋白质及维生素 A 的动物性食物和海产品,选用碘盐。

(2)产褥期食物多样且不过量,重视整个哺乳期营养。

(3)愉悦心情,充足睡眠,促进乳汁分泌。

(4)坚持哺乳,适度运动,逐步恢复适宜体重。

(5)忌烟酒,避免浓茶和咖啡。

中国哺乳期妇女平衡膳食宝塔如图 4-6 所示。

知识拓展 10
产褥期保健操

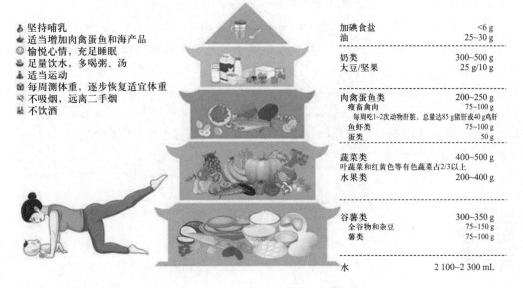

图 4-6　中国哺乳期妇女平衡膳食宝塔

二、中国婴幼儿膳食指南

(一)6 月龄内婴儿母乳喂养指南

6 月内是一生中生长发育的第一个高峰期,婴儿对能量和营养素的需要高于其他任何时期。但婴儿消化器官和排泄器官发育尚未成熟,功能不健全,对食物的消化吸收能力及代谢废物的排泄能力仍较低。母乳既可提供优质、全面、充足和结构适宜的营养素,满足婴儿生长发育的需要,又能完美地适应其尚未成熟的消化能力,并促进其器官发育和功能成熟。此外,6 月龄内婴儿需要完成从宫内依赖母体营养到宫外依赖食物营养的过渡,来自母体的乳汁是完成这一过渡最好的食物,基于任何其他食物的喂养方式都不能与母乳喂养相媲美。母乳喂养能满足婴儿 6 月龄内全部液体、能量和营养素的需要,母乳中的营养素和多种生物活性物质构成一个特殊的生物系统,为婴儿提供全方位呵护,助其在离开母体子宫的保护后,仍能顺利地适应大自然的生态环境,健康成长。6 月龄内婴儿处于"1 000 天机遇窗口期"的第二个阶段,营养作为最主要的环境因素对其生长发育和后续健康持续产生至关重要的影响。母乳中适宜含量的营养既能提供婴儿充足而适量的能量，又能避免过度喂养，使婴儿获得最佳的、健康的生长方式，为一生的健康奠定基础。因此，对 6 月龄内的婴儿应给予纯母乳喂养。重点推荐如下六条：

（1）产后尽早开奶，坚持新生儿第一口食物是母乳。

链 接

初乳的营养价值

初乳蛋白质含量可达 20～30 g/L，为成熟乳的 2～3 倍。其中近 90% 的蛋白质是乳清蛋白，其氨基酸模式最接近婴儿需要，此外，初乳蛋白质中富含免疫球蛋白及细胞因子，如分泌型 SIgA、白细胞介素、乳铁蛋白、脂肪酶、溶菌酶等，对新出生婴儿的免疫系统、肠道成熟和消化吸收都很有帮助。初乳含有丰富并种类繁多的低聚糖，这些低聚糖可作为肠道中双歧杆菌、乳酸杆菌等益生菌的代谢底物，促进益生菌的定植和生长，有利于婴儿快速建立正常的肠道微生态环境。正常肠道微生态环境的建立既可提高肠黏膜屏障的作用，有效减少异元蛋白质大分子暴露，又能很好地刺激肠道免疫系统均衡发展，是预防过敏性疾病发生的重要保障。此外，正常肠道菌群建立还有利于维生素特别是维生素 K 的生成。

知识拓展 11
母乳的保存条件
和允许保存时间

（2）坚持 6 月龄内纯母乳喂养。

（3）顺应喂养，建立良好的生活规律。

（4）生后数日开始补充维生素 D，不需补钙。

（5）婴儿配方奶粉是不能纯母乳喂养时的无奈选择。

（6）监测体格指标，保持健康生长。

中国 6 月龄内婴儿母乳喂养关键推荐如图 4-7 所示。

尽早开奶
第一口吃母乳
纯母乳喂养
不需要补钙
每日补充维生素D 400 IU
顺应喂养
婴儿配方奶粉不是理想食物
定期测量体重和身长

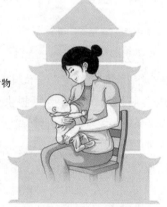

图 4-7　中国 6 月龄内婴儿母乳喂养关键推荐示意图

(二)7～24月龄婴幼儿喂养指南

指南所称7～24月龄婴幼儿是指满6月龄(出生180天)后至2周岁(满24月龄内)的婴幼儿。

对于7～24月龄婴幼儿,母乳仍然是重要的营养来源,但单一的母乳喂养已经不能完全满足其对能量以及营养素的需求,必须填加其他营养丰富的食物。与此同时,7～24月龄婴幼儿胃肠道等消化器官的发育、感知觉以及认知行为能力的发展,也需要有机会通过接触、感受和尝试,逐步体验和适应多样化的食物,从被动接受喂养转变到自主进食。这一过程从婴儿7月龄开始,到24月龄时完成。这一年龄段婴幼儿的特殊性还在于,父母及喂养者的喂养行为对其营养状况和饮食行为有显著的影响。顺应婴幼儿需求喂养,有助于健康饮食习惯的形成,并具有长期而深远的影响。7～24月龄婴幼儿处于"1 000天机遇窗口期"的第三阶段,适宜的营养和恰当的喂养方法不仅关系到近期的生长发育,也关系到长期的健康。针对我国7～24月龄婴幼儿营养和喂养的需求特点,以及可能出现的问题,基于目前已有的证据,同时参考WHO等的相关建议,这里提出7～24月龄婴幼儿的喂养指南,推荐以下六条:

(1)继续母乳喂养,逐步添加辅食。

(2)从富含铁的泥糊状食物开始,逐步添加,达到食物多样化的目的。

(3)提倡顺应喂养,鼓励但不强迫进食。

(4)辅食不加调味品,尽量减少糖和盐的摄入。

(5)注重饮食卫生和进食安全。

(6)定期监测体格指标,追求健康生长。

中国7～24月龄婴幼儿平衡膳食宝塔如图4-8所示。

知识拓展12
如何制作泥糊状食物?

	7～12月龄	12～24月龄
盐	不建议额外添加	0～1.5 g
油	0～10 g	5～15 g
肉蛋禽鱼类		
鸡蛋	15～50 g (至少1个蛋黄)	25～50 g
肉禽鱼	25～75 g	50～75 g
蔬菜类	25～100 g	50～150 g
水果类	25～100 g	50～150 g
继续母乳喂养,逐步过渡到谷类为主食 母乳700～500 mL　母乳600～400 mL		
谷类	20～75 g	50～100 g

继续母乳喂养
满6月龄开始添加辅食
从富含铁的泥糊状食物开始
母乳或奶类充足时不需补钙
需要补充维生素D
顺应喂养,鼓励逐步自主进食
逐步过渡到多样化膳食
辅食不加或少加盐和调味品
定期测量体重和身长
饮食卫生,进食安全

图4-8 中国7～24月龄婴幼儿平衡膳食宝塔

三、中国学龄前儿童和学生膳食指南

(一)学龄前儿童膳食指南

本指南适用于 2 周岁以后至未满 6 周岁的学龄前儿童。学龄前儿童生长发育速率与婴幼儿相比略有下降,但仍处于较高水平,这个阶段的生长发育状况也直接关系到青少年和成人期发生肥胖的风险程度。经过 7～24 月龄期间膳食模式的过渡和转变,学龄前儿童摄入的食物种类和膳食结构已开始接近成人,是饮食行为和生活方式形成的关键时期。与成人相比,学龄前儿童对各种营养素需要量较高,消化系统尚未完全成熟,咀嚼能力仍较差,因此其食物的加工烹调方式应与成人有一定的差异。与此同时,学龄前儿童生活自理能力有所提高,自主性、好奇心、学习能力和模仿能力增强,但注意力易分散,进食不够专注,该时期也是避免出现不良生活方式的重要阶段。基于学龄前儿童生理和营养需求特点,其膳食指南在一般人群膳食指南基础上增加以下五条关键推荐。

(1)规律就餐,自主进食,不挑食,培养良好饮食习惯。

(2)每天饮奶,足量饮水,正确选择零食。

(3)食物应合理烹调,易于消化,少调料,少油炸。

(4)参与食物选择与制作,增进对食物的认知与喜爱。

(5)经常户外运动,保障健康生长。

中国学龄前儿童平衡膳食宝塔如图 4-9 所示。

知识拓展 13
正确选择零食

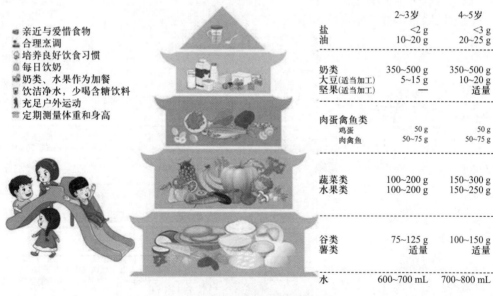

	2～3岁	4～5岁
盐	<2 g	<3 g
油	10～20 g	20～25 g
奶类	350～500 g	350～500 g
大豆(适当加工)	5～15 g	10～20 g
坚果(适当加工)	—	适量
肉蛋禽鱼类		
鸡蛋	50 g	50 g
肉禽鱼	50～75 g	50～75 g
蔬菜类	100～200 g	150～300 g
水果类	100～200 g	150～250 g
谷类	75～125 g	100～150 g
薯类	适量	适量
水	600～700 mL	700～800 mL

图中文字:
- 亲近与爱惜食物
- 合理烹调
- 培养良好饮食习惯
- 每日饮奶
- 奶类、水果作为加餐
- 饮洁净水,少喝含糖饮料
- 充足户外运动
- 定期测量体重和身高

图 4-9　中国学龄前儿童平衡膳食宝塔

(二)学生膳食指南

这里的学生是指从 6 岁到不满 18 岁的未成年人。学生正处于在校学习阶段,生长发育迅速,对能量和营养素的需要量相对高于成年人。充足的营养是学生智力和体格正常发育,乃至一生健康的物质保障,因此需要合理膳食,均衡营养。学生期是学习营养健康知识、养成健康生活方式、提高营养健康素养的关键时期。学生应积极学习营养健康知识,传承我国优秀饮食文化和礼仪,提高营养健康素养,认识食物,参与食物的选择和烹饪,养成健康的饮食行为。家长应学会并将营养健康知识融入学生的日常生活中,学校应开设符合学生特点的营养与健康教育相关课程,营造校园营养环境。家庭、学校和社会要共同努力,关注和开展学生的饮食教育,帮助他们从小养成健康的生活方式。

学生的膳食指南在一般人群膳食指南的基础上,再推荐如下五条。

(1)认识食物,学习烹饪,提高营养健康素养。

(2)三餐合理,规律进餐,培养健康饮食行为。

(3)合理选择零食,足量饮水,不喝含糖饮料。

(4)不偏食节食,不暴饮暴食,保持适宜体重增长。

(5)增加户外活动时间,保证每天至少户外活动 60 min。

知识拓展 14
儿童健康饮食行为

四、中国老年人膳食指南

由于年龄增加,老年人器官功能出现不同程度的衰退,如消化吸收能力下降、心脑功能衰退、视觉和听觉及味觉等感官反应迟钝、肌肉萎缩、瘦体组织量减少等。这些变化可明显影响老年人摄取、消化、吸收食物的能力,使其容易出现营养不良、贫血、骨质疏松、体重异常和肌肉衰减等问题,也极大地增加了慢性疾病发生的风险。因此老年人在膳食及运动方面更需要特别注意。

老年人膳食应食物多样化,保证食物摄入量充足。消化能力明显降低的老年人应吃细软食物,少量多餐。老年人身体对缺水的耐受性下降,要主动饮水,首选温热的白开水。老年人要经常户外活动,多接受紫外线照射,这有利于体内维生素 D 的合成和延缓骨质疏松的发展。老年人常受生理功能减退的影响,容易出现矿物质和某些维生素的缺乏,因此应该精心设计膳食,选择营养食品,精准管理健康。老年人应有意识地预防营养缺乏和肌肉衰减,主动运动。老年人不应过度苛求减重,应维持体重在一个稳定水平,预防慢性疾病发生和发展,当非自愿的体重下降或进食量明显减少时,应主动去体检和进行营养咨询。老年人应积极主动参与家庭和社会活动,主动与家人或朋友一起进餐或活动,积极享受生活。老年人膳食指南推荐如下四条。

(1)少量多餐细软;预防营养缺乏。

(2)主动足量饮水;积极户外活动。

(3)延缓肌肉衰减;维持适宜体重。

(4)摄入充足食物;鼓励陪伴进餐。

知识拓展 15
咀嚼吞咽障碍老年人的食物加工制作方法和建议

链接

《中国糖尿病膳食指南(2017)》

推荐一:吃、动平衡,合理用药,控制血糖,达到或维持健康体重。

推荐二:主食定量,粗细搭配,全谷物、杂豆类占 1/3。

推荐三：多吃蔬菜，水果适量，种类、颜色要多样。

推荐四：常吃鱼禽，蛋类和畜肉适量，限制加工肉类。

推荐五：奶类、豆类天天有，零食加餐合理选择。

推荐六：清淡饮食，足量饮水，限制饮酒。

推荐七：定时定量，细嚼慢咽，注意进餐顺序。

推荐八：注重自我管理，定期接受个体化营养指导。

五、素食人群膳食指南

素食人群是指以不食肉、家禽、海鲜等动物性食物为饮食方式的人群，按照所戒食物种类不同，可分为全素、蛋素、奶素、蛋奶素人群等。完全戒食动物性食物及其产品的为全素人群，不戒食蛋奶类及相关产品的为蛋奶素人群。

素食是一种饮食习惯或饮食文化，实践这种饮食文化的人称为素食主义者。为了满足营养的需要，素食人群需要认真对待和设计膳食。如果膳食组成不合理，将会增加蛋白质、维生素 B_{12}、铁、锌等营养素缺乏的风险。素食人群膳食除动物性食物以外，其他食物的种类与一般人群膳食类似，因此除了动物性食物不作为推荐以外，一般人群膳食指南的建议均适用于素食人群。素食人群膳食指南推荐如下五条。

(1)谷类为主，食物多样，适量增加全谷物。

(2)增加大豆及豆制品的摄入，选用发酵豆制品。

(3)常吃坚果、海藻和菌菇。

(4)蔬菜、水果应充足。

(5)合理选择烹调油。

实　训

实训项目　大学生膳食结构调查

一、实训目的

明确膳食调查的目的、意义，熟练掌握调查方法，初步学会对膳食结构的分析与评价。

二、实训要求

根据具体情况，确定膳食结构调查人群，分组对不同人群进行调查。如在校大学生，可根据入校时间分成大一生、大二生，还可再根据性别不同分成男生、女生；也可面向社会对不同人群进行调查。根据每人调查的一日膳食结构情况，小组汇总该类人群的膳食情况，分析其膳食结构的合理性。

三、实训内容

1.膳食情况调查及分析

对选定人群进行调查,填写表 4-1 至表 4-6,并进行计算和分析。

(1)一日膳食情况调查表

表 4-1　　　　　　　　　　　一日膳食情况调查表

班级　　　　　姓名　　　　性别　　　　身高　　　　体重

餐次	名称、种类、质量	摄入的营养素的质量/g		产生的热量/kcal	总计
早餐		蛋白质			
		脂类			
		糖类			
中餐		蛋白质			
		脂类			
		糖类			
晚餐		蛋白质			
		脂类			
		糖类			
其他		蛋白质			
		脂类			
		糖类			
合　计		蛋白质			
		脂类			
		糖类			

(2)一日膳食情况分析表

表 4-2　　　　　　　　　　　蛋白质的食物来源

参数	动物性食物	豆类及其制品	其他食品
质量/g			
比例/%			

表 4-3　　　　　　　　　　　能量来源(一)

参数	蛋白质	脂肪	糖类
能量/kcal			
比例/%			
建议比例/%			

表 4-4   能量来源（二）

参数	早餐	中餐	晚餐
能量/kcal			
比例/%			
建议比例/%			

表 4-5   脂肪的食物来源

参数	动物性食物	植物性食物
质量/g		
比例/%		

表 4-6   膳食构成

摄入量	粮谷类及其制品	豆类及其制品	肉类及其制品	鱼、水产品及其制品	禽蛋类及其制品	蔬菜类	其他食品
质量/g							
比例/%							

2.生活方式相关调查

（1）吃早餐的次数   □每天吃   □周一到周五每天吃   □偶尔不吃   □一般不吃 □周六、周日一般不吃

（2）吃早餐的时间   □7～8时   □8～9时   □10时左右   □其他

（3）选择食物的原则   □喜欢吃   □感官好   □填饱肚子   □有营养   □应该吃

（4）是否每天喝半斤以上牛奶

□是（鲜牛奶；酸奶；强化奶）:1袋；2袋；3袋   □否（不喜欢；太贵；喝了不适应）

（5）是否每天喝豆浆或吃豆制品   □是（豆浆；豆制品）□否（不喜欢；太贵） □不知道

（6）是否每天吃一个或 一个以上水果   □是（1个；2个；3个）   □否（不喜欢；太贵；想不起来）

（7）是否出现牙龈出血现象   □经常   □偶尔   □从不

（8）是否出现口角炎现象   □经常   □偶尔   □从不

（9）是否出现手脚抽搐现象   □经常   □偶尔   □从不

（10）是否有晚上看东西模糊现象   □经常   □偶尔   □从不

（11）是否比较容易感冒   □是   □一般   □很少

（12）每天排便的次数   □1～2次   □大于2次   □2天1次   □3～4天1次

3.调查内容汇总

各小组以组为单位在个人调查的基础上汇总数据,总结分析该类人群的膳食情况。将生活方式及相关情况调查填写在表4-7至表4-18中,将膳食情况分析填写在表4-19中。

_____(人群)膳食调查汇总表

调查人群_____　　　人数_____　　　调查时间_____

表 4-7　　　　　　　　　　　　　　体重指数

指标	−10%～10%	10%～20%	20%～30%	>30%	−20%～−10%	−30%～−20%	<−30%
人数							
百分比							

表 4-8　　　　　　　　　　　　　　早餐

指标	每天吃	周一到周五每天吃	偶尔不吃	一般不吃	周六、周日一般不吃
人数					
百分比					

表 4-9　　　　　　　　　　　　选择食物的原则

指标	喜欢吃	感官好	填饱肚子	有营养	应该吃
人数					
百分比					

表 4-10　　　　　　　　　　　　　牛奶

指标	每天半斤	每天1斤以上	喝酸奶	喝鲜牛奶	喝强化奶	偶尔喝	不喜欢喝	太贵不喝	不喝
人数									
百分比									

表 4-11　　　　　　　　　　　豆浆或豆制品

指标	每天摄入豆浆或豆制品	不喝	不喜欢	太贵	不知道
人数					
百分比					

表 4-12　　　　　　　　　　　　　水果

指标	每天吃1个	每天吃2个	不喜欢吃	太贵	想不起来吃
人数					
百分比					

表 4-13　　　　　　　　　　　　牙龈与口舌

指标	牙龈出血			口角炎		
	经常	偶尔	从不	经常	偶尔	从不
人数						
百分比						

表 4-14   抽搐与感冒

指标	抽搐			感冒		
	偶尔	从不	经常	一般	很少	经常
人数						
百分比						

表 4-15   睡眠

指标	6 h	9 h	8 h	7 h
人数				
百分比				

表 4-16   大便次数

指标	1~2 次	>2 次	2 天 1 次	3~4 天 1 次
人数				
百分比				

表 4-17   蛋白质的食物来源

指标	动物性食物		豆类及其制品	
人数				
百分比				

表 4-18   能量来源

指标	早餐		午餐		晚餐	
人数						
百分比						

表 4-19   膳食构成比例

粮谷类	指标	200~300 g	300~400 g	400~500 g	500~600 g	600 g 以上
	人数					
	百分比					

豆类、肉类及其制品	指标	豆类及其制品				肉类及其制品			
		<标准	>标准	最高	最低	<标准	>标准	最高	最低
	人数								
	百分比								

四、实训考核要求

1. 每个人按要求完成表格填写。

2.以小组为单位汇总该调查情况并填入相应表格。写出分析报告,内容包括调查情况说明、调查结果、原因分析、合理建议等。

3.调查者对被调查者反馈调查结果,并运用营养学知识给予膳食改进建议。

章末练习

一、填空题

1.膳食结构也称_____,是指膳食中各类食物的_____、_____及其所占的比例。

2.膳食结构的类型主要分为三种,即以植物性食物为主的膳食结构、以动物性食物为主的膳食结构和_____食物平衡的膳食结构。

3.营养缺乏病是_____食物为主的膳食结构的主要营养问题。

4.营养过剩是_____膳食结构人群的主要问题,冠心病、高血压、高脂血症等心脑血管疾病发病率较高。

5.中国居民膳食宝塔分_____层,第一层是_____,最高层是_____。

6.2016 年修订完成的《中国居民膳食指南》共有_____条核心推荐。适用于_____岁以上的人群。

7.《中国居民膳食指南》指出,每天应吃各种各样的奶制品,相当于每天喝液态奶_____g。

8.每天的膳食应包括_____、_____、_____、_____等食物。

9.《中国居民膳食指南》指出:_____吃蔬果、奶类、大豆,_____吃鱼、禽、蛋、瘦肉,还要_____盐_____油,_____糖_____酒。

10.备孕妇女要常吃含铁丰富的食物,选用碘盐,孕前 3 个月开始补充_____。

二、判断题

1.坚果有益,不可过量。　　　　　　　　　　　　　　　　　　　　（　　）

2.果汁经过加工更有利于吸收,可以代替水果。　　　　　　　　　　（　　）

3.水果可以代替蔬菜,蔬菜可以代替水果。　　　　　　　　　　　　（　　）

4.蛋黄中胆固醇比较高,最好不要吃。　　　　　　　　　　　　　　（　　）

5.平衡膳食算盘是学龄前儿童膳食指南核心推荐内容的体现。　　　　（　　）

6.备孕妇女可少量饮酒,要常吃含铁丰富的食物。　　　　　　　　　（　　）

7.我国城乡居民膳食结构基本平衡。　　　　　　　　　　　　　　　（　　）

8.母乳可提供优质、全面、充足和结构适宜的营养素,满足婴儿生长发育的需要。
　　　　　　　　　　　　　　　　　　　　　　　　　　　　　　　（　　）

9.婴儿生后数日要开始补充维生素 D,同时补钙。　　　　　　　　　（　　）

10.俗话说"有钱难买老来瘦",所以老年人要尽可能降低体重。　　　（　　）

三、选择题(有一个或多个正确答案)

1.平衡膳食算盘是(　　)膳食指南核心推荐内容的体现。

A.婴幼儿　　　　　B.学前儿童　　　　　C.学龄儿童　　　　　D.所有儿童

2.平衡膳食餐盘描述了一餐膳食的食物组成和大致质量比例,包括下列的(　　)。

A.谷薯类　　　　B.鱼肉蛋豆类　　　　C.蔬菜　　　　D.水果类

3.平衡膳食餐盘(　)所占的面积最大。

A.蔬菜类和水果类　B.蔬菜类和谷薯类　C.鱼肉蛋豆类　D.水果类和谷类

4.为满足营养需求,满(　　)月龄起可添加辅食。

A.4　　　　B.5　　　　C.6　　　　D.8

5.《中国居民膳食指南》提倡餐餐有蔬菜,推荐每天摄入 300～500 g,深色蔬菜应占(　　)。

A.1/2　　　　B.1/3　　　　C.1/4　　　　D.1/5

6.成人每天食盐不超过(　　)g。

A.4　　　　B.5　　　　C.6　　　　D.7

7.每天摄入量为 25～30 g 的是(　　)。

A.烹调油　　　　B.鱼　　　　C.蛋　　　　D.肉

8.常吃坚果、海藻和菌菇是对(　　)的膳食推荐。

A.儿童　　　　B.老年人　　　　C.所有人群　　　　D.素食人群

9.《中国居民膳食指南》建议居民平均每天摄入(　　)种以上食物,每周(　　)种以上。

A.10,25　　　　B.12,25　　　　C.12,20　　　　D.10,20

10.下列属于理想膳食模式的是(　　)。

A.以植物性食物为主的膳食模式　　B.以动物性食物为主的膳食模式
C.动植物食物平衡的膳食模式　　D.地中海式膳食模式

四、简答题

1.什么是膳食结构? 常见膳食结构的特点是什么?
2.我国一般人群膳食指南的核心推荐有哪些?
3.请绘出中国居民平衡膳食宝塔图。
4.中国居民平衡膳食餐盘的含义是什么?
5.中国老年人的膳食指南的核心内容是什么?
6.中国学生的膳食指南的主要内容是什么?
7.地中海式膳食模式的特点主要体现在哪些方面?

第五章

营养配餐

食

第一节　营养配餐概述

健康饮食的核心是平衡膳食、合理营养。设计切实可行、符合平衡膳食原理的食谱是饮食营养学的重要内容之一,是实现合理营养的前提,是原料选配、烹制加工的依据。设计合理的食谱,不仅可以提高饭店菜点的产品质量、增长经济效益,而且可以满足用餐者生理和心理的需求。

一、营养配餐的基市原则

营养配餐是按照人们身体的需要,根据食物中各种营养物质的含量,设计一天、一周或一个月的食谱,使人体摄入的各类营养素比例合理,达到平衡膳食的一种措施。

食谱是指将一段时间(1日或1周)内的膳食所做的一个计划安排,即将各种食物定量搭配、合理烹调等具体的实施方案。其中包括食物的种类、质量及其在各餐中的分配。

编制食谱是合理营养、平衡膳食的一项重要措施。编制食谱是为了把"膳食营养素参考摄入量"(即 DRIs)和膳食指南的原则与要求具体化,并落实到用膳者的一口三餐,使其按照人体的生理需要摄入适宜的能量和营养素,并达到合理营养、促进健康的目的。食谱编制是合理营养的具体体现:对正常人而言,可保证其合理营养;对营养性疾病或其他疾病患者而言,可作为重要治疗或辅助治疗的措施之一。食谱也是炊事人员和膳食制备者配餐的依据。

根据人体对营养素的需要,并结合当地食物的品种、生产供应情况、经济条件和个人饮食习惯等合理选择各类食物,编制符合营养原则与要求的食谱,可达到使用有限的经济支出达到最佳营养效果的目的,起到节约食物资源、提高人民生活质量和健康水平的作用。

营养配餐总的原则是:保证营养平衡;照顾饮食习惯,注意饭菜口味;考虑季节和市场供应情况;兼顾经济条件。

(一)保证营养平衡

1.满足人体对能量和各种营养素的需要量

根据《中国居民膳食能量、蛋白质的推荐摄入量(RNI)及脂肪和碳水化合物的供能比》(附录 1),一个成年男性,轻体力劳动者,日摄入能量 2 400 kcal、蛋白质 75 g,摄入脂肪供能占总能量的百分比为 20%～30%。若按照脂肪供能占总能量百分比为 25%计算的话,脂肪的摄入量为 $2\ 400 \times 25\% \div 9 = 67$ g。

2.各营养素之间比例要适宜

正常人日常摄入各营养素能量占比为:碳水化合物占 60%(55%～65%),蛋白质占 15%(10%～15%),脂肪占 25%(20%～30%)。

3.食物搭配要合理,食物应多样

日常食物尽量多品种,搭配比例要合理,主食、副食搭配多样化,适当照顾进餐者的饮

食习惯、爱好，为进餐者所接受。可以按照中国居民平衡膳食宝塔里推荐的食物种类进行烹饪，尽量做到肉、鱼、蛋、奶、蔬菜、水果、大豆类、薯类等都有。

4.膳食制度要合理

膳食制度是把全天的食物按一定的质量、次数、时间进行合理分配的一种制度。一般以每天三餐较为合适。在三餐分配上，一般早餐占全天总能量的 25％～30％，午餐占 35％～40％，晚餐占 30％～35％。特殊情况下，可根据具体情况进行合理安排。

(1)早餐食物的选择量不宜过多，主食以一到两种为宜。中国百姓早餐蛋白质的供给普遍不足，所以这里推荐要有牛奶或鸡蛋；蔬菜也是不可少的，考虑中国百姓的习惯，可用凉拌的方法供给；改变每天吃咸菜的习惯；早上体内较缺水，因此早餐要有一定的水分供给。

(2)中餐主食可以一到两种，副食的品种可略多于晚餐。

(3)晚餐要尽量清淡。主食以一到两种为宜，副食仍可以两荤两素，但在原料的选择上以鱼、虾为主。

(4)选择主食时尽量选标准米、标准面，少选精白米、精白面，每周吃三四次粗粮、杂粮。

(5)编排食谱时，应根据膳食习惯选择食物品种，注意来源和品种的多样性，做到有主有副、有精有粗、有荤有素、有干有稀。

微课6
营养配餐的
原则

5.尽量减少营养素的损失，合理烹调

色香味俱佳的菜肴是引起人们食欲的首要因素。营养再均衡、合理，色香味不好也难以促进食欲(进食量不足难以达到营养合理的要求)。此外，在烹调过程中还要注意减少营养素的损失，提高食物的消化吸收率。因此，制定食谱时对于加工烹调方法、菜肴种类等必须加以考虑。

烹调加工过程中应注意：

(1)蔬菜应现购、现加工、现烹调，尽量在短时间内吃完。

(2)未加工烹调的、未吃完的食物，应按食物特性加以低温保藏。

(3)清洗食物应注意用水的卫生、水量、水温、浸泡时间等。

(4)切块大小、粗细应因人而异，并根据蔬菜品种合理选择。

(5)尽量少用油炸的烹调方法(特别是儿童食用的食物)。

(6)不管是何种蔬菜，烹调方法都不能一成不变，需要经常变换。

(二)照顾饮食习惯，注意饭菜口味

中国各地百姓饮食习惯不同，口味也是千差万别。如北京人早点喜食油饼、油条、豆汁、焦圈、烧饼、豆浆、豆腐脑等，炸酱面和打卤面等是当地著名的面食。驴打滚、艾窝窝、马蹄烧饼等花样多，口感好，人们百食不厌。天津人爱吃煎饼果子、贴饽饽熬小鱼，喜食鱼虾及其他海味。山西面食花样全国著名，"猫耳朵"被营养学家喜爱备至，还有其他各色莜面制品及双色面条、栲栳栳、刀削面等美食也深受人们喜爱。东北地区百姓爱吃酸菜血肠炖粉条、地三鲜、小鸡炖蘑菇等。

（三）考虑季节和市场供应情况

选取食物要注意食物生产的季节性、市场供应状况，以免造成"无米之炊"；设计菜肴既要考虑组成食物的合理性，也要注意食物的颜色、质地（如软硬度）搭配是否合适；食物质量要因人而异，如食量的大小、季节对人体食欲的影响等。

（四）兼顾经济条件

食物营养价值的高低与食物价格的高低常常不能相提并论，有的食物价格虽然较低，但其营养价值并不低；相反，很多价格较高的食物其营养价值却并不高。因此，需根据进餐者的经济条件、市场供应特点等情况统筹考虑。

二、食谱的种类及内容

食谱按照就餐时间可分为：餐食谱、日食谱、周食谱、月食谱。

按进餐对象分：个人食谱、家庭食谱、单位食谱（食堂）。

按照就餐人群年龄来划分，食谱可划分为：婴幼儿食谱、儿童食谱、青少年食谱、青年食谱、中年人食谱、老年人食谱。

按照职业特点来划分，食谱可划分为：脑力劳动者食谱、体力劳动者食谱。

按照特殊病情来划分，食谱可划分为：糖尿病患者食谱、高血压患者食谱、高血脂患者食谱、肥胖患者食谱、贫血患者食谱、缺钙患者食谱、缺维生素患者食谱等。

食谱的内容包括：时间、餐次、食物名称（主食、荤菜、素菜、汤）、食物用量、能量供给量、营养素供给量等。

三、营养配餐的目的和意义

（1）将营养素需要量落实到膳食中，使营养配餐的对象既摄入足够的能量和各种营养素，又能防止营养素或能量过剩。

（2）营养配餐可以使食堂管理人员有计划地管理食堂膳食，并有利于成本核算。

四、营养配餐的发展趋势

随着社会和经济的发展，人们在基本解决了温饱后，越来越关注和重视膳食营养。人们对营养与健康的认识越来越全面，越来越深刻。加上营养观念的普及、政策法规的逐步完善，人们对营养配餐的需求越来越大，营养配餐涵盖面必然会越来越广，分类越来越细。现在，配餐行业正逐步配套化，配餐内容逐步科学化，配餐设备逐步机械化，配餐制作逐步现代化。

总之，我国营养配餐业具有良好的发展前景，经济的高速发展和现代化水平的提高为营养配餐业的发展提供了良好的舞台，营养配餐业有望成为我国食品产业新的经济增长点。航空配餐、学生配餐、月子配餐、临床营养配餐、慢病营养配餐、铁路配餐等需求已经凸显出巨大的市场潜力。

第二节 营养配餐的方法

一、计算法

(一)营养配餐的理论依据

营养配餐的理论依据如图 5-1 所示。

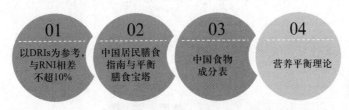

01	02	03	04
以DRIs为参考，与RNI相差不超10%	中国居民膳食指南与平衡膳食宝塔	中国食物成分表	营养平衡理论

图 5-1 营养配餐的理论依据

(1)以 DRIs(膳食营养素参考摄入量)为基本参考,以 RNI(推荐摄入量)为目标。首先以能量需要量为基础,制定食谱后看其他营养素是否达到 RNI。如果与 RNI 相差不超过 10%,说明基本合理。

(2)以中国居民膳食指南与平衡膳食宝塔为依据。

(3)参考食物成分表:由中国疾病预防控制中心营养与健康所编著、北京大学医学出版社 2018 年出版的《中国食物成分表标准版》(第六版)(第一册),2009 年出版的《中国食物成分表》(第五版)(第一册)。

(4)参照以下营养平衡理论。

①产能营养素的平衡:蛋白质产能占比 10%～15%,脂肪产能占比 20%～30%,碳水化合物产能占比 55%～65%。

②膳食中优质蛋白质占比:优质蛋白质应占总蛋白质的 1/3 以上。

③脂肪酸之间的平衡:S∶M∶P=1∶1∶1。S 代表饱和脂肪酸,M 代表单不饱和脂肪酸,P 代表多不饱和脂肪酸。

健康人能量需要量主要是根据用餐者的性别、年龄、劳动强度等,依据(DRIs)规定的标准来确定的,是最常用、方便的一种方法。

(二)食谱编制

1.根据膳食组成,计算蛋白质、脂肪、碳水化合物每日供给量

根据营养平衡理论确定蛋白质、脂肪、碳水化合物在每日膳食中供能所占比例。根据比例计算蛋白质、脂肪、碳水化合物每日供给量。

2.计算三餐蛋白质、脂肪、碳水化合物需要量(质量)

根据一日三餐能量配比,比如早餐占 30%,中餐占 40%,晚餐占 30%,或者早、中、晚餐分别占 20%、40%、40%,或者根据实际情况,分别计算三餐蛋白质、脂肪、碳水化合物供给量。

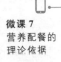

微课 7
营养配餐的理论依据

3.确定一日三餐主食、副食品种和质量,形成三餐食谱

首先根据碳水化合物质量来确定主食品种、质量,然后根据蛋白质质量确定副食蛋白质品种和质量。

4.形成一日营养食谱量化表

根据以上计算,形成一日营养食谱量化表。并根据所用原料性质及用餐者的喜好,选择多种烹调方法,避免单调。

5.食谱的评价与调整

查阅食谱中食物的营养成分,并与平衡膳食宝塔的食物种类进行比较,并计算各餐营养素摄入量,然后参考 DRIs,综合对一日三餐食物的品种质量做出评价,不合理时要进行适当调整。

食谱编制流程如图 5-2 所示。

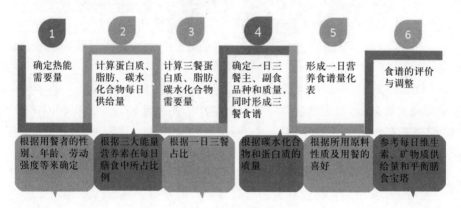

图 5-2　食谱编制流程

(三)食谱编制举例

【例 5-1】　某男大学生,中等体力劳动,请用计算法为其安排一日营养食谱。

1.确定能量需要量

用餐者为一男大学生,劳动强度为中等体力劳动者,查《中国居民膳食营养素参考摄入量(DRIs)》知,此大学生的能量需要量为 11.29 MJ(2 700 Kcal)/d。

2.计算每日蛋白质、脂肪、碳水化合物供给量

根据平衡膳食原理,确定蛋白质、脂肪、碳水化合物在膳食中所占比例为:蛋白质占总能量的 15%,脂肪占 25%,碳水化合物占 60%。那么,根据蛋白质、脂肪、碳水化合物的生热系数分别是 4、9、4,计算出每日蛋白质、脂肪、碳水化合物供给量为:

蛋白质　　　　　2 700×15%÷4＝101.3 g

脂肪　　　　　　2 700×25%÷9＝75.0 g

碳水化合物　　　2 700×60%÷4＝405.0 g

3.计算三餐蛋白质、脂肪、碳水化合物需要量(质量)

(1)一日三餐能量配比设定为

早餐:30%　　中餐:40%　　晚餐:30%

（2）三餐产能营养素的质量

早餐：蛋白质　　　　　101.3×30％＝30.4 g

　　　脂肪　　　　　　75.0×30％＝22.5 g

　　　碳水化合物　　　405.0×30％＝121.5 g

中餐：蛋白质　　　　　101.3×40％＝40.5 g

　　　脂肪　　　　　　75.0×40％＝30.0 g

　　　碳水化合物　　　405.0×40％－162.0 g

晚餐：蛋白质　　　　　101.3×30％＝30.4 g

　　　脂肪　　　　　　75.0×30％＝22.5 g

　　　碳水化合物　　　405.0×30％＝121.5 g

4. 确定一日三餐主、副食品的质量，同时形成三餐食谱

（1）早餐

首先确定早餐主食品种、质量（根据碳水化合物计算）：

根据饮食习惯选择主食品种及质量。例如：一个北方人，早餐吃的小米稀饭和馒头，分别提供20％和80％的碳水化合物。查附表4，可知它们可分别提供碳水化合物：小米粥8.4 g/100 g、馒头49.8 g/100 g（标准粉）。

由此计算早餐这两种食物的摄入量分别为（忽略其他食物中所含碳水化合物）

小米粥：121.5×20％÷（8.4/100）＝289.3 g

馒头：　121.5×80％÷（49.8/100）＝195.2 g

然后确定副食蛋白质质量（在确定主食用量基础上，根据蛋白质计算）。

①计算早餐主食蛋白质含量。查附表4，可知早餐主食可分别提供蛋白质：小米粥1.4 g/100 g，馒头7.8 g/100 g（标准粉）。

小米粥含蛋白质：　289.3×（1.4/100）＝4.1 g

馒头含蛋白质：　　195.2 g×（7.8/100）＝15.2 g

②确定早餐副食蛋白质需要量。

30.4－（4.1＋15.2）＝11.1 g

③确定早餐副食动物类、豆类食物质量。

11.1 g 蛋白质由副食提供（2/3 动物类，1/3 豆类），则

动物类食品：　11.1×2/3＝7.4 g

豆类：　　　　11.1×1/3＝3.7 g

查附表4知：黄豆蛋白质含量为 35.0 g/100 g，鸡蛋（红皮）蛋白质含量为 12.8 g/100 g。

据此确定早餐这两种食物质量为

黄豆质量：3.7÷（35.0/100）＝10.6 g

鸡蛋质量：7.4÷（12.8/100）＝57.8 g

④确定纯能量食物的质量

纯能量食物的质量＝所需脂肪总质量－各类食物提供的脂肪质量

查附表4知：小米粥脂肪含量为 0.7 g/100 g，馒头脂肪含量为 1.0 g/100 g，鸡蛋（红

皮)脂肪含量为 11.1 g/100 g,黄豆脂肪含量为 16.0 g/100 g,番茄脂肪含量为 0.2 g/100 g。

所以早餐用植物油总量为 22.5−(2.0+1.2+6.4+1.7+0.3)＝10.9 g

则该同学早餐三大营养素及能量见表 5-1。

表 5-1 某男大学生早餐三大营养素及能量

名称	质量/g	蛋白质/g	脂肪/g	碳水化合物/g	能量/kcal
小米粥	289.3	4.1	2.0	24.3	133
馒头	195.2	15.2	1.2	97.2	461
鸡蛋(红皮)	57.8	7.4	6.4	0.8	90
番茄	150.0	1.4	0.3	5.0	23
煮黄豆	10.6	3.7	1.7	3.6	41
植物油	10.9	0	10.9	0	98
合计		31.8	22.5	130.9	846
应提供		30.4	22.5	121.5	810

形成早餐食谱见表 5-2(此表考虑到实际情况,食物质量精确到 1 g)。

表 5-2 早餐食谱

饭菜名称	用料	食物用量/g
小米粥	小米	289
馒头	面粉	195
番茄炒鸡蛋	鸡蛋	58
	番茄	150
煮黄豆	黄豆	11
植物油	植物油	11

按照此食谱,经计算,总能量为 849 kcal。

(2)中餐

①主食若以馒头和米饭为主(各提供碳水化合物 50%,忽略其他食物中所含碳水化合物)。

馒头和米饭的食物成分见表 5-3。

表 5-3 馒头和米饭的食物成分表 (以 100 g 可食部计)

食物	碳水化合物/g	蛋白质/g	脂肪/g	能量/kcal
馒头	49.8	7.8	1.0	236
米饭	25.9	2.6	0.3	116

计算中餐这两种主食的摄入量分别为

馒头质量:162.0×50%÷(49.8/100)＝162.7 g

米饭质量:162.0×50%÷(25.9/100)＝312.7 g

②主食蛋白质质量:162.7×(7.8/100)＋312.7×(2.6/100)＝20.8 g

副食蛋白质质量:40.5－20.8＝19.7 g

设定副食蛋白质 2/3 来自动物性食品,1/3 来自豆类食品,则

动物性食品蛋白质质量:19.7×2/3＝13.1 g

豆类食品蛋白质质量:19.7×1/3＝6.6 g

若副食选猪肉和豆腐干(香干)[猪肉蛋白质含量为 20.3 g/100 g,豆腐干(香干)蛋白质含量为 15.8 g/100 g],则:

猪肉质量＝13.1÷(20.3/100)＝64.5 g

豆腐干(香干)质量＝6.6÷(15.8/100)＝41.8 g

查附表 4 知:猪肉脂肪含量为 6.2 g/100 g,豆腐干(香干)脂肪含量为 7.8 g/100 g,小白菜脂肪含量为 0.3 g/100 g,则午餐用植物油总量为 30.0－(1.6＋0.9＋4.0＋3.3＋0.6)＝19.6 g

则中餐三大营养素及能量见表 5-4。

表 5-4 　　　　　　　　　　　中餐三大营养素及能量

名称	质量/g	蛋白质/g	脂肪/g	碳水化合物/g	能量/kcal
馒头	162.7	12.7	1.6	81.0	384
米饭	312.7	8.1	0.9	81.0	363
猪肉	64.5	13.1	4.0	1.0	92
豆腐干(香干)	41.8	6.6	3.3	2.1	64
小白菜	200.0	2.8	0.6	4.8	28
植物油	19.6	0	19.6	0	176
合计		43.3	30.0	169.9	1 107
应提供		40.5	30.0	162.0	1 080

形成中餐食谱见表 5-5(此表考虑到实际情况,食物质量精确到 1 g)。

表 5-5 　　　　　　　　　　　中餐食谱

饭菜名称	用料	食物用量/g
馒头	面粉	163
米饭	大米	313
香干炒肉片	猪肉	65
	豆腐干(香干)	42
素炒小白菜	小白菜	200
植物油	植物油	20

按照此食谱,经计算,总能量为 1 112 kcal。

(3)晚餐

①主食若选米饭(米饭碳水化合物含量为 25.9 g/100 g,蛋白质含量为 2.6 g/100 g,脂肪含量为 0.3 g/100 g)。则

米饭质量:121.5÷25.9/100＝469.1 g

米饭中蛋白质质量：469.1×2.6/100＝12.2 g

米饭中脂肪质量：469.1×0.3/100＝1.4 g

②副食蛋白质 30.4－12.2＝18.2 g，副食若选择草鱼占 50%（蛋白质含量为 16. g/100 g）和北豆腐占 50%（蛋白质含量为 9.2 g/100 g）。则

草鱼质量＝18.2×50%÷(16.6/100)＝54.8 g

北豆腐质量＝18.2×50%÷(9.2/100)＝98.8 g

则晚餐三大营养素及能量见表 5-6。

表 5-6　　　　　　　　　　晚餐三大营养素及能量

名称	质量/g	蛋白质/g	脂肪/g	碳水化合物/g	能量/kcal
米饭	469.1	12.2	1.4	121.5	544
红烧草鱼	54.8	9.1	2.8	0	62
白菜	150.0	2.4	0.3	5.1	30
北豆腐	98.9	9.1	8.0	3.0	115
植物油	10.0	0	10.0	0	90
合计		32.8	22.5	129.6	841
理论提供		30.4	22.5	121.5	810

形成晚餐食谱见表 5-7（此表考虑到实际情况，食物质量精确到 1 g）。

表 5-7　　　　　　　　　　晚餐食谱

饭菜名称	用料	食物用量/g
米饭	米饭	469
红烧草鱼	草鱼	55
白菜炖豆腐	白菜	150
	北豆腐	99
植物油	植物油	10

按照此食谱，经计算，总能量为 841 kcal。

5.形成一日营养食谱量化表

据所用原料性质及用餐者的喜好，选择多种烹调方法，可避免单调，增进食欲。一日营养量化食谱见表 5-8。根据食物成分表，计算得到食谱中一日营养素及能量见表 5-9。

表 5-8　　　　　　　　　　一日营养量化食谱

饭菜名称		食物用量/g	饭菜名称		食物用量/g	饭菜名称		食物用量/g
早餐	小米粥	289	午餐	馒头	163	晚餐	米饭	米饭 469
	馒头	195		米饭	313		红烧草鱼	草鱼 55
	番茄炒鸡蛋 鸡蛋	58		香干炒肉片 猪肉	65		白菜炖豆腐	白菜 150
	番茄	150		豆腐干(香干)	42			北豆腐 99
	煮黄豆	11		素炒小白菜 小白菜	200		植物油	10
	植物油	11		植物油	20			

注：全日食盐用量 6 g，表中各类食物为 100% 可食部。

表 5-9　　　　　　　　　　　一日食谱营养素及能量

食物名称	质量/g	蛋白质/g	脂肪/g	碳水化合物/g	能量/kcal	钙/mg	铁/mg	维生素A/μg RE	维生素B$_1$/mg	维生素B$_2$/mg	维生素C/mg
小米粥	289	4.0	2.0	24.3	133	29	2.9	—	0.06	0.20	0
馒头	358	27.9	3.6	178.3	845	64	6.8	—	0.18	0.25	0
米饭	782	20.3	2.3	202.5	907	55	10.2	0	0.16	0.23	0
鸡蛋(红皮)	58	7.4	6.4	0.8	90	26	1.3	113	0.09	0.19	—
番茄	150	1.4	0.3	5.0	23	6	0.3	47	0.03	0.02	21.0
黄豆	11	3.9	1.8	3.8	43	21	0.9	2	0.05	0.02	
豆腐干(香干)	42	6.6	3.3	2.1	64	126	2.4	1	0.02	0.01	
猪肉	65	13.2	4.0	1.0	93	4	2.0	29	0.35	0.07	
小白菜	200	2.8	0.6	4.8	28	234	2.6	308	0.02	0.10	128.0
草鱼	55	9.1	2.9	0	62	21	0.4	6		0.06	—
白菜	150	2.4	0.3	5.1	30	86	1.2	11	0.08	0.06	56.3
北豆腐	99	9.1	8.0	3.0	115	104	1.5	0	0.05	0.02	
植物油	41	0	41.0	0	369	5	0.8	—	—	—	—
实际摄入	—	108.1	76.5	430.7	2802	781	33.3	517	1.11	1.23	205.3

6.食谱的评价与调整

食谱的评价与调整就是计算所设计食谱中食物所含能量及各种营养素的质量,检验其能否满足食用者的营养需要,营养素搭配是否合理,并加以修正,以满足平衡膳食的要求。

通过评价与调整,可确保供给人体必需的能量和各种营养素,确保满足特殊人群的营养需要,避免膳食中营养素缺乏或过量,保证膳食中各种原料搭配合理,防治由于膳食不平衡导致的各种疾病,从而保证人体的正常发育,维持健康,保持充沛的精力,达到合理营养的目的。

(1)食谱的评价应包括:

①食物多样化和量的评价:食谱中食物的种类是否包括五大类食物,并与平衡膳食宝塔进行比较。

②能量和营养素摄入量的评价:将食谱的能量和营养素计算结果与DRIs进行比较,一般在相差 10% 的范围内,可认为能量和营养素符合要求。否则应增加或减少食物的品种和质量。

③三餐能量占比评价:尤其是评价早餐的能量和蛋白质供给是否达到要求。

④蛋白质来源评价:评价优质蛋白质的比例是否合适。

⑤三大营养素供能比的评价:蛋白质供能是否占总能量的 15% (10% ~ 15%),脂肪供能是否占总能量的 25% (20% ~ 30%),碳水化合物供能是否占总能量的 60% (55% ~ 65%)。

(2)现在对上例题进行评价:

①食物多样化和量的评价。

粮谷类:小米粥 289 g,馒头 358 g,米饭 782 g。

知识拓展 16
营养配餐十大平衡理论

动物性食品:鸡蛋(红皮)58 g,猪肉 65 g,草鱼 55 g。

豆类食品:豆腐干(香干)42 g,黄豆 11 g。

奶及其制品:缺。

蔬菜:小白菜 200 g,白菜 150 g,番茄 150 g。

水果:缺。

纯能量食品:植物油 41 g。

评价:缺乏水果、奶类。

②能量和营养素摄入量的评价。将食谱中营养素摄入量及能量与 DRIs 比较,见表5-10。

表 5-10　　　　　　　　食谱中营养素摄入量及能量与 DRIs 的比较

参数	蛋白质/g	脂肪/g	碳水化合物	能量/kcal	钙/mg	铁/mg	维生素 A/μg	维生素 B_1/mg	维生素 B_2/mg	维生素 C/mg
实际摄入量	108.1	76.5	430.7	2 802	781	33.3	517	1.11	1.23	205.3
DRIs	80.0			2 700	800	15.0	800	1.40	1.40	100.0
达标/%	130			103.8	97.6	222.0	64.6	79.3	87.9	205.3

③三餐能量占比评价。

三餐摄入食物总能量:849+1 112+841=2 802 kcal

早餐 849 kcal,占总能量比 849/2 802×100%=30.3%

中餐 1 112 kcal,占总能量比 1 112/2 802×100%=39.7%

晚餐 841 kcal,占总能量比 841/2 802×100%=30.0%

④蛋白质来源评价。

动物性和豆类蛋白质为 49.3 g,总蛋白质为 108.1 g。

优质蛋白质/总蛋白质:49.3/108.1×100%=45.6%

⑤三大营养素供能比的评价。

蛋白质:　　　108.1×4/2 802×100%=15.4%

脂肪:　　　　76.5×9/2 802×100%=24.6%

碳水化合物:　430.7×4/2 802×100%=61.5%

⑥根据以上结论进行调整:

如果能量及各种营养素与 DRIs 比较相差太大,就需要增减或更换食品的品种和质量。此例子中,虽然总能量达到了 DRIs 推荐值,但维生素 A 的摄入量与 DRIs 推荐值相比,相差百分比为(517−800)/800×100%=35.4%。其他的营养素如钙、维生素 B_1、维生素 B_2 也都与 DRIs 推荐值有少量偏差。针对此种情况,在晚餐的白菜炖豆腐中增加适量胡萝卜,并增加少量肝脏类食物,可补充维生素 A 的不足。另外三餐之间增加 200 mL牛奶和适量水果,补充缺少的钙和维生素 B_1、维生素 B_2。

随着现代科学技术的发展,用计算机可以编制满足各种营养要求的食谱,并且可对食谱的营养价值进行评价,使各种营养成分达到预设的营养指标,既快速又准确,使营养食谱的编制程序得到了简化。

链接

早餐适宜选择的食物

富含优质蛋白质的食物,如鸡蛋、牛奶、香肠、豆浆等。

富含维生素 C 的食物,如果汁、蔬菜、水果等。

富含碳水化合物的食物,如面包、馒头、花卷等。

富含水分的食物,如米粥、牛奶、豆浆、果汁等。

开胃、增加食欲的食物,如果汁、番茄汁、小酱菜等。

二、食品交换份法

用计算法设计营养食谱比较准确,但要求具有丰富的营养专业知识和实践能力,因其计算过程复杂烦琐,用时太长,劳心费力,使得一般人对营养配餐望而却步。而食品交换份法是一种简单易行、易于被非专业人员掌握的方法。

食品交换份法是将常用食物按所含营养素的特点归类,计算出每类每份所含的营养素质量和食物质量,然后将每类食物所含的营养素列出表格,供配餐交换时使用的一种方法。使用时,可以根据不同能量需要,按照蛋白质、脂肪和碳水化合物的合理分配比例,计算出各类食物的实际质量或交换份数,进行等值交换选择。食物交换份法简单实用,易被初学者学会,按照这种方法配餐一般都能达到合理而有意义的膳食。

(一)具体方法

1.食物组合分类

将常用食物按所含营养成分的特点大致划分为以下几类:

(1)富含碳水化合物的食物:谷薯类。

(2)富含矿物质、维生素和膳食纤维的食物:蔬菜类和水果类。

(3)富含蛋白质的食物:肉类、蛋类和豆制品类。

(4)富含钙、磷、维生素 B 和蛋白质的食物:乳类及豆类。

(5)纯能量食物:油脂类和食糖类。

2.各类食品每单位交换份中所含营养成分

按每类食物中的常用食物和常用量计算其所含的能量、蛋白质、脂肪和碳水化合物。为了便于记忆,营养值均以整数表达。单位食物交换份食品的营养价值见表 5-11(为了方便等值交换,表中食物质量均为约数)。

表 5-11　　　　　　　　单位食物交换份食品的营养价值

食品类别	交换份	质量		热量/kcal	蛋白质含量/g	脂肪含量/g	碳水化合物含量/g
谷薯类	1	大米或面粉约 50 g		180	4	1	38
蔬菜类	1	甲种蔬菜(食部)	400～600 g	85	5	—	15
		乙种蔬菜(食部)	100～350 g				
水果类		水果类(市品)	200～250 g				
		水果类(西瓜)	750 g				

（续表）

食品类别	交换份	质量		热量/kcal	蛋白质含量/g	脂肪含量/g	碳水化合物含量/g
肉类		瘦　肉	50 g 左右				
蛋类	1	鸡　蛋	60 g 左右	80	9	5	—
豆制品类		北豆腐	100 g 左右				
乳类	1	牛　奶	250 g 左右	160	12	8	11
豆类		干黄豆	40 g 左右				
油脂类	1	油脂(1 汤匙)9 g 左右		80	—	9	
食糖类		食糖 20 g 左右					20

3.各类食物的等值交换表

表 5-12 至表 5-16 分别为谷薯类食物,蔬菜类、水果类食物,肉类、蛋类、豆制品类食物,乳类、豆类食物,油脂类、食糖类食物的等值交换表。

表 5-12　　　　　　　　　谷薯类食物的等值交换表

食物名称	质量/g	食物名称	质量/g
大米	50	生面条	75
白面	50	咸面包	75
玉米面	50	干粉丝(粉皮、粉条)	40
小米	50	凉粉(两大碗)	750
高粱米	50	土豆(食部)	250
生的嫩玉米	750	甘薯(食部)	250
挂面	50	慈姑、荸荠(食部)	150

所谓等值,对于谷薯类食物来说,就是按每份热量约 180 kcal、蛋白质含量 4 g、脂肪含量 1 g、碳水化合物含量 38 g 来计算,即吃 50 g 大米蒸成的米饭约相当于吃 75 g 面条的营养价值。

表 5-13　　　　　　　蔬菜类、水果类食物的等值交换表

食品类别	品种	食物名称	质量/g
含糖 1%～3% 的蔬菜类 (甲种蔬菜) (食部)	叶类	大白菜、圆白菜、油菜、韭菜、菠菜等	400～600 g
	根茎类	芹菜、莴笋等	
	瓜类	西葫芦、番茄、冬瓜、黄瓜、苦瓜、茄子、丝瓜等	
	其他类	绿豆芽、茭白、冬笋、菜花、鲜蘑菇、龙须菜等	
含糖 4%～10% 的蔬菜类 (乙种蔬菜) (食部)	瓜果类及 鲜豆类	倭瓜、柿子椒、茄子	350 g
		鲜红豆、扁豆	250 g
		鲜豌豆	100 g
	根茎类	萝卜	350 g
		胡萝卜、蒜苗	200 g
	其他类	水浸海带	350 g
水果类	水果类	橘子、橙子、苹果、鸭梨、桃子、葡萄、李子、柿子	200～250 g
		西瓜	750 g

表 5-13 中的食品按每份供热量约 85 kcal、蛋白质 5 g、碳水化合物 15 g 来计算,即吃 400～600 g 的大白菜约相当于吃 350 g 倭瓜或 250 g 扁豆的营养价值。

表 5-14　　　　　　　　　　　肉类、蛋类、豆制品类食物的等值交换表

食物名称	质量/g	食物名称	质量/g
瘦猪肉、牛羊肉、鱼虾、家禽	50	北豆腐	100
肥瘦猪牛羊肉	25	豆腐干	50
瘦香肠	20	豆腐丝	50
大鸡蛋(500 g 约 9 个)	1 个	油豆腐	50
小鸭蛋(500 g 约 9 个)	1 个	豆浆	30
蛤蜊肉	100	南豆腐	125

表 5-14 中的食品按每份供热量约 80 kcal、蛋白质 9 g、脂肪 5 g 来计算,即吃 50 g 瘦肉就约相当于吃 1 个 60 g 左右的鸡蛋的营养价值。

表 5-15　　　　　　　　　　　乳类、豆类食物的等值交换表

食物名称	质量/g	食物名称	质量/g
牛奶	250	干黄(青)豆	40
牛奶粉	30	黄豆粉	40
酸奶	200		

表 5-15 中的食品按每份大约提供热量 160 kcal、蛋白质 12 g、脂肪 8 g、碳水化合物 11 g 来计算,即喝 250 g 牛奶约相当于吃 40 g 黄豆粉的营养价值。

表 5-16　　　　　　　　　　　油脂类、食糖类食物的等值交换表

名称	质量/g	名称	质量/g
各种油类 1 汤匙	9	南瓜子(市品)	30
花生米(约 30 粒)	15	芝麻酱	15
核桃(2 个)(食部)	15	白糖	20
杏仁(约 10 个)(食部)	15	红糖	20
葵花子(市品)	30		

表 5-16 中的食品按每份供热量约 80 kcal、油脂类脂肪含量 9 g、纯糖类含碳水化合物 20 g 计算,即吃 15 g 花生米约相当于吃 20 g 白糖或红糖的热量摄入。

4. 不同能量供给量的食品交换份数

根据每个人全日能量的摄入量不同,按照产能营养素的能量供给量的比例,安排等价交换的份数,即可进行食物选择。不同热量的食品交换份数见表 5-17。

表 5-17 中食品单位数是按蛋白质供能占总能量的 10%～15%、脂肪供能占总能量的 20%～30%、碳水化合物供能占总能量的 55%～65% 的分配比例计算而得的。本表不是固定模式,可以适当调整。

表 5-17　　　　　　　　　　　　不同热量食品的交换份数　　　　　　　　　　　　份

全日能量摄入/MJ(kcal)	总交换	谷薯类	蔬菜类、水果类	肉类、蛋类、豆制品类	乳类、豆类	油脂类、食糖类
6.70(1 600)	12.5	5.0	2.0	1.5	1.0	3.0
7.10(1 700)	13.5	5.5	2.0	2.0	1.0	3.0
7.53(1 800)	14.0	6.0	2.0	2.0	1.0	3.0
7.94(1 900)	14.5	6.5	2.0	2.0	1.0	3.0
8.36(2 000)	15.5	7.0	2.0	2.0	1.0	3.5
8.80(2 100)	16.5	7.5	2.0	2.5	1.0	3.5
9.20(2 200)	17.5	8.0	2.0	2.5	1.0	4.0
9.62(2 300)	18.0	8.0	2.0	3.0	1.0	4.0
10.04(2 400)	18.5	8.5	2.0	3.0	1.0	4.0
10.46(2 500)	19.0	9.0	2.0	3.0	1.0	4.0
10.87(2 600)	20.0	9.5	2.0	3.5	1.0	4.0
11.30(2 700)	21.0	10.0	2.0	3.5	1.0	4.5
12.13(2 900)	22.0	10.5	2.0	4.0	1.0	4.5
13.00(3 100)	24.0	11.5	2.0	4.5	1.0	5.0
13.38(3 200)	24.5	12.0	2.0	4.5	1.0	5.0

5.运用食品交换份法编制营养食谱

在编制营养食谱的同时,要根据不同年龄、性别、劳动强度,根据《中国居民膳食营养素参考摄入量 DRIs》,查出每日所需的能量,根据所需的能量,查表 5-17 得出各类食品的交换份数,再根据表 5-12～表 5-16 确定每日具体食物质量,并合理地将这些食物分配到一日三餐中,即可设计出合理的营养食谱。

(二)食谱编制举例

为一 45 岁的男教师设计一日食谱。

教师工作劳动强度为轻体力活动,根据《中国居民膳食营养素参考摄入量(DRIs)》,其每日所需的能量为 2 400 kcal,根据表 5-17 可知所需交换份数为 18.5 份,其中谷类 8.5 份,蔬菜、水果类为 2 份,肉、蛋、豆制品类为 3 份,乳、豆类为 1 份,油脂、食糖类为 4 份。参看食品交换表中全日各类食物原料可做如下选择:

谷薯类:大米 200 g,面粉 125 g,面包 150 g。

肉类、蛋类、豆制品类:瘦肉 50 g,鱼 50 g,鸡肉 25 g,北豆腐 50 g。

乳类、豆类:牛奶 250 g。

蔬菜类、水果类:大白菜 100 g,芹菜 100 g,番茄 100 g,柿子椒 100 g,冬瓜 100 g,海带 50 g,鸭梨 100 g,橘子 50 g。

油脂类和食糖类:植物油 30 g,白糖 20 g。

将所选各类食物分配到一日三餐中,定出一日食谱,见表 5-18。

表 5-18　　　　　　　　45 岁男教师的一日食谱设计

餐次	食物名称	原料组成	质量/g	烹调方法
早餐	牛奶	牛奶	250	煮
		白砂糖	10	
	面包	面包	150	烤
	拌海带丝	海带	50	拌
		香油	3	
午餐	米饭	大米	200	蒸
	肉丝炒青椒	鸡肉	25	炒
		柿子椒	100	
		烹调油	5	
	炒芹菜	芹菜	100	炒
		瘦肉	25	
		烹调油	5	
	白菜豆腐汤	白菜	100	煮
		豆腐	50	
		番茄	50	
		烹调油	3	
晚餐	馒头	面粉	125	蒸
	清炖鱼	鱼	50	炖
		烹调油	9	
		白砂糖	10	
	炒冬瓜	冬瓜	100	炒
		瘦肉	25	
		番茄	50	
		烹调油	5	
加餐	鸭梨		100	不需烹调
	橘子		50	不需烹调

第三节　各种需求的营养食谱

一、不同年龄人群的营养食谱与分析

(一)幼儿一日食谱

幼儿的胃容量小,每日的餐次要比成人多,也就是一餐与一餐之间的间隔要比成人短。最理想的办法是,分为早餐、午餐、午点、晚餐四餐,有条件的话,睡前可加一些晚点。幼儿一日食谱举例见表 5-19。

表 5-19 　　　　　　　　　　　　　　幼儿一日食谱举例

餐次	食物名称	原料及用量	餐次	食物名称	原料及用量	餐次	食物名称	原料及用量
早餐	牛奶蛋花麦片粥	牛奶 200 mL	午餐	馒头	面粉 50 g	晚餐	软米饭	大米 50 g
		麦片 25 g		土豆烧牛肉(碎)	牛肉 30 g		鱼肉酿油豆腐	油豆腐 30 g
		鸡蛋 25 g			土豆 30 g			鱼肉 25 g
		糖 15 g		番茄蛋花汤	葱 3 g			面粉 5 g
					鸡蛋 25 g			葱 3 g
					番茄 50 g		蒜蓉炒茼蒿	茼蒿 70 g
								蒜瓣 10 g
			午点	香蕉	香蕉 50 g	晚点	牛奶	牛奶 150 g
				饼干	钙强化饼干 15 g			
全日烹调用油 10 g								

营养分析:

(1)采用一日三餐外加两点的搭配形式,符合婴幼儿胃容量小的特点。

(2)早餐中的麦片为高蛋白质、低糖食品,富含膳食纤维,配以牛奶、鸡蛋,营养搭配齐全,符合粗细搭配的原则。

(3)牛奶富含人体必需氨基酸,矿物质种类非常丰富,而且钙磷比例非常适当,利于钙的吸收;维生素 A 和维生素 B_2 含量较高,蛋白质的消化率可达 100%,适合婴幼儿的成长需要。

(4)牛奶、鸡蛋、牛肉、鱼肉、豆腐中富含优质蛋白质,这样搭配动植物蛋白质都有。

(5)土豆、葱、番茄、茼蒿多种颜色蔬菜搭配,饭菜品种多样化,色彩协调,并且无油炸油煎的刺激性食品。

本食谱能量适宜,不饱和脂肪酸充足,荤素搭配合理。

(二)中小学生一日食谱

中小学生的营养需要有一个显著的特点,即他们所获得的营养不仅仅要维持生命和日常活动,更重要的是还要满足其迅速生长发育的需要。在整个发育期间,由于机体的物质代谢是合成代谢大于分解代谢,其所需的能量和各种营养素的量相对比成人高,尤其是能量和蛋白质、脂类、钙、锌、铁等几种营养素。因此,中小学生应多吃谷类,供给充足的能量;保证鱼、肉、蛋、奶、豆类和蔬菜的摄入。中学生一日食谱举例见表 5-20。

表 5-20 　　　　　　　　　　　　　　中学生一日食谱举例

餐次	食物名称	原料及用量	餐次	食物名称	原料及用量	餐次	食物名称	原料及用量
早餐	豆沙包	面粉 80 g	午餐	馒头	面粉 125 g	晚餐	馒头	面粉 100 g
		红小豆 50 g		香菜炒豆腐	香菜 100 g		番茄炒鸡蛋	番茄 150 g
		白糖 10 g			豆腐 75 g			鸡蛋 60 g
	拌香椿	香椿 35 g		软炸虾仁	虾仁 50 g		土豆炖牛腩	土豆 100 g
	牛奶	牛奶 250 g		肉炒柿子椒	柿子椒 100 g			牛腩 50 g
	苹果	苹果 80 g			瘦猪肉 75 g		紫菜蛋花汤	紫菜 30 g
								鸡蛋 30 g
全日烹调用油 30 g								

营养分析：

(1)早餐中的"豆沙包"为高能量食品，可以保证一上午紧张学习的能量需求。牛乳富含人体必需氨基酸，且矿物质种类非常丰富，维生素 A 和维生素 B_2 含量也较高，适合成长中的学生的营养需要。

(2)午餐营养丰富，搭配合理，是一天提供能量的主餐。肉炒柿子椒肉质细嫩，味道鲜美。瘦猪肉中含有丰富的优质蛋白质和不饱和脂肪酸，香菜、柿子椒等蔬菜可以补充充足的维生素与矿物质。虾仁和豆腐含有优质蛋白质。

(3)晚餐中的番茄、鸡蛋、紫菜等多种颜色蔬菜食品同时搭配，使得饭菜品种多样化，色彩协调，刺激学生食欲。

(4)牛奶、鸡蛋、牛肉、虾仁、豆腐中富含优质蛋白质，这种搭配动植物蛋白质都有。

本食谱能量适宜，不饱和脂肪酸充足，荤素搭配合理。

知识拓展 18
备考期间的合理膳食

(三)中老年人一日食谱

中老年人特别是 60 岁以上老年人器官功能逐渐减退，活动减少，每日能量需要低于青壮年，有的营养素摄入量亦应稍低，而有些营养素则不能减少，如维生素、矿物质等微量营养素。中年人一日食谱举例见表 5-21，60 岁以上老年人一日食谱举例见表 5-22。

表 5-21　　　　　　　　　　中年人一日食谱举例

餐次	食物名称	原料及用量	餐次	食物名称	原料及用量	餐次	食物名称	原料及用量
早餐	小米粥	小米 50 g	午餐	米饭	大米 100 g	晚餐	煎饼	玉米面 25 g
	花卷	面粉 50 g		肉末炒豌豆	肥瘦猪肉 30 g			小米面 25 g
	茶鸡蛋	1 个			豌豆 100 g		葱爆羊肉	瘦羊肉 50 g
	蒜蓉海带丝	海带丝 100 g		肉丝炒芹菜	瘦猪肉 20 g			大葱 25 g
		蒜末 5 g			芹菜 150 g		素拌菠菜	菠菜 100 g
	香蕉	香蕉 100 g		虾皮紫菜黄瓜汤	黄瓜 50 g			麻酱 10 g
					紫菜 2 g		面筋丝瓜汤	丝瓜 25 g
					虾皮 8 g			面筋 20 g
			全日烹调用油　25 g					

营养分析：

(1)鸡蛋、猪肉、羊肉为优质蛋白质食品，为人体提供充足的优质蛋白质。

(2)虾皮、菠菜、丝瓜、黄瓜、芹菜富含纤维素、维生素和钙、磷等矿物质。

(3)早餐中的小米粥为人体提供膳食纤维和粗粮，使得粗细搭配合理。

(4)饭菜品种多样化，色彩协调，刺激食欲。

本食谱能量适宜，不饱和脂肪酸充足，荤素搭配合理。

表5-22　　　　　　　　　　　60岁以上老年人一日食谱举例

餐次	食物名称	原料及用量	餐次	食物名称	原料及用量	餐次	食物名称	原料及用量
早餐	馒头	面粉40 g	午餐	烙春饼	面粉70 g	晚餐	米饭	粳米150 g
	牛奶卧鸡蛋	牛奶250 g		炒合菜	猪肉25 g		香菇烧小白菜	小白菜200 g
		鸡蛋1个			绿豆芽100 g			香菇10 g
	拌三丝	土豆丝30 g			菠菜100 g		肉炒冬笋胡萝卜丝	肥瘦猪肉10 g
		笋丝30 g			韭菜20 g			胡萝卜50 g
		鸡脯肉丝30 g			粉条20 g			冬笋50 g
				红豆小米粥	小米35 g		菠菜紫菜汤	菠菜50 g
					红豆15 g			紫菜10 g
						晚点	橘子	橘子50 g
			全日烹调用油　20 g					

营养分析：

(1)牛奶、鸡蛋、猪肉富含优质蛋白质，符合老年人对优质蛋白质的需求。

(2)粥、汤偏多，蔬菜偏多，适合老人功能渐渐衰退的肠胃。色彩协调，刺激食欲。

(3)饭菜品种多样化，绿豆芽、菠菜、胡萝卜、小白菜、韭菜、冬笋为老人提供纤维素、维生素和钙磷等矿物质。

(4)红豆、小米为粗粮，膳食纤维含量丰富，使得粗细搭配合理。

(5)各色蔬菜搭配，饭菜品种多样化，色彩协调。

本食谱能量适宜，不饱和脂肪酸充足，荤素搭配合理。

(四)乳母一日食谱

哺乳期所需营养供应量，除必须保证自身的体能恢复外，也要满足分泌乳汁的需要，还要保持较高的营养水平。其中蛋白质要充足，脂肪供给量可达总能量的27%，但不能超过30%，并要有充足的维生素和矿物质。乳母一日食谱举例见表5-23。

表5-23　　　　　　　　　　　乳母一日食谱举例

餐次	食物名称	原料及用量	餐次	食物名称	原料及用量	餐次	食物名称	原料及用量
早餐	菜心肉片汤面	挂面150 g	午餐	米饭	大米150 g	晚餐	米饭	大米150 g
		菜心100 g		发菜鱼丸炒菜心	鱼肉50 g		葱炒猪肝	猪肝50 g
		瘦猪肉50 g			发菜4 g			葱100 g
	煎荷包蛋	鸡蛋1个			菜心100g		豆腐鲫鱼白菜汤	鲫鱼50 g
				肉片炒荠菜	肥瘦猪肉25 g			豆腐100 g
					荠菜100 g			白菜100 g
						晚点	面包	面粉75 g
							牛奶	牛奶250 g
			全日烹调用油　35 g					

营养分析：

（1）牛奶、鸡蛋、猪肉、鲫鱼、鱼丸富含优质蛋白质,符合乳母对优质蛋白质的需求。

（2）肉片汤面、鲫鱼汤,汤水偏多,脂肪含量偏多,满足乳母分泌乳汁、喂养婴儿的需求。

（3）发菜、猪肝、荠菜中钙、铁、锌、碘、维生素 A 含量丰富,菜品种多样化。

（4）牛奶是各种营养素含量都非常丰富的食品,尤其是钙的含量高,而且易吸收。

（五）青年女性一日食谱

青年女性较之少女,发育已基本完成定型,饮食只是为了满足机体每天的消耗需要的营养。每日热量的摄入应与消耗相同,或者略低于消耗的热量,这样可以防止身体发胖,利于健美。女性应尽可能多吃豆腐、海带、萝卜等食物,它可促进细胞的新陈代谢,使肌肤健康、平滑、富有光泽。青年女性一日食谱举例见表5-24。

表 5-24　　　　　　　　　　　青年女性一日食谱举例

餐次	食物名称	原料及用量	餐次	食物名称	原料及用量	餐次	食物名称	原料及用量
早餐	浓豆浆	黄豆 150 g	午餐	米饭	大米 100 g	晚餐	牛奶小馒头	面粉 50 g
	全麦面包	面粉 100 g		蘑菇炒西兰花	蘑菇 50 g			牛奶 20 g
	果酱	蓝莓果酱 30 g			西兰花 100 g		红豆黑米粥	黑米 30 g
	煮鸡蛋	鸡蛋 1 个		海带丝拌豆腐丝	海带 50 g			红豆 20 g
加餐	酸奶	原味酸奶 125 mL			豆腐丝 50 g		胡萝卜炒牛肉丝	胡萝卜 100 g
	小番茄	小番茄 1 把		清蒸鱼	草鱼 25 g			牛肉丝 50 g
				紫菜青菜鸡蛋汤	紫菜 10 g		凉拌黑豆芽	黑豆芽 100 g
					青菜 50 g		红枣莲子乌鸡汤	红枣 10 g
					鸡蛋 50 g			莲子 10 g
			加餐	桂圆	桂圆 10 个			乌鸡肉 40 g
				草莓	草莓 5 个			
全日烹调用油　25 g									

营养分析：

（1）蓝莓果酱可提供丰富的植物雌激素、膳食纤维、蛋白质、B 族维生素,以及钾、镁;原味酸奶和小番茄可提供钙、蛋白质、维生素 C、维生素 A、维生素 D、番茄红素和益生菌;蘑菇炒西兰花、海带丝拌豆腐丝、清蒸鱼、紫菜青菜鸡蛋汤提供充足的胡萝卜素、钙、蛋白质、维生素 C、维生素 A、膳食纤维、植物雌激素;桂圆、草莓提供有机酸、钾、果胶、类黄酮、维生素 C,并促进铁的吸收;红豆黑米粥、牛奶小馒头、凉拌黑豆芽、胡萝卜炒牛肉丝、红枣莲子乌鸡汤提供足够的微量元素、胡萝卜素、膳食纤维和蛋白质,具有一定的养心安神和补血益气作用。

（2）这份食谱特别强调了植物雌激素和抗衰老物质的供应,蛋白质、维生素、钙、铁和膳食纤维相当丰富。食物以天然形态为主,尽量不选加工食品。烹调方法能尽量保存食物中的营养元素并促进其吸收,低脂肪、中低热量,有利于促进毒素和废物的排除。如果女性能秉承这样的饮食原则,并长期坚持,必会收到延缓衰老、增进美丽的健康功效。

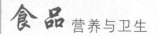

(六)青年男性一日食谱

青年男性往往把精力过多地投于社会、事业、老人、子女。无暇顾及自身的健康,紧张而忙碌的生活节奏易造成现代社会青年男性营养不平衡。现在许多慢性疾病正在年轻化。由于营养失衡而引起的慢性非传染性疾病正在威胁着青年男性的身体健康。青年男性一日食谱举例见表5-25。

表5-25　　　　　　　　　　　青年男性一日食谱举例

餐次	食物名称	原料及用量	餐次	食物名称	原料及用量	餐次	食物名称	原料及用量
早餐	馒头	面粉200 g	午餐	米饭(蒸)	大米200 g	晚餐	牛奶小馒头	面粉50 g
	小米粥	小米150 g		土豆炖牛肉	牛肉50 g			牛奶20 g
	榨菜炒肉丝	榨菜50 g			土豆150 g		红豆黑米粥	黑米30 g
		猪肉(瘦)25 g		拌黄瓜片	黄瓜100 g			红豆20 g
	牛奶	牛奶100 g		紫菜鸡蛋汤	紫菜(干)5 g		玉米面发糕	玉米面(黄)100 g
					鸡蛋25 g			小麦面粉75 g
				豆腐烧胡萝卜	豆腐(北)50 g		韭菜炒青虾	韭菜100 g
					胡萝卜100 g			青虾100 g
				苹果	苹果200 g		红白丝汤	白萝卜50 g
								胡萝卜50 g
							香菇扒油菜	香菇30 g
			全日烹调用油　30 g					油菜100 g

营养分析:

(1)黄瓜、胡萝卜、韭菜、白萝卜、油菜、苹果提供丰富的维生素和矿物质,牛奶、牛肉、豆腐提供优质蛋白质。青虾性温,含极高蛋白质、钙、碘等营养成分,此处与性温且能温中补虚、行气散血的韭菜共用,有补肾之功效。

(2)本食谱根据青年男性特点设计,提供了足够的能量、碳水化合物、蛋白质、脂肪、维生素、矿物质等营养素,搭配均衡,营养合理,经济方便,适合办公室人群选用。

二、强化营养素的健康食谱与分析

(一)富含维生素A的一日食谱

维生素A的食物来源有两个:一个是动物性食物,如动物肝脏、鱼肝油、奶及奶制品、禽蛋等;另一个是植物性食物中的胡萝卜素,它在体内可转化为维生素A。绿色蔬菜、黄色蔬菜以及黄红色水果中富含胡萝卜素,如菠菜、豌豆苗、红心甜薯、胡萝卜、西兰花、杧果、杏等。从表5-26所示的食物中,都可以获得800 μg视黄醇当量的维生素A。富含维生素A的一日食谱举例见表5-27。

表 5-26　　　　　　　　　　　　　　　　　富含维生素 A 的食物

食物名称	原料及用量/g	食物名称	原料及用量/g
羊肝	4	牛肝	4
鸡肝	8	猪肝	16
鹅肝	13	鸡心	90
奶油	80	鹌鹑蛋	240
鸡蛋黄	183	鸭蛋黄	40
胡萝卜	116	菠菜	164
冬寒菜	70	茴香	200
芥蓝	140	西兰花	66
杧果	60		

表 5-27　　　　　　　　　　　　　　　　　富含维生素 A 的一日食谱举例

餐次	食物名称	原料及用量	餐次	食物名称	原料及用量	餐次	食物名称	原料及用量
早餐	面包	面粉 100 g	午餐	爆三样	猪肝 50 g	晚餐	花卷	面粉 100 g
	牛奶	牛奶 250 g			猪腰 25 g		小米粥	小米 15 g
	煮鹌鹑蛋	鹌鹑蛋 50 g			肥瘦猪肉 25 g		菠菜拌腐竹	菠菜 100 g
加餐	西瓜	西瓜 200 g			黄瓜 50 g			水发腐竹 25 g
					水发木耳 5 g		蒜蓉西兰花	西兰花 100 g
				干煸扁豆	扁豆 100 g			蒜瓣 10 g
				酸辣汤	瘦肉丝 20 g		绿豆汤	绿豆 15 g
					胡萝卜 50 g			
				米饭	大米 150 g			
全日烹调用油　20 g								

营养分析：

早餐中的鹌鹑蛋，午餐中的猪肝，晚餐中的菠菜、西兰花都是高维生素 A 的食品，加餐中的西瓜也富含维生素 A，所以这是一份高维生素 A 的营养餐，至于其他蔬菜、肉类荤素搭配合理，饭菜品种多样化，色彩协调，纤维素、其他维生素和钙、磷等矿物质含量充足。

（二）富含铁的一日食谱

膳食中铁的良好来源为动物肝脏、全血、肉类、鱼类等动物性食物。这些食物不仅铁含量高，而且生物利用率高。植物性食物中含铁量不高，仅油菜、菠菜、黑玉米、黑米等含铁量较高，但其生物利用率低。从表 5-28 所示的每种食物中，都可以获得 10 mg 左右的铁。富含铁的一日食谱举例见表 5-29。

表 5-28 富含铁的食物

食物名称	原料及用量/g	食物名称	原料及用量/g
猪血	200	鸭肝	40
鸡血	40	牛肾	106
猪肝	45	猪心	233
猪肾	160	海参(鲜)	80
牛肉干	60	虾米	91
瘦猪肉	330	菠菜	340
鲜扇贝	140	芝麻(白)	70
鸭血	31	紫菜(干)	18
鸡肝	83	马铃薯粉	93

表 5-29 富含铁的一日食谱举例

餐次	食物名称	原料及用量	餐次	食物名称	原料及用量	餐次	食物名称	原料及用量
早餐	面包	面包 125 g	午餐	米饭	大米 150 g	晚餐	馒头	面粉 100 g
	芝麻酱	芝麻 20 g		猪瘦肉炒木耳柿子椒	猪瘦肉 30 g		红枣小米粥	红枣 15 g
	牛奶	牛奶 250 g			柿子椒 50 g			小米 25 g
	香蕉	香蕉 100 g			木耳 10 g		尖椒炒猪肝	猪肝 60 g
				香菇炒油菜	香菇 25 g			尖椒 30 g
					油菜 50 g		紫菜蛋花汤	紫菜 10 g
				虾米冬瓜汤	虾米 10 g			鸡蛋 15 g
					冬瓜 50 g			

全日烹调用油　20 g

营养分析:

　　早餐中的芝麻酱,午餐中的猪瘦肉、木耳、虾米,晚餐中的猪肝、紫菜都是高铁食品。本营养餐铁含量高,其他肉类、蔬菜荤素搭配合理,饭菜品种多样化,色彩协调,纤维素、维生素和钙、磷等矿物质含量充足,所以是一份高铁的营养餐。

　　(三)富含钙的一日食谱

　　奶和奶制品是钙的主要来源,其含量和吸收率均很高。虾皮、海带、芝麻酱含钙量也很高。豆类、绿色蔬菜虽含钙较多,但人体吸收差。从表 5-30 所示的每种食物中,都可以获得 800 mg 左右的钙。富含钙的一日食谱举例见表 5-31。

表 5-30 富含钙的食物

食物名称	原料及用量/g	食物名称	原料及用量/g
牛奶	770	牛乳粉(全脂)	118
奶酪	100	虾皮	80
虾米	150	河虾	240
紫菜	300	石螺	34
鲜海参	175	小香干	80
千张	260	海带	200
木耳	300	芝麻酱	68
黄豆	400	黑豆	350

表 5-31　　　　　　　　　　　富含钙的一日食谱举例

餐次	食物名称	原料及用量	餐次	食物名称	原料及用量	餐次	食物名称	原料及用量
早餐	面包	面包 125 g	午餐	米饭	大米 150 g	晚餐	花卷	面粉 125 g
	奶酪	牛奶 15 g		猪肉炖海带粉条	海带 25 g		黄瓜拌千张	黄瓜 50 g
	蛋花牛奶	牛奶 250 g			肥瘦猪肉 30 g			千张 30 g
		鸡蛋 60 g			粉条 15 g		虾皮炒小白菜	虾皮 15 g
	苹果	苹果 100 g		木须油菜汤	鸡蛋 25 g			小白菜 100 g
					水发木耳 15 g		紫菜瘦肉汤	紫菜 15 g
					油菜心 25 g			猪瘦肉 25 g

全日烹调用油　20 g

营养分析：

早餐中的牛奶、奶酪，午餐中的海带、木耳，晚餐中的千张、虾皮、紫菜都是高钙食品。这是一份高钙的营养餐。其他肉类、蔬菜荤素搭配合理，饭菜品种多样，色彩协调，纤维素、维生素和钙、磷等矿物质含量充足。

（四）富含维生素 B_1 的一日食谱

维生素 B_1 广泛存在于天然食物中，含量较丰富的有动物内脏、肉类、豆类、花生及未加工的谷类。食品加工越细，维生素 B_1 含量越少。从表 5-32 所列的每种食物中，均可获得 1.0 mg 左右的维生素 B_1。富含维生素 B_1 的一日食谱举例见表 5-33。

表 5-32　　　　　　　　　　　富含维生素 B_1 的食物

食物名称	原料及用量/g	食物名称	原料及用量/g
稻米（粳标一）	625	玉米面（白）	290
荞麦面	380	豌豆	204
小麦胚粉	29	橘子	400
黑米	300	火腿	200
小米	300	猪肝	500
燕麦片	300	鸡心	200
豆腐丝（皮）	300	牛肝	625
黄豆（干）	250	鸡肝	300
花生仁（生）	140	鸭肝	400
猪肉	200	豆腐干	330

表 5-33　　　　　　　　　　　富含维生素 B_1 的一日食谱举例

餐次	食物名称	原料及用量	餐次	食物名称	原料及用量	餐次	食物名称	原料及用量
早餐	全麦馒头	面粉 125 g	午餐	馒头	面粉 150 g	晚餐	米饭	大米 125 g
	拌豆腐丝	豆腐丝 25 g		肉末炒豌豆	猪里脊肉 50 g		木耳炒鸡蛋	水发木耳 15 g
	牛奶	牛奶 250 g			豌豆 150 g			鸡蛋 50 g
	橘子	橘子 100 g		羊杂汤	羊肚 25 g		香菇炒油菜	香菇 25 g
					羊腰 25 g			油菜 100 g
					羊肝 25 g		菠菜粉条	菠菜 50 g
								粉条 15 g

全日烹调用油　20 g

营养分析：

早餐中的豆腐丝、全麦馒头，午餐中的馒头、猪肉、羊肚、羊肝、羊腰，晚餐中的米饭都是高维生素 B_1 食品，橘子含维生素 B_1 也很高。本营养餐符合高维生素 B_1 的要求。其他肉类、蔬菜荤素搭配合理，饭菜品种多样，色彩协调，纤维素、其他维生素和钙、磷等矿物质含量充足。

（五）富含维生素 C 的一日食谱

维生素 C 的主要来源为新鲜蔬菜与水果。从表 5-34 列举的每份食物中，都可以获得 50 mg 左右的维生素 C。富含维生素 C 的一日食谱举例如表 5-35 所示。

表 5-34　　　　　　　　　　富含维生素 C 的食物

食物名称	原料及用量/g	食物名称	原料及用量/g
灯笼椒	70	尖辣椒（红、小）	35
香菜	100	圆白菜	125
红果	100	小白菜	180
柠檬	225	大白菜	180
鲜枣	20	菜花	80
蜜枣	100	豆角（白）	125
鲜荔枝	125	油菜	140
柚子	225	藕	100
橙	150	雪里蕻	160

表 5-35　　　　　　　　　　富含维生素 C 的一日食谱举例

餐次	食物名称	原料及用量	餐次	食物名称	原料及用量	餐次	食物名称	原料及用量
早餐	馒头	面粉 100 g	午餐	米饭	大米 125 g	晚餐	馒头	面粉 100 g
	蛋花牛奶	牛奶 250 g		肉丝炒青椒	青椒 100 g		韭菜炒豆干	韭菜 50 g
		鸡蛋 60 g			瘦猪肉 50 g			豆腐干 25 g
	橙	橙 100 g		鲜蘑炒油菜	鲜蘑 25 g		素炒菜花	菜花 75 g
					油菜 100 g	晚点	红果	50 g
				菠菜鸡蛋汤	菠菜 50 g			
					鸡蛋 25 g			
全日烹调用油 20 g								

营养分析：

早餐中的橙，午餐中的青椒、油菜、菠菜，晚餐中的菜花，还有加餐中的红果，都是高维生素 C 食品。这份营养餐符合高维生素 C 的营养要求。其他肉类、蔬菜荤素搭配合理，饭菜品种多样，色彩协调，纤维素、其他维生素和钙、磷等矿物质含量充足。

三、疾病患者的调理食谱与分析

在现代社会，人们的生存条件大大改善，出行以车代步，繁重的体力劳动由机器取代，所以产生了大量的富贵病——高血脂、高血压、高血糖、冠心病等，当然这也与环境污染、食物污染、空气污染、水质污染密切相关，与现代人缺乏健身运动有关。下面我们介绍几款调理食谱，供大家借鉴。

（一）糖尿病患者一日食谱

糖尿病是慢性病之一，它的发病很大程度上是"吃蛋白质多"吃出来的。包括大豆蛋白质在内的蛋白质能水解出大量人体非必需氨基酸，这些氨基酸代谢的含氮有毒废物（如尿酸、尿素等）经肾脏排出，就会加重肾小球的负担，促使肾内微血管和肾小球滤膜发生病变。目前尚没有证据能证明，糖尿病患者需增加蛋白质摄入量。相反的是，糖尿病、肾病患者要限制蛋白质的摄入量，以减轻肾脏负担。可供参考的糖尿病患者一日食谱举例见表5-36。

表5-36　　　　　　　　　　　　糖尿病患者一日食谱举例

餐次	食物名称	原料及用量	餐次	食物名称	原料及用量	餐次	食物名称	原料及用量
早餐	酸奶	酸奶200 g	午餐	米饭	粳米150 g	晚餐	荞麦馒头	荞麦50 g
	大米粥	粳米25 g		瘦猪肉炒芹菜	瘦猪肉50 g		清蒸鱼	鳕鱼100 g
	蒸发糕	富强粉75 g			芹菜100 g		炒油菜	油菜200 g
				凉拌苦瓜	苦瓜150 g		黄瓜虾米汤	黄瓜50 g
				酱牛肉	牛肉50 g			干虾米3 g
			全日烹调用油　20 g					

营养分析：

（1）早餐中的"酸牛奶"保留了牛奶的全部营养，并在发酵过程中产生了多种维生素，奶中的糖类、蛋白质被分解成为小的分子，更易被消化吸收，酸奶中的胆碱具有降低胆固醇的作用，经常喝酸奶有防治消化不良、防治高血压及防癌作用。

（2）午餐营养丰富，搭配合理，是一天提供能量的主餐。芹菜富含多种维生素、铁、钾等，有降血脂作用，对动脉硬化、心肌梗死及血液循环障碍有一定的防治作用；苦瓜维生素C含量很高，并含有较多的脂蛋白。现代医学证明，苦瓜具有降血糖、抗肿瘤、抗病毒、抗细菌和调节免疫力等作用。

（3）晚餐中的荞麦馒头为高蛋白质、低糖食品，富含膳食纤维，粗粮细做，配以蔬菜、豆制品，营养搭配齐全。鳕鱼肉中含有丰富的镁元素，对心血管系统有很好的保护作用，有利于预防高血压、心肌梗死等心血管疾病。鳕鱼胰腺含有丰富的胰岛素，适用于各型糖尿病患者。

（二）冠心病患者一日食谱

冠心病是心脏病的一种，是冠状动脉粥样硬化性心脏病的简称，主要是指供给心脏营养物质的血管　冠状动脉发生严重粥样硬化或痉挛，使冠状动脉狭窄或阻塞，形成血栓，造成管腔闭塞，导致心肌缺血、缺氧或梗死的心脏病，亦称缺血性心脏病。冠心病同时可以产生一系列缺血性表现，如胸闷、憋气、心绞痛、心肌梗死甚至猝死。据调查，冠心病的发生与营养不平衡有关，因此合理地调配膳食是防治冠心病的重要措施。

不良的饮食习惯和不合理的膳食结构与冠心病的发生密切相关。大量的调查与实验证明，不良的饮食习惯可以导致脂质代谢紊乱，从而形成动脉粥样硬化，导致冠心病的发生，如高热量饮食、喜食动物脂肪及食量过大者易患冠心病。冠心病患者一日食谱举例见表5-37。

表 5-37　　　　　　　　　　　　冠心病患者一日食谱举例

餐次	食物名称	原料及用量	餐次	食物名称	原料及用量	餐次	食物名称	原料及用量
早餐	花卷	面粉 50 g	午餐	米饭	粳米 100 g	晚餐	莜麦千层饼	莜麦面粉 50 g
		黄豆粉 20 g		浇汁茄子	茄子 200 g		绿豆稀饭	大米 30 g
	玉米粥	玉米面 30 g		红烧草鱼	草鱼 100 g			绿豆 15 g
	茶叶蛋	鸡蛋 1 个		紫菜冬菇汤	紫菜 15 g		炒油菜	油菜 150 g
	拌黄瓜	黄瓜 30 g			冬菇 50 g		五香豆腐丝	豆腐丝 100 g
				芹菜拌花生	芹菜 50 g			
					花生仁 20 g			

全日烹调用油　20 g

营养分析：

(1)早餐中的玉米粥中,玉米油有降血脂作用,对动脉硬化、冠心病、心肌梗死及血循环障碍有一定的防治作用;黄瓜富含钙、磷、钾等矿物质。

(2)午餐营养丰富,搭配合理,是一天提供能量的主餐。红烧草鱼肉质细嫩,味道鲜美。草鱼中含有丰富的优质蛋白质和不饱和脂肪酸,对血液循环有利,是心血管病病人的良好食物。茄子、紫菜、冬菇等蔬菜可以补充充足的维生素与矿物质。芹菜富含多种维生素、铁、钾等。

(3)晚餐中的莜麦千层饼,为高蛋白质、低糖食品,富含膳食纤维,粗粮细做,配以蔬菜、豆制品,营养搭配齐全。

本食谱能量适宜,不饱和脂肪酸充足,荤素搭配合理,既可以满足机体对营养素的需要,还对防治冠心病有一定作用。

(三)高血压患者食谱

高血压分为原发性和继发性两大类。高血压是常见的心血管疾病,以体循环动脉血压持续性增高为主要表现。人体血压为收缩压≥140 mmHg 和(或)舒张压≥90 mmHg,即可诊断为高血压。高血压患者一日食谱举例见表 5-38。

表 5-38　　　　　　　　　　　　高血压患者一日食谱举例

餐次	食物名称	原料及用量	餐次	食物名称	原料及用量	餐次	食物名称	原料及用量
早餐	小米粥	小米 50 g	午餐	米饭	大米 100 g	晚餐	米饭	大米 100 g
	馒头	面粉 25 g		清蒸鱼	鲫鱼 100 g		肉末豆腐	瘦猪肉末 50 g
	拌海带丝	海带丝 30 g		素炒油菜	油菜 200 g			北豆腐 100 g
加餐	牛奶	牛奶 250 g		香蕉	200 g		黄瓜拌海蜇	海蜇 100 g
								黄瓜 20 g
							糖拌番茄	番茄 100 g
								白糖 10 g
							鸭梨	100 g

全日烹调用油　25 g

营养分析：

(1)早餐中的小米粥和馒头富含碳水化合物,满足一上午的能量需要。海带富含钾、硒等矿物质。

(2)午餐营养丰富,搭配合理。鱼含优质蛋白质,油菜含丰富的钾、钙等多种矿物质及维生素。有降低血压、安神静心的作用;还可以驱散悲观、烦躁的情绪;所含的钠及胆固醇极低,常食能有效地防治血管硬化,降低血中的胆固醇含量。

(3)晚餐中的海蜇富含多种营养物质,特别是钙、铁、碘的含量很高,所含的胆碱有扩张血管、降低血压、防治动脉粥样硬化的功效,还可预防肿瘤,抑制癌细胞的生长。豆腐具有益气、补虚等多方面的功能,蛋白质含量高,含有8种人体必需氨基酸,还含有动物性食物缺乏的不饱和脂肪酸、卵磷脂等。因此,常吃豆腐可以保护肝脏,促进机体代谢,增强免疫力。番茄、鸭梨等蔬菜可以补充充足的维生素与矿物质。

(4)医学研究证明,人体缺钙会引发高血压。加餐牛奶中的钙含量极为丰富,是补钙、调节血压的佳品;含有的镁元素能有效地调节心脏活动,保护心血管系统,降低胆固醇含量,对于预防动脉硬化、高血压及心肌梗死有防治作用。

(四)肝病患者一日食谱

肝脏是人体最大的腺体,对来自体内和体外的许多非营养性物质如各种药物、毒物以及体内某些代谢产物,具有生物转化作用。若肝脏受一种或多种因素长期或反复损害,则会导致肝实质性损害,肝细胞坏死,纤维组织增生,肝结构紊乱,质地变硬,成为肝硬化。肝硬化可并发脾肿大、腹水、浮肿、黄疸、食道静脉曲张、出血、肝性昏迷等。肝病患者要特别注意进食高蛋白质低脂肪的饮食,应多吃一些豆制品、鸡蛋、牛奶、鱼等高蛋白食品,多吃蔬菜,特别是绿叶蔬菜,同时应该保持体重,防止因过胖而并发脂肪肝;不要吃糖过多,要禁酒禁烟,保持乐观情绪。肝病患者一日食谱举例见表5-39。

表5-39　　肝病患者一日食谱举例

餐次	食物名称	原料及用量	餐次	食物名称	原料及用量	餐次	食物名称	原料及用量
早餐	小米粥	小米 50 g	午餐	酱肝片	猪肝 50 g	晚餐	海带红烧牛肉	牛肉 100 g
	花卷	面粉 25 g		拌香干	豆腐干 200 g			涨发海带 50 g
	蒸鸡蛋	鸡蛋 50 g		黄瓜番茄豆腐汤	黄瓜 20 g		虾皮冬瓜汤	冬瓜 100 g
	咸菜	包心菜 20 g			番茄 100 g			虾皮 10 g
					豆腐 50 g		麻酱蒸饼	面粉 50 g
加餐	牛奶	牛奶 250 mL		米饭	大米 100 g		小米粥	小米 50 g
			加餐	西瓜	西瓜 200 g			
			全日烹调用油　25 g					

营养分析：

(1)早餐中的小米粥和花卷富含碳水化合物,满足一上午的能量需要。鸡蛋和上午加餐的牛奶富含蛋白质、矿物质、维生素、脂肪,营养非常丰富。

(2)午餐的酱肝片富含维生素A,香干和豆腐富含优质蛋白质和钙,番茄富含维生素A和钾,黄瓜富含钾、钙等矿物质,满足人体需要。

（3）晚餐中牛肉含优质蛋白质，虾皮富含钙，海带富含钙、钾、钠、镁等矿物质和碘，为肝病患者提供充足的营养素。

（五）肾病患者一日食谱

肾病综合征的临床表现为大量蛋白尿、低蛋白血症、高脂血症及高度浮肿，饮食治疗是十分重要的。

肾病患者要限制食盐（食盐摄入量为每日 3 g 左右），控制蛋白质摄入量，在无肾功能衰竭的情况下，成人每人每天摄入 90～100 g 蛋白质，一般能维持正氮平衡。长期高脂血症患者应限制肥肉及富含动物脂肪的食物，增加维生素、钙、微量元素的摄入。忌辛辣刺激性食物，忌嘌呤含量高的食物，如猪头肉、肉汤、沙丁鱼等。肾病患者一日食谱举例见表 5-40。

表 5-40　　　　　　　　　　　　　　　　肾病患者一日食谱举例

餐次	食物名称	原料及用量	餐次	食物名称	原料及用量	餐次	食物名称	原料及用量
早餐	大米粥	大米 50 g	午餐	米饭	大米 75 g	晚餐	米饭	大米 75 g
	馒头	富强粉 50 g		肉炒卷心菜	瘦猪肉 50 g		摊麦淀粉饼	麦淀粉 50 g
	煮鸡蛋	鸡蛋 50 g			卷心菜 200 g		余牛肉丸子冬瓜	牛肉 50 g
	拌绿豆芽	绿豆芽 30 g		黄瓜番茄豆腐汤	黄瓜 20 g			冬瓜 250 g
					番茄 100 g			
					豆腐 50 g			
				麦淀粉片汤	麦淀粉 50 g			
加餐	牛奶	牛奶 250 mL	加餐	冲藕粉	藕粉 50 g			
					白糖 20 g			
				苹果	125 g			
全日烹调用油　　25 g								

营养分析：

（1）此食谱食盐用量为每日 2 g。食盐用量应根据患者浮肿程度而定：高度浮肿者忌盐；浮肿减轻而未尽应低盐；至浮肿褪尽、血浆蛋白恢复接近正常时，可以给普通饮食。

（2）蛋白质摄入量：牛奶、鸡蛋、猪肉、牛肉、豆腐都是优质高蛋白质原料，满足蛋白质摄入要求。

（3）在肾病综合征患者中，肾小球基膜通透性增加，尿中除丢失白蛋白以外，还同时丢失与白蛋白结合的某些元素及激素，间接可造成缺钙、镁、锌等，可通过食用卷心菜、苹果、番茄、冬瓜增加维生素、钙、微量元素的摄入。

（4）藕粉是一种营养滋补的低蛋白质食品，除含淀粉、葡萄糖外，还含有钙、铁、磷及多种维生素。中医认为藕能补五脏，和脾胃，益血补气。生藕性味甘凉，加工成藕粉后其性状也由凉变温，既易于消化，又有生津清热、养胃滋阴、健脾益气、养血止血之功效。

实　训

实训项目　大学生一日食谱编制

一、实训目的

巩固食谱编制的原理及方法,学会编制食谱。

二、实训要求

1.熟悉各种食物的营养价值。

2.熟练掌握食谱编制的原理及要求。

3.会利用计算法编制食谱。

三、实训内容

用计算法为大学生编制一日食谱,并分析说明食谱。

(1)分析说明该食谱提供的三大产能营养素。

(2)分析说明该食谱提供的能量。

(3)分析说明该食谱提供的无机盐及矿物质。

(4)分析说明该食谱提供的餐次比。

(5)分析说明该食谱提供的各类物质比。

四、实训考核

根据编制食谱的合理性及食谱分析说明的规范性,综合评定成绩。

章末练习

一、填空题

1.健康饮食的核心是_____。

2.营养配餐是按照_____的需要,根据食物中各种营养物质的含量,设计_____的食谱,使人体摄入的各类营养素比例合理,达到_____的一种措施。

3.编制食谱是为了把"_____"(即 DRIs)和膳食指南的_____具体化,并落实到用膳者的_____,使其按照人体的生理需要摄入_____,并达到合理营养、促进健康的目的。

4.食谱按照就餐时间可分为_____、_____、_____、_____。

5.食谱的内容包括_____、_____、_____、_____、_____、_____等。

6.在三餐分配上,一般早餐占全天总能量的_____,午餐占_____,晚餐占_____。

7.编排食谱时,根据膳食习惯、食物资源选择食物品种应注意来源和品种的多样性,做到_____、_____、_____、_____。

8.晚餐要尽量_____,主食以_____为宜,副食仍可以_____,但在原料的选择上以_____为主。

9.营养配餐方法一般采用这两种方法:_____、_____。

10.对于食物交换份,一份大米是_____ g,一份瘦猪肉是_____ g,一份番茄是_____ g,一份嫩玉米是_____ g,一份花生油是_____ g,一份鸡蛋是_____ g,一份鲜牛奶是_____ g,一份苹果是_____ g,一份北豆腐是_____ g,一份面包是_____ g。

二、名词解释

1.营养配餐
2.食品交换份法

三、简答题

1.营养配餐的原则是什么?
2.营养配餐的理论依据是什么?
3.营养配餐的目的和意义是什么?
4.目前我国营养配餐的发展趋势怎样?
5.简述营养配餐的计算流程和步骤。

四、应用题

1.某公司职业经理,女,38岁。请分别用计算法和食物交换份法为其设计一日营养食谱。

2.某农民,男,重体力劳动者,40岁,请运用计算法为其设计中餐带量食谱。

3.某学生,男,16岁,请运用食物交换份法为其设计一日带量食谱,并对其进行营养分析与调整。

4.为自己设计一周营养食谱。

模块三

食品安全与卫生管理

健康箴言 ▶▶▶

1. 民以食为天,食以安为先。
2. 健康虽说不是一切,但失去健康就会失去一切。

导入 ▶▶▶

某日 15 时 20 分,某学校发生一起食物中毒事件,该校 600 名学生中部分学生相继出现恶心、呕吐、腹痛、腹泻、头晕、头痛、四肢麻木等症状,严重者每小时连续腹泻数次,先后共计 415 人入院诊治。经过对症治疗,全部学生很快就出院了。该校学生中午就餐进食的食物有红烧豆腐、凉拌熟肉、炒刀豆、凉拌黄瓜、白菜汤和米饭。经询问,当事炊事员承认,刀豆分三锅炒,其中有一锅炒的时间稍短,刀豆有些生硬,三锅混合后分发给学生食用了。此外,将头一天晚上剩余的一些米饭掺入了新蒸的米饭里。另据检测,剩余的凉拌熟肉细菌超标,黄瓜残留农药超标。经检查,食堂环境卫生多处不达标。

食品安全是生命健康发展的前提,如今困扰人们的食品污染问题有哪些? 食品污染的主要途径有哪些? 我们应如何预防食品污染? 如何控制食物的腐败变质? 如何加强食品环境的卫生管理?

第六章

食品污染与腐败变质

要点提示 >>>>

1. 食品污染的预防措施
2. 常用食品添加剂的种类及使用原则
3. 食品包装材料的安全使用
4. 食品腐败变质的原因、类型及预防措施

学习目标 >>

目标1 了解食品污染的途径及预防措施
目标2 掌握常用食品添加剂的种类及使用原则
目标3 明确食品腐败变质的原因
目标4 掌握食品腐败变质的控制措施

能力培养 >>

能力1 具有运用感官简单鉴别食品是否滥用添加剂的能力
能力2 具有鉴别食品包装材料安全性的能力
能力3 具有运用感官鉴定食品是否变质的能力

第一节　食品污染概述

一、食品污染的定义

食品受到有害物质的侵袭,造成食品含有外来的、有害于人体健康的微生物、化学物质及放射性物质等,使食品的安全性、营养性或感官性状发生改变,我们称之为食品污染。

科学技术的不断进步,各种化学物质的不断生产和应用,导致环境污染问题不断加剧,有害物质的种类和来源也进一步繁杂,食品发生污染的可能性也在进一步增加。这些物质大多来源于农业、工业和交通运输业等,可以通过水、土壤、空气等途径积蓄于食物中。如谷物、瓜果、蔬菜中农药和杀虫剂的大量使用,造成了这些食物污染。激素类制剂可通过治疗或加入饲料而进入动物体内造成动物性食物污染。工业系统中重金属的大量使用也间接造成了食物污染。这些污染物有的具有致癌作用,雌激素和孕激素均能诱发与内分泌系统有关的肿瘤。食品包装材料如塑料袋、印有文字图案的纸张、包装箱上的石蜡等都可能含有具有致癌作用的多环芳烃类物质。

二、食品污染的危害

食品污染引发的有害效应对社会和经济的影响将是全方位的。从市场供给与需求的角度看,涉及的利益主体有消费者(需求方)、生产者(供应方)、政府三个方面。

(一)严重威胁消费者的生命安全和健康

人体摄入了被污染的食物和饮用水,导致污染物进入机体,可发生致畸、致癌、致突变作用,严重的将危及生命,并可将有害基因遗传给新的一代。这将引发人们对食品安全的信任危机。

(二)造成生产经营企业重大的经济损失

知识拓展 19
解读三聚氰胺

一旦发生食品安全事件,生产经营企业的社会信誉会受到严重的损害,造成极大的经济损失,严重的会导致企业破产。一度蔓延英国、瑞士、德国等欧洲 15 个国家的疯牛病,曾经导致欧洲牛肉市场一蹶不振,这一项的经济损失达 12.9 亿美元;而且企业还要为焚烧动物支付 25.8 亿美元,更为严重的是欧盟的牛肉事件当时曾导致消费者失去信任,引起牛肉市场萧条。我国近年来发生的有毒大米事件、"瘦肉精"事件、劣质奶粉事件、三聚氰胺事件等也造成了很大的损失,对本行业的发展造成了一定的冲击。

(三)关系到社会的稳定

不断发生的食品安全问题会造成人民群众的心理压力,由食品安全问题引发的食物中毒、死亡及其他事件,也会激发受害者与国家政府机关、生产企业产生矛盾,从而引发社会不稳定因素。

三、食品污染的分类

食品污染按其性质和污染源一般分为三大类。

(一)生物性污染

食品的生物性污染包括微生物、寄生虫和虫卵、昆虫及病毒的污染。微生物污染源主要有细菌与细菌毒素、霉菌与霉菌毒素。出现在食品中的细菌除包括可引起食物中毒、人畜共患传染病等的致病菌外，还包括能引起食品腐败变质的非致病菌。寄生虫和虫卵主要通过病人、病畜的粪便间接经水体或土壤污染食品或直接污染食品。昆虫污染主要包括粮食中的螨类、蛾类以及动物食品和发酵食品中的蝇、蛆等。病毒污染主要包括肝炎病毒、脊髓灰质炎病毒和口蹄疫病毒等。

(二)化学性污染

食品的化学性污染涉及范围较广，情况也较复杂，主要分为金属与非金属污染、有机物污染、无机物污染。金属与非金属污染一般由汞、铜、铅、砷、氟等元素造成，有机物污染一般由氰化物、有机磷、有机氯造成，无机物污染则一般由亚硝酸盐、亚硝胺类造成。化学污染危害最严重的是化学农药、有害金属、多环芳烃类(如苯并芘)、N-亚硝基化合物等的污染，滥用食品工具和容器、食品添加剂、植物生长促进剂等也是食品化学污染的因素。

(三)物理性污染

物理性污染主要来源于复杂的多种非化学性的杂物。虽然有的污染物可能并不威胁消费者的健康，但是严重影响了食品应有的感官性状或营养价值，食品质量得不到保证。

(1)来自食品产、储、运、销过程中的污染物，如粮食收割时混入的草子、液体食品容器中的杂物、食品销售过程中的灰尘等。

(2)来自食品掺假，如粮食中掺入沙石、肉中注入水、奶粉中掺入大量的糖等。

(3)来自放射性污染，主要指来自放射性物质的开采、冶炼、生产、应用过程中的污染及意外事故造成的污染。

正确认识食品污染的分类，对于辨别被污染食品、寻找食品的污染源、减少污染的危害、有效防止污染的再次发生，都有积极的意义。

第二节　认识食品添加剂

一、食品添加剂概述

(一)食品添加剂的定义

食品添加剂是指为改善食品品质和色、香、味以及为防腐和加工工艺的需要而加入的化学合成物质或天然物质。如色素、香精、香料、漂白剂、疏松剂，以及为保持食品新鲜、防止其变质的防腐剂和抗氧化剂等。

合理使用食品添加剂对人体健康以及食品本身都是有益无害的,在食品生产中只要按照国家标准添加食品添加剂,消费者就可以放心食用。

（二）食品添加剂的分类

根据添加剂的来源不同,食品添加剂可以分为天然食品添加剂与化学合成食品添加剂,目前市场上使用的食品添加剂多数为化学合成类。食品添加剂还可以根据用途以及功能不同分为酸度调节剂、抗结剂、消泡剂、抗氧化剂、漂白剂、膨松剂、胶姆糖基础剂、着色剂、护色剂、乳化剂、酶制剂、增味剂、面粉处理剂、被膜剂、水分保持剂、营养强化剂、防腐剂、稳定和凝固剂、甜味剂、增稠剂以及香精香料等。

（三）食品添加剂的作用

（1）改善食品的保藏性,防止食品腐败变质。如防腐剂可延长食品的贮存时间。

（2）改善食品的感官性状。食品加工后,会变色、褪色,风味、质地也会改变,适当使用着色剂、香料、乳化剂、增稠剂,可改善食品的色、香、味、形。

（3）改善并提高食品的品质、质量。如果没有食品添加剂,就不可能生产出果冻、软糖之类的食品。

（4）有利于食品加工操作。例如,食品加工过程中使用澄清剂、消泡剂,有利于加工操作。乳化剂能使方便面水分均匀散发,提高面团的持水性和吸水性。

（5）保持或提高食品的营养价值。例如,防腐剂、抗氧化剂在防止食品腐败变质的同时,也保持了食品的营养价值。

（6）满足其他特殊需要。例如,糖尿病患者不能食用蔗糖,但又要满足其对甜味的需求,这时可以添加无营养的甜味剂满足其特殊需求。婴儿生长发育需要各种营养素,因而人们开发了添加矿物质、维生素等营养成分的配方奶粉。

二、常用食品添加剂

（一）防腐剂

在我国,食品防腐剂按来源分为天然防腐剂和化学防腐剂两大类。天然防腐剂通常是从动物、植物或微生物的代谢产物中提取的;化学防腐剂是人工合成的,又可以分为有机防腐剂与无机防腐剂。

1.天然防腐剂

天然防腐剂安全性较好,能满足人们对食品越来越高的要求。开发这类防腐剂将成为今后食品添加剂开发研究的热点。

（1）乳酸链球菌素。乳酸链球菌素又称乳酸菌肽,是由乳酸链球菌产生的一种多肽物质,商品名称为乳酸链球菌制剂,由乙醇结晶制得。该产品对革兰阳性菌有抑菌作用,可用于乳制品和肉制品的抑菌防腐,而对革兰阴性菌、霉菌和酵母菌一般无抑制作用。

（2）香辛料提取物。许多食用香辛料含有杀菌、抑菌成分。因此,近年来有人研究从香辛料中提取有效成分作为食品防腐剂。这些物质一般既安全又有效。

目前,这类提取物使用最多的是蒜氨酸,是从大蒜中提取的。大蒜属百合科植物,具有很强的杀菌、抑菌能力。大蒜的食疗作用早已被人们所认识,它可以治疗肠胃病、肺病、感冒等病症。大蒜起杀菌、抑菌作用的主要成分是蒜辣素和蒜氨酸。蒜辣素具有臭气,而蒜氨酸则无味。因此,蒜氨酸适合作为食品防腐剂。在提取、制备蒜氨酸时,应先加热杀死蒜酶,防止蒜氨酸转化为蒜辣素。

此外,芥子油、丁香中所含的丁香油、肉豆蔻中所含的肉豆蔻油均具有杀菌、抑菌作用,但是由于它们多数具有辛辣味,因此没有被作为食品防腐剂大量使用。

2. 化学防腐剂

(1)苯甲酸及其钠盐。苯甲酸又名安息香酸,由于其在水中溶解度低,故多使用其钠盐。该防腐剂成本低廉,常应用于酱油、酱菜、果酱、腐乳、果子露、汽水、罐头等食品中。

(2)山梨酸及其盐类。山梨酸又名花椒酸,由于其在水中的溶解度有限,故常使用其钾盐。山梨酸是一种不饱和脂肪酸,可参与机体的正常代谢过程,并被同化产生二氧化碳和水,故山梨酸可看成是食品的成分,可以认为对人体是无害的。山梨酸及其盐类主要用于果汁、果酒、果酱、低盐酱菜、面酱、酱油、醋等食品中。

(3)对羟基苯甲酯。对羟基苯甲酯又名对羟基安息香酸酯或尼泊金酯,是苯甲酸的衍生物。目前,主要使用的是对羟基苯甲酸甲酯、对羟基苯甲酸乙酯、对羟基苯甲酸丙酯和对羟基苯甲酸丁酯,其中,对羟基苯甲酸丁酯的防腐效果最佳。此类物质为无色小结晶或白色结晶状粉末,无臭,开始无味,随后稍有涩味,难溶于水而易溶于乙醇、丙酮等有机溶剂。

对羟基苯甲酯由未解离分子发挥抑菌作用,其效力强于苯甲酸和山梨酸,而且使用范围更广,一般在 pH 为 4~8 时效果较好。

对羟基苯甲酯在人体内的代谢途径与苯甲酸基本相同,且毒性比苯甲酸低。其毒性与烷基链的长短有关,烷基链短者毒性大,故对羟基苯甲酸甲酯很少作为食品防腐剂使用。

(二)香料

食品香料按其来源和制造方法不同,通常分为天然香料、天然等同香料和人造香料三类。

1. 天然香料

天然香料是用纯粹物理方法从天然芳香植物或动物原料中分离得到的物质。人们通常认为天然香料的安全性高,如胡椒、丁香、肉桂等。胡椒一般用在肉类、汤类、鱼类及腌渍类食品的制作过程中。丁香用于烹调肉类、腌制泡菜、烘焙糕点、调制甜酒等。肉桂味道芳香而温和,适用于在甜味菜肴和味道较浓的菜肴中使用,特别适合用来煮羊肉,也可以用在蜜饯水果(特别是梨)、巧克力甜点、糕饼和饮料的制作过程中。

2. 天然等同香料

天然等同香料是用合成方法得到或用天然芳香原料经化学过程分离得到的物质。这种香料的成分与天然产品相同,品种很多,在调配香精时可起重要作用。如叶醇具有特殊天然植物的新鲜清香,常添加于软饮料、冷饮、糖果和烘烤食品中。δ-癸内酯使天然奶油具有特殊香味,用于调配奶油香精。二丁基硫醚多用于生产加工牛油、牛肉、啤酒和酱油过程中。

3. 人造香料

人造香料是在天然产品中尚未发现的香味物质,只能用化学合成方法制成。如环己基丙酸烯丙酯,具有强烈的甜果浆香气,类似菠萝香气,在制作糖果、焙烤食品过程中作为仿制草莓、覆盆子、菠萝等果香的主要原料。

(三)增色剂

增色剂是为改善食品感官而应用的使食品增色的添加剂,常用的有柠檬黄、日落黄、胭脂红、焦糖色素等。柠檬黄、日落黄主要是从煤焦油中提取的,或者是以芳烃类化合物为原料合成的,对人体的危害风险高于天然色素。柠檬黄、日落黄、胭脂红主要用于果汁、饮料、糖果、糕点、冰淇淋等的制作过程中。焦糖色素广泛用于调味品、食品和饮料中,也可应用于啤酒、威士忌、葡萄酒、朗姆酒和利口酒等的制作过程中。

(四)保湿剂

为防止食品在贮藏期间因水分损失而干缩、变硬,需添加保湿剂。常用的保湿剂有天然氨基酸甲基甘氨酸脯氨酸、山梨糖醇等。

天然氨基酸甲基甘氨酸脯氨酸广泛应用于糖果、口香糖、巧克力、果酱、果冻、冰淇淋、面包、蛋糕、月饼、汤圆、饮料、奶制品、豆制品等的制作过程中,它可使食品具有持水能力,保持新鲜,富有弹性,使面食类增强韧性。山梨糖醇可用于雪糕、糕点、饮料、饼干、面包、酱菜、糖果等的制作过程中。

(五)膨松剂

在面包等食品的制作过程中常使用膨松剂,如碳酸氢钠、复合膨松剂等。碳酸氢钠很少单独使用,常与碳酸氢铵配合使用,用于饼干、糕点中或作为复合膨松剂的碱性剂。复合膨松剂具有持续性释放气体的性质,能使产品酥、脆,具有膨松作用,是生产油炸类方便小食品必不可少的原料之一。

(六)酸味剂

食品中添加酸味剂可用来调节和改善食品味道,常见的有柠檬酸、酒石酸、苹果酸等。柠檬酸可用于果酱、果冻、饮料、罐头、糖果、糕点馅等的制作过程中。酒石酸可作为增香剂、速效膨松剂的酸性物料,用于饮料的制作过程中。苹果酸广泛应用于糖果、果酱(蛋黄酱)、果冻、人造奶油、酒类(露酒)、口香糖等的制作过程中。

(七)乳化剂

乳化剂可使油、水混合,使糖果、面食、肉食、饮料等食品结构均匀,改善其品质和口感。一般用于糕点、冰淇淋、人造奶油、巧克力、糖果、口香糖、植物蛋白饮料、乳化香精等的制作过程中。

(八)增稠剂

增稠剂能提高食品黏度并改变其性能。常用的增稠剂有瓜尔豆胶、阿拉伯胶、果胶等。瓜尔豆胶能使面条表面光滑,不易折断,增加面的弹性。瓜尔豆胶还能提高冷饮的柔软度,减少粗硬感,防止果肉饮料出现沉淀。阿拉伯胶能使面包表面具有光滑感,还可作为蜜饯的透明糖衣,也是咀嚼糖、止咳糖浆的成分。果胶可用来制造果香棉花糖、水晶软糖等。

(九)强化剂

强化剂的添加以增强和补充食品营养为目的,常用的有维生素类、氨基酸等。例如:

在食用油中添加维生素 A,可以补充维生素 A 的不足;维生素 B 可用来强化大米、面粉、牛乳和豆制品等的营养;在面包和面条中常添加氨基酸,补充氨基酸的不足。

（十）漂白剂

漂白剂的漂白原理是通过还原等化学作用消耗食品中的氧,破坏、抑制食品中氧化酶的活性和食品的发色因素,使食品色泽褪去或免于褐变。漂白剂还具有一定的防腐作用。我国允许使用的食品漂白剂有二氧化硫、亚硫酸钠、硫黄等,主要用于蜜饯、干果、干菜、粉丝、食糖、竹笋、蘑菇等食品的漂白。

另外,还有允许使用与暂时允许使用的食品工业用加工助剂等。食品工业用加工助剂是指使食品加工能够顺利进行的各种辅助物质,与食品本身无关,如助滤、澄清、吸附、润滑、脱膜、脱色、脱皮、提取溶剂、发酵等的助剂。

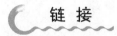 链 接

面条点燃事件

前几年,有市民反映,"卖面条的小贩在面条里掺食用胶,买回的湿面一点即燃。"有记者调查后发现,原来是一些经营者在面条加工过程中使用了化工添加剂。他们除了添加食用胶外,还添加柠檬黄、蓬灰、复合磷酸盐等,以增强面条的筋度和弹性。

实际上,食用胶的成分较多,国家允许使用的食品添加剂目录中包含明胶等多种食用胶,且有明确的使用剂量标准。不过,对蓬灰等不允许使用的添加剂,却未设置检验环节,导致其监管渠道出现漏洞。

实际上,面条燃烧并不能作为其含有不合格食用胶的依据,如果面条中水分含量少便能使其燃烧。

三、食品添加剂的管理和使用原则

食品添加剂不是食物的天然成分,长期少量摄入也有可能对机体造成潜在危害。随着食品毒理学的发展,近年来人们发现,原来被认为无害的食品添加剂可能存在慢性毒性和致畸、致癌、致突变的危害,故现在各国对此已经给予充分重视。

（一）食品添加剂的管理

目前,国际、国内对待食品添加剂均持严格管理、加强评价和限制使用的态度。各国普遍认为:食品添加剂不应对人体产生任何健康危害;不应用食品添加剂掩盖食品的腐败变质;不应掩盖食品本身或加工过程中的质量缺陷或以掺杂、掺假、伪造为目的而使用食品添加剂;食品添加剂不应降低食品本身的营养价值;在达到预期的效果下应尽可能降低食品添加剂在食品中的用量;不得由于使用食品添加剂而改变良好的加工措施和降低卫生要求;食品工业用加工助剂一般应在制成最后成品之前除去。

（二）食品添加剂的使用原则

(1)必须经过毒理学安全性评价。

（2）应尽可能不用或少用，严格控制使用范围及使用量。

（3）必须有助于生产、加工和贮存，保持食物营养成分，防止其腐败变质，改善感官性状和提高质量。

（4）不得销售和使用污染或变质的食品添加剂。

（5）供婴儿食用的主辅食品，除按规定可以加入食品营养强化剂外，不得加入人工甜味剂、色素、香精等不适宜的食品添加剂。

（6）复合食品添加剂中的各单项物质必须符合食品添加剂的有关规定。

（7）生产、使用新的食品添加剂，应事先提供卫生学评价资料和适宜使用的依据，经逐级审批后报卫生部和国家标准局批准，按规定执行。

（8）进口食品添加剂必须符合我国规定的品种和质量标准，并按我国有关规定办理审批手续。出口食品添加剂可根据国外要求生产，但转内销时必须符合我国规定。

（三）目前食品添加剂使用中存在的问题

（1）使用国家不允许使用的品种。如在某些食品中添加苏丹红和酸性橙等人工合成的致癌性化工染料，在面粉、米粉和粉条中添加用甲醛和亚硫酸钠制剂组成的"吊白块"进行漂白。

（2）不符合国家规定的使用范围和使用量。如在大米中添加着色素、香料，三黄鸡上涂黄色素，茶叶中加绿色素，枸杞子用红色素浸泡，肉制品超量使用防腐剂等。

（3）为掩盖食品质量使用食品添加剂。如在不新鲜的卤菜中添加防腐剂，在变质、有异味的肉制品中加香料和色素等。

（4）部分食品生产单位为降低成本，使用工业级产品代替食品添加剂。如在面制品中添加工业用碳酸氢钠，成本降低了一半，但其中铅和砷的含量却严重超标。

（5）不按规定做标注，误导消费者。有的食品生产单位在产品中明明使用了食品添加剂，却在产品标志上标注"不含任何添加剂""不含防腐剂"等语句，误导消费者。

知识拓展 20
猪骨汤料的制作

第三节　食品包装材料和容器

目前我国允许使用的食品包装材料和容器比较多，主要有以下几种：塑料包装材料和容器、金属包装材料和容器、玻璃制品包装材料和容器、纸制品包装材料和容器、陶瓷制品包装材料和容器、搪瓷制品包装材料和容器等。

食品包装材料和容器对食品安全有重要影响。劣质食品包装材料和容器对食品的污染，虽然不像病毒、细菌那样对消费者的身体造成立竿见影的危害，但这些产品在长期反复使用的情况下，有毒、有害物质会迁移到食物中，通过食用积累导致人体慢性中毒，对儿童和青少年的生长发育尤其不利。

一、塑料包装材料和容器

(一)塑料包装材料的性能

1.聚乙烯(PE)

聚乙烯具有良好的化学稳定性,常温下与酸碱一般不发生反应,耐低温性能好,能适应食品的冷冻处理,但耐高温性能差,一般不能用于高温杀菌食品的包装,光泽度、透明度不高。聚乙烯本身无毒,添加剂极少,因此被认为是一种卫生、安全性好的包装材料,日常生活中常见的有各种保鲜膜。

2.聚丙烯(PP)

聚丙烯塑料的主要成分是聚丙烯,是目前最轻的食品包装用塑料材料,且无毒无害,可保证食品有较长的保质期,常用作面包、点心等食品的包装材料。

3.聚苯乙烯(PS)

聚苯乙烯也属于聚烯烃,聚苯乙烯塑料有透明聚苯乙烯和泡沫聚苯乙烯两个品种(后者是在加工过程中加入发泡剂制成的,如快餐饭盒)。其卫生问题主要是含有单体苯乙烯、甲苯、乙苯和异丙苯等,达到一定剂量时具毒性。日常生活中常见的有各种一次性塑料餐具、透明盒等。

4.聚对苯二甲酸乙二醇酯(PET)

聚对苯二甲酸乙二醇酯属结晶型饱和聚酯,为乳白色或浅黄色、高度结晶的聚合物,表面平滑有光泽。作为塑料可吹制成各种瓶,如可乐瓶、矿泉水瓶等。

5.聚偏二氯乙烯(PVDC)

聚偏二氯乙烯具有耐燃、耐腐蚀、气密性好等特性。由于极性强,常温下不溶于一般溶剂。聚偏二氯乙烯的特点是柔软且具有极低的透气、透水性能,可防止异味透过,保鲜、保香性能好,适于长期保存食品。常用于熟食、火腿肠等的包装。

6.聚碳酸酯(PC)

聚碳酸酯是分子链中含有碳酸酯基的高分子聚合物。聚碳酸酯耐弱酸、弱碱,耐中性油。在日用品方面可用来制作水壶、水杯、奶瓶等。

知识拓展 21
看懂食品包装上的三角符号

塑料包装尽管有很多优点,但也存在着一定的缺点。由于塑料易带电,因此易造成包装表面被微生物及微尘杂质污染,进而污染包装食品。塑料制品中未聚合的游离单体及塑料制品的降解产物易向食品迁移,有的会对人体健康造成危害。用于塑料袋染色的颜料渗透性和挥发性一般较强,遇油、遇热时容易渗出,如果是有机染料,其中还会含有芳烃,对人体健康有一定影响。

(二)塑料包装材料和容器的安全使用

选择塑料包装材料时应先看清材质,选用适合的材质包装食品。

在冰箱里冷藏、冷冻食品应使用保鲜膜,而不要用普通的塑料袋代替。保鲜膜的特殊工艺和原料使其具备良好的透气和保鲜性能,而普通塑料袋使用时间稍长就会使食物变质、腐烂,达不到保鲜的目的。

用塑料袋包装熟食、点心等直接食用的食物时,最好不要用有颜色的塑料袋。因为这种塑料袋很多是用回收的废旧塑料制品重新加工而成的,不能直接包装食品。直接食用的食物最好用保鲜袋包装。

二、金属包装材料和容器

(一)金属包装材料的性能

金属包装材料能长期保持食品的质量和风味不变,表现出极好的保护功能,使包装食品具有较长的货架期。由于金属材料具有良好的抗张、抗压、抗弯强度及韧性、硬度,用作食品包装表现出耐压、耐温湿度变化和耐虫害的特征。金属包装材料主要有以下几类:

1.铝制品包装材料

铝制品包装材料使用的是铝合金薄板或铝箔。其主要的食品安全性问题在于铸铝中和回收铝中的杂质。不要使用铝制品容器盛装腌制食品,因腌制食品属于强酸强碱的菜肴,容易与铝产生化学反应,生成对人体有害的物质。

2.镀锡薄铁板

镀锡薄铁板大量用于罐头食品的包装。肉食品中含硝酸盐、亚硝酸盐等,这些物质会促进罐头内壁腐蚀,如果罐头中残留较多的氧气,则会加快食品的褐变。

3.铁制品包装材料

在金属包装材料中,铁制的食品包装及用具最为安全,因此人们在炒菜、煮食过程中多用铁锅,铁锅很少有溶出物。

(二)金属包装材料和容器的安全使用

任何食品容器均不得用镀锌铁皮或其他电镀材料制成,因其易脱落,有害金属铬含量较高,极为不安全。最好不用铜制食品容器,因为铜的氧化物对人体有害(如铜锈),铜元素能破坏维生素。此外,不要长时间用不锈钢容器装咸的食物。

金属食品包装容器在使用之前应检查罐型是否整齐,焊缝是否完整均匀,罐口和罐盖边缘有无缺口或变形。有的空罐在装罐前要进行清洗,清洗后不宜长时间久放。

三、玻璃制品包装材料和容器

(一)玻璃制品包装材料和容器的性能

玻璃具有优良的化学性能。它可以制成透明、表面光洁的容器,也可以根据需要制成某种颜色,以屏蔽紫外线和可见光对被包装品的光催化反应。玻璃作为包装材料的优势有以下几个方面:

1.化学稳定性

玻璃对固体和液体内容物均具有化学稳定性,不会与之发生化学反应,耐化学腐蚀性强,具有良好的安全性,最适宜婴幼儿食品的包装,但碱性溶液对玻璃容器有一定的影响。

2.热稳定性

玻璃有一定的耐热性,用作食品包装能经受加工过程的杀菌、消毒、清洗等高温处理,能适应食品微波加工及其他热加工,但不耐温度急剧变化。

3.阻隔性

对于各种气、汽、水、油等具有完全阻隔性能,这是它作为食品包装材料的突出优点,因而人们经常把玻璃作为含汽饮料的理想包装材料。

（二）玻璃制品包装材料和容器的安全使用

在用玻璃容器包装食品时，应该做到以下两点：

（1）对加色玻璃应注意着色剂的安全性。

（2）玻璃瓶罐在包装含汽饮料时要注意安全，防止其发生爆瓶。

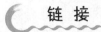

链　接

双酚 A 奶瓶

双酚 A 是世界上使用最广泛的工业化合物之一，能使产品变得透明、耐摔、耐用，是制造包括婴儿奶瓶、水瓶、其他食品和饮料容器等坚硬和透明聚碳酸酯塑料的关键物质。双酚 A 的危害目前仍有争议，我国并没有明令禁止在食品包装中使用含双酚 A 材料，但限定了使用量。

大部分奶瓶材质为 PC 材质，如果 PC 材料合格，双酚 A 一般就不会超标。但如果奶瓶使用回收的废旧光盘、工业塑料来制造，就很容易导致双酚 A 超标。另外需要注意，塑料奶瓶消毒时温度不要超过 100 ℃，不要将奶瓶放在微波炉中消毒。塑料奶瓶在反复消毒后会磨损老化，溶出的双酚 A 就会增多，所以使用几个月就要更换。

四、纸制品包装材料和容器

（一）纸制品包装材料的性能

纸和纸板的阻隔性受温湿度的影响较大。单一的纸类包装材料一般不能用于包装水分、油脂含量较高的食品及阻隔性要求高的食品，但可以通过适当的表面加工来改善其阻隔性能。纸和纸板的阻隔性较差这一特点对某些商品的包装是有利的，可进行合理选用，如可用作茶叶袋滤纸、水果包装纸等。

（二）纸制品包装材料和容器的安全使用

纯净的纸无害、无毒，但在加工处理中，纸和纸板中通常会混有杂质、细菌和化学残留物，如清洁剂、涂料、改良剂等，而影响包装食品的安全性。目前，食品包装用纸存在的安全性问题主要有以下几个方面：

（1）食品包装纸的原材料本身不清洁，存在重金属、农药残留等污染问题，或采用了霉变的原料，使成品染上大量霉菌，甚至使用社会回收废纸作为原料，造成化学物质残留。

（2）在纸的加工过程中，残留一定的化学物质，如硫酸盐法制浆过程残留的碱液及盐类；在生产过程中添加荧光增白剂，在包装纸和原料纸中有残留。

（3）印有文字图案的纸张材料中，即便采用较为环保的植物型油墨，也含有铅、铬、镉、汞等有毒重金属和苯类致癌物。

（4）纸制品本身存在阻隔性低、耐水性差、强度性低的弱点，尤其是耐

知识拓展 22
用报纸作包装危害多

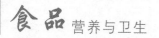

水性差,在运输、储存过程中容易造成食品污染。

(5)纸包装材料封口较困难,受潮后牢度会下降,受外力作用易破裂,易因封口不严或包装破损而引起食品包装安全问题。

五、陶瓷制品包装材料和容器

(一)陶瓷制品包装材料和容器的性能

陶瓷容器与用金属、塑料等制成的容器相比,更能保持食品的风味,用陶瓷包装酒类、饮料,相当长时间不会变质,甚至存放时间愈久愈醇香,由此产生了"酒是陈的香"这句俗语。

陶瓷容器有以下优点:

(1)陶瓷容器略有透气又不渗漏,对食品起到高阻隔的效果。

(2)陶瓷容器不透光,避免了光对食品的化学反应,很好地保持了食品的品质。

(3)陶瓷容器导热慢,可以保持比较稳定的温度,使食品不易变质。

(4)制造陶瓷容器的原料取材于天然矿物,含有铁、铜、锰、钙等元素,有益健康。

陶瓷化学稳定性与热稳定性俱佳,耐酸碱腐蚀,遮光性优异,密封性好,成本低廉,可制成缸、罐、坛、瓶等多种包装容器,广泛用于酒类、发酵食品、酱菜、腌菜、咸菜、调味品、蛋制品等的包装。

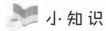 **小·知识**

认识釉

釉上彩是用釉上陶瓷颜料制成的花纸贴在釉面上或直接以颜料绘于产品表面,再经700~850 ℃温度烧烤而成的产品。因烧烤温度没有达到釉料的熔融温度,所以花面不能沉入釉中,只能紧贴于釉层表面,用手触摸制品表面有凹凸感,肉眼观察高低不平。釉上彩陶瓷有铅(镉)超标的隐患。

釉中彩陶瓷的彩烧温度达到釉料的熔融温度,陶瓷颜料在釉料熔融时沉入釉中,冷却后被釉层所覆盖。这种产品表面视觉平滑,有玻璃光泽。由于颜料不直接接触食物,所以铅(镉)溶出量较安全。

釉下彩是我国一种传统的装饰方法,制品的全部彩饰都在瓷坯上进行,再经上釉一次烧成,这种制品和釉中彩一样,都是相对安全的。

在使用新购买的陶瓷餐具前,可先用食醋浸泡以溶出大部分的铅。在使用时则避免用彩色陶瓷餐具盛放酸性食品。

(二)陶瓷制品包装材料和容器的安全使用

由于陶瓷制品的釉上彩装饰材料大都含有一定量的铅,有的含有镉,人们长期使用这种餐具盛放醋、酒、果汁、蔬菜等有机酸含量高的食品时,可使铅、镉溶出,随食品一起进入人体蓄积,引发慢性铅中毒。所以应避免用陶瓷容器长期盛放这种食品。

六、搪瓷制品包装材料和容器

(一)搪瓷制品包装材料的主要性能

(1)性能稳定,可抗有机酸、无机酸和碱的腐蚀,可用于制作阻隔性要求高的食品包装容器。

(2)热性能稳定,可制成运输、储存环境多变的食品包装容器。

(3)绝缘性好,可制作需要存放于复杂环境的食品包装容器。

搪瓷制品有金属固有的机械强度和加工性能,涂层具有耐腐蚀、耐磨、耐热性能且无毒,易于清洗,可用来制作极具安全性的食品包装容器。

(二)搪瓷制品包装材料和容器的安全使用

搪瓷制品属于无毒、安全的食品包装材料,但制作过程中在坯体上涂的陶釉、瓷釉、彩釉与金属物质是搪瓷制品的不安全因素。制作、使用搪瓷制品容器应注意以下两个方面:

(1)对搪瓷原料严格把关,按照卫生要求制作容器,不用含铅、砷、镉的化合物以保证食品安全。

(2)在容器规定的使用范围内使用,作为食品包装类容器,要用专门的食品用搪瓷器具,而且接触食品的部分不应有花饰或色彩。如果容器已经脱瓷、掉块或有裂纹等,最好不再用作食品容器,尤其不宜再作为加热容器使用。

第四节　食品腐败变质概述

一、食品腐败变质的含义

食品腐败变质是指食品在以微生物为主的各种环境因素作用下,其组成成分被分解、破坏,失去或降低食用价值的一切变化,以及感官性质所发生的各种变化。食品腐败变质实质上是食品中的蛋白质、碳水化合物与脂肪等成分发生了分解,其程度常因食品种类、微生物种类、微生物数量以及其他条件的不同而异。

二、食品腐败变质的分类

(一)腐败

腐败是指食品的蛋白质成分在厌氧条件下被微生物分解,产生以恶臭为主的变化。

(二)酸败

酸败是指食品的脂肪成分被微生物分解产生脂肪酸和甘油等酸性物质,使食品失去原有的正常气味和味道的现象。

(三)发酵

发酵是指食品的碳水化合物被微生物分解成酸、醇和气体的变化。

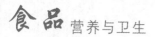

三、引起食品腐败变质的原因

食品腐败变质以食品本身的组成和性质为基础,在环境因素的影响下,主要由微生物的作用引起,是微生物、环境、食品本身三者综合作用的结果。

(一)微生物因素

微生物因素主要指细菌、霉菌、酵母菌属等因素。这些微生物可对食品的营养成分进行分解、破坏。

(二)环境因素

环境因素主要指温度、湿度、阳光、空气、水分等因素。这些环境因素为微生物提供了分解、破坏食品营养的条件。

(三)食品本身因素

食品本身因素主要指食品本身所含的酶类、营养成分、水、pH 等。如动、植物分别在宰杀和收获后的一定时间内,其所含酶类继续进行某些生化过程,可引起食品成分的分解、食品组织溃破和细胞膜碎裂,为微生物的广泛侵入提供条件,促进食品的腐败变质。食品营养成分和含水量、酸碱度和渗透压等,对食品中微生物增殖速度、细菌的组成和哪一种细菌占优势等有重要影响,从而决定食品腐败变质的进程和特征。

四、食品腐败变质的结果

(一)感官性状改变

微生物在生长繁殖过程中促使食品中蛋白质分解,蛋白质在分解过程中产生的有机胺、硫化氢、硫醇、吲哚、粪臭素等具有蛋白质分解所特有的恶臭,使人的感官产生极其难受的厌恶感,如刺激气味、异常颜色、酸臭味道、组织溃烂、黏液污秽等。细菌和霉菌在繁殖过程中能产生色素,使食品染上各种难看的颜色,并破坏食品的营养成分,使食品失去原有的色香味,也使人产生厌恶感。此外,脂肪酸败和碳水化合物分解后产生的特殊气味,也往往使人们难以接受。

(二)食品营养降低

食品腐败变质后内部结构发生变化,各种营养素会大量流失和被破坏。蛋白质分解产生有机胺、硫化氢等,便失去了原有的营养价值。脂肪酸败水解,氧化产生过氧化物,再分解为羰基化合物、低分子脂肪酸与醛、酮等,便丧失了脂肪对人体的生理作用和营养价值。碳水化合物腐败变质分解为醇、醛、酮、酯和二氧化碳,也失去了碳水化合物的生理功能。总之,营养成分的分解会使营养价值严重降低。

(三)引起中毒或潜在性危害

由于食品从生产加工到销售的整个过程中,有很多情况和因素均可促使食品腐败变质并具有毒性,而且可能使食品产生毒性的有毒物质多种多样,食品被污染的方式和程度也很复杂,因而不同腐败变质食品对人体健康造成的危害也不同。一是引起急性中毒,轻者多以急性胃肠炎症状出现,重者可出现呼吸、循环、神经等系统症状,甚至危及生命或留下后遗症。二是慢性中毒或潜在性危害。有些变质食品中的有毒物质含量少,或者由于本身毒性作用的特点,并不引起急性中毒,但长期食用,往往可造成慢性中毒,甚至有致癌、致畸、致突变的作用。

五、食品腐败变质的鉴定

食品腐败变质的鉴定包括感官鉴定和实验室检验。

(一)感官鉴定

感官鉴定是以人们的感觉器官对食品的感官性状(色、香、味、形)进行鉴定的一种简便、灵敏、准确的方法,具有相当高的可靠性。轻微的食品腐败变质所产生的异臭物质,在一般仪器设备尚不能检出时,人们通过嗅觉即可查出。

感官鉴定食品是否腐败变质可以从以下几个方面进行:

1.色泽变化

微生物繁殖引起食品腐败变质时,食品色泽就会发生改变。常会出现黄色、紫色、褐色、橙色、红色和黑色的片状斑点或全部变色。

知识拓展 23
怎样存放食用油、蜂蜜

2.气味变化

食品腐败变质会产生异味,如霉味臭、醋味臭、胺臭、粪臭、硫化氢臭、酯臭等。

3.口味变化

口味改变中比较容易分辨的是酸味和苦味。如番茄制品,在微生物造成酸败时,酸味稍有增高;牛奶被假单胞菌污染后会产生苦味;蛋白质被大肠杆菌、小球菌等微生物污染变质后也会产生苦味。

4.组织状态变化

固体食品变质可使组织细胞破坏,造成细胞内容物外溢,食品会变形、软化;鱼肉类食品变质会变得松弛、弹性差,出现发黏等现象;粉碎后加工制成的食品,如糕点、乳粉、果酱等变质后常变得黏稠、结块、表面变形、潮润或发黏;液态食品变质后会浑浊,出现沉淀物,表面出现浮膜,液体变稠;鲜乳变质后可出现凝块、乳清析出、变稠等现象,有时还会产生气体。

(二)实验室检验

食品腐败变质的过程,实质上是食品中蛋白质、碳水化合物、脂肪的分解变化过程,这些可通过实验室的化验检测出来。

1.微生物检验

微生物与食品腐败变质有着重要的因果关系,微生物生长繁殖数量与食品腐败变质程度有着密切的关系。一般常以菌落总数和大肠菌群指数作为判断食品卫生质量的指标。

2.理化指标

在实践中以检出腐败产物为鉴定的主要依据有一定的困难,但有一些理化指标具有较高的参考价值。

（1）蛋白质。富含蛋白质的食品如肉、鱼、蛋和大豆制品等的腐败变质，主要以蛋白质的分解为特征。因此这一类食品中的总挥发性盐基氮的含量，是鉴定其新鲜度的指标之一。

（2）脂肪。脂肪的变质主要是酸败。酸败后产生具有特殊刺激气味的酮和醛等酸败产物，即所谓哈喇味。因此油脂的酸价和过氧化值是油脂酸败的主要判定指标。

（3）碳水化合物。碳水化合物分解通常称为酸发酵和酵解。变化后酸度升高，也可伴有其他产物所特有的气味，因此酸度可作为含大量糖类的食品腐败变质的主要指标。

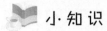 小·知识

鱼的鉴别方法

1. 新鲜鱼

新鲜的鱼鱼体僵硬（指未经冰冻冷藏的鱼）；鳞片紧附体表，通常无脱落现象；眼球饱满，不下陷；鳃呈红色；腹部不膨胀；体表光洁；肌肉有弹性，当用手指按压时，形成的凹陷迅速平复；切开时，肉与骨骼不易分开；无异常臭味。

2. 变质鱼

变质鱼不僵硬；鱼身颜色暗淡，光泽度较差；鳃多呈淡红色、暗红色或紫红色；眼珠不饱满，稍见下凹；鳞片已有脱落，用手指稍微触动，易于剥落；油腻黏手；腹部有轻度膨胀；肌肉弹性减弱，用手指按压，留下的凹陷平复很慢；鱼体有腥臭味。

3. 腐败鱼

鱼体失去原有光泽，色泽变为暗淡；眼球下凹，混浊；鳃多呈黑红色，鳃丝松弛或已脱落；鳞片脱落；腹部膨满，呈浅绿色或绿色；肌肉失去弹性，以手指按压时，形成的凹陷不能平复；鱼体有腐败臭味；肌肉与骨骼分离。

第五节　食品腐败变质的控制措施

为了防止食品腐败变质，延长食品可供食用的期限，常对食品进行加工处理，即食品保藏。通过食品保藏可以改善食品风味，便于携带运输，但其主要的意义是防止食品腐败变质。

食品保藏的原理是采用物理学、化学和生物学方法，防止微生物污染，杀灭微生物或抑制微生物生长繁殖以延缓食品自身组织酶的分解作用，使食品在尽可能长的时间内保持其原有的营养价值及良好的感官性状。

一、食品的低温保藏

低温保藏具有两个作用：一是可以降低或停止食品中微生物的繁殖速度；二是可以减缓食品中一切化学反应进程。

低温保藏包括两种方法:冷藏和冷冻。

(一)冷藏

对于动物性食品,温度越低越好。但对新鲜的蔬菜和水果来说,它们在收获后仍保持着呼吸作用等生命活动,如温度过低,则将妨碍它们的生理机能而受到冻伤。蔬菜、水果不断地产生热量,并伴随着水分的蒸发散失,会造成其新鲜度降低,因此在不致造成细胞冻伤的情况下,也应尽可能降低其贮藏温度。

(二)冷冻

食品在冰点以上时,只能做较短期的保藏,较长期保藏需在-18 ℃以下冷冻。

当食品中的微生物处于冰冻状态时,细胞内游离水形成冰晶体。失去了可利用的水分,微生物活动便受到抑制,甚至死亡;微生物细胞内的水形成冰晶体,冰晶体对细胞也有机械性损伤作用,可直接导致部分微生物裂解死亡。

二、食品的加热杀菌保藏

微生物具有一定的耐热性,但在高温作用下,微生物细胞内一切代谢反应停止。细菌的营养细胞及酵母菌的耐热性因菌种不同而有较大的差异。一般病原菌(梭状芽孢杆菌属除外)的耐热性差,通过低温杀菌(例如63 ℃,保持30 min)就可以将其杀死。一般霉菌及其孢子在有水分的状态下,加热至60 ℃,保持5~10 min即可以被杀死,但在干燥状态下,其孢子的耐热性非常强。

食品的腐败常常是由微生物和酶所致。食品通过加热杀菌并使酶失活,可久贮不坏,但必须不重复染菌。食品加热杀菌的方法很多,主要有常压杀菌(巴氏消毒法)、加压杀菌、超高温瞬时杀菌、微波杀菌、远红外线加热杀菌等。

(一)常压杀菌

常压杀菌通常是100 ℃以下的杀菌操作。此法只能杀死微生物的营养体(包括病原菌),不能完全灭菌。

(二)加压杀菌

加压杀菌常用于肉类制品、罐头食品的杀菌。一般温度为100~121 ℃(绝对压力为0.2 MPa),杀菌温度和时间随罐内物料、形态、罐形及大小、灭菌要求和贮藏时间而异。

(三)超高温瞬时杀菌

根据温度对细菌及食品营养成分的影响规律,对于热处理敏感的食品,可考虑采用超高温瞬时杀菌法,温度需达120~140 ℃。该杀菌法既可达到一定的杀菌要求,又能最大限度地保持食品品质。

(四)微波杀菌

微波一般是指频率在300~300 000 MHz的电磁波。微波杀菌后保藏的食品能保留更多的活性物质和营养成分,适用于人参、香菇、猴头菌、花粉、天麻以及中药、中成药的干燥和灭菌。微波还可应用于肉及其制品、禽及其制品、奶及其制品、水产品、水果、蔬菜、罐头、谷物、布丁和面包等一系列产品的杀菌、灭酶、保鲜和消毒,延长其货架期。

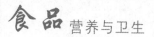

(五)远红外线加热杀菌

远红外线是指波长为 30～1 000 μm 的电磁波。远红外线加热杀菌不需要经过热媒，而是将远红外线直接照射到待杀菌的食品上，热量直接由表面渗透到内部。广泛应用于食品的烘烤、干燥、解冻，以及坚果类和粉状、块状、袋装食品的杀菌和灭酶。

三、食品的干燥脱水保藏

(一)食品干燥脱水保藏的原理

食品的干燥脱水保藏是一种传统的保藏方法。其原理是降低食品的含水量，使微生物因得不到充足的水分而不能生长。

(二)食品干燥脱水保藏的方法

食品的干燥脱水保藏方法主要有日晒、阴干、喷雾干燥、减压蒸发和冷冻干燥等。生鲜食品干燥和脱水保藏前，一般需破坏其酶的活性，最常用的方法是热烫(亦称杀青、漂烫)、硫黄熏蒸(主要用于水果)或添加维生素 C(0.05％～0.10％)及食盐(0.1％～1.0％)。

四、食品的化学保藏法

化学保藏法包括盐藏、糖渍、防腐剂保藏和烟熏保藏等。此外，还有醋藏和酒藏。盐和糖都能提高食物的渗透压来抑制微生物活动。醋和酒在食物中达到一定浓度时也能抑制微生物的生长繁殖。防腐剂能抑制微生物酶系的活性，破坏微生物细胞的膜结构。

(一)盐藏

食品经盐藏不仅能抑制微生物的生长繁殖，还可赋予其新的风味，故兼有加工的效果。食盐的防腐作用有：提高渗透压，使细胞原生质浓缩发生质壁分离；降低水分活性，不利于微生物生长；减少水中溶解氧，使好氧性微生物的生长受到抑制。

由于各种微生物对食盐浓度的适应性不同，因而食盐浓度决定了微生物的菌群。例如，肉类中食盐质量分数在 5％ 以下时，主要易造成细菌的繁殖；食盐质量分数在 5％ 以上、20％ 以下时，存在较多的是霉菌；食盐质量分数超过 20％ 时，主要生长的微生物是酵母菌。

(二)糖渍

糖渍也是利用增大食品的渗透压、降低水分活度，从而抑制微生物生长的一种贮藏方法，如糖渍蒜、糖渍萝卜等食品。

一般微生物在糖的质量分数超过 50％ 时生长便受到抑制。但有些耐透性强的酵母和霉菌，在糖的质量分数超过 70％ 时尚可生长。因而仅靠增大糖浓度有一定局限性，但若再添加少量酸(如食醋)，微生物的耐渗透力将显著下降。

(三)防腐剂保藏

防腐剂按其来源和性质可分成有机防腐剂和无机防腐剂两类。有机防腐剂包括苯甲酸及其盐类、山梨酸及其盐类、脱氢醋酸及其盐类、对羟基苯甲酸酯类、丙酸盐类、双乙酸钠、邻苯基苯酚、联苯、噻苯咪唑等。此外还包括天然的细菌素溶菌酶、海藻糖、甘露聚糖、壳聚糖、辛辣成分等。无机防腐剂包括过氧化氢、硝酸盐和亚硝酸盐、二氧化碳、亚硫酸盐和食盐等。

(四)烟熏保藏

知识拓展 24
"SC"解读

烟熏是自古以来人们常使用的食品保藏法之一,它是以木材不完全燃烧产生的烟来熏食物的一种加工方法。其功能包括使食品水分散失(干燥),使烟中的防腐成分(甲醛及酚类物质等)附着于食品上以杀死微生物,同时赋予食品特殊风味。

实　训

实训项目一　鉴别伪劣食品

一、实训目的

学会运用感官鉴别法鉴定食品的安全性。

二、实训要求

1.掌握视觉鉴别法、嗅觉鉴别法、触觉鉴别法等感官鉴别法的概念,并且能熟练应用感官鉴别法鉴定食品的安全性。

2.熟练鉴定非食盐调味品是否掺假。

3.熟练掌握掺假食用油的感官鉴别方法。

三、实训内容

(一)通过感官鉴别

1.视觉鉴别法

视觉鉴别应在白昼的散射光线下进行,以免灯光隐色发生错觉。鉴别时应注意食品整体外观、大小、形态、块型的完整程度,清洁程度,表面有无光泽,颜色的深浅及色调等。在鉴别液态食品时,要将液态食品注入无色的玻璃器皿中,透过光线来观察;也可将瓶子颠倒过来,观察其中有无杂物、沉淀或絮状物悬浮。

2.嗅觉鉴别法

人的嗅觉器官相当敏感,甚至用仪器分析的方法不能检查出来的极轻微的变化,也可以用嗅觉鉴别发现。当食品发生轻微的腐败变质时,会有不同的异味产生。如核桃仁变质所产生的油脂酸败带有哈喇味,西瓜变质会带有馊味等。食品的气味是由一些具有挥发性的物质形成的,所以在进行嗅觉鉴别时常需稍稍加热,但最好是在 15～25 ℃的常温下进行,因为食品中的挥发性物质常随温度的升高而增多。在鉴别液态食品时,可将其滴在清洁的手掌上摩擦,以增加气味的挥发;鉴别畜肉等大块食品时,可用刀稍微加热刺入深部,拔出后立即闻其气味。食品气味鉴别的顺序应该是先鉴别气味淡的,后鉴别气味浓的,以免影响嗅觉的灵敏度。

3.触觉鉴别法

凭借触觉鉴别食品的膨松度、软硬度、弹性(稠度),以评价食品品质的优劣,也是常用的鉴别方法之一。例如,根据鱼体肌肉的硬度和弹性,可以判断鱼是否新鲜;评价动物油脂的品质时,常需鉴别其稠度等。在感官测定食品的硬度(稠度)时,要求温度应在15~25 ℃,因为温度的升高或降低会影响食品状态的改变。

(二)鉴别调味品

1.酱油

知识拓展 25
鸡蛋新鲜程度的
判断方法

优质酱油:倒入无色杯内,对光看,其为红褐色或棕褐色,有亮光。倒入白瓷碗中,汁黏稠度一致,再倒出时碗壁附着一层酱油。有香气,口尝有鲜味、咸味和甜味。

劣质酱油:呈黄褐色,液面暗淡无光,汁液稀薄,对光可见悬浮物和沉淀物,香气淡,口感苦涩,有酸味、苦味、焦味或霉味。

2.食醋

优质食醋:具有应有色泽(如熏醋为棕红色或深褐色,白醋为无色透明),有光泽,有香气(为熏醋、熏香醋共有),酸味柔和,回味绵长,浓度适当,无沉淀、悬浮物及霉花浮膜。

劣质食醋:色浅淡,发乌,无香味,口味淡薄,除酸味外,还有明显苦涩味,有沉淀或悬浮物。

假食醋:由冰醋酸兑水配制。可取 2 mL 在试管中加 0.5 mL 高锰酸钾搅匀,高锰酸钾不褪色。外观颜色浅淡,开瓶瞬间酸气刺眼睛,无香味,口味淡薄,除酸味外还有明显苦涩味,常有沉淀或悬浮物。

3.味精

优质味精:取少量放在舌头上,感到冰凉,味道鲜美,有鱼鲜味。从外观上看,颗粒形状一致,色洁白有光泽,颗粒松散。

劣质味精:颗粒大小不一,色发乌、发黄,甚至颗粒成团。

掺假味精:品尝时如果咸味大于鲜味,是掺了食盐;如有苦味,是掺了氯化镁或硫酸镁;如有甜味,是掺了白砂糖;若难以溶解又有冷滑黏糊之感,是掺了木薯粉或石膏粉。

4.食盐

用以下方法可鉴别食盐是否加碘:

(1)手摸。质量较好的精制碘盐颗粒均匀,用手抓捏显松散状,无臭味,入口咸味醇正。假冒碘盐用手抓通常为团状,且不易松散,同时伴有较明显的异味,入口品尝咸中带有苦涩味。

(2)用淀粉检验。在新切开的新鲜红薯或马铃薯上抹撒食盐,切面变蓝是加碘食盐,否则是假冒品。

(3)用新鲜米汤检验。因米汤中含有淀粉,在米汤中加食盐,若变蓝是加碘食盐,否则是假冒品。

(三)鉴别掺假花生油

1.闻气味

用一根筷子或者一个小勺,沾一到两滴油于手心上,两手对搓,搓至手心发热,拿到鼻前闻,如果为纯正花生油,则可以闻到浓郁的花生香味。掺入香精的花生油开始有微微的花生香味,但是随着不断揉搓,这种花生香味会越来越淡。

2. 冷藏法

可利用油的熔点不同来鉴别掺假花生油。常用油的熔点见表6-1。

表 6-1　　　　　　　　　　　　　　常用油的熔点

参数	花生油	大豆油	棕榈油
熔点/℃	约 5	−18	>20

把冰箱冷藏室温度调至 10 ℃左右,将油放进去 10 min 左右,我们从外观可以看到,纯正的花生油有一半已经开始凝固,掺有大量大豆油的花生油只有底部微微有一点凝固,掺入棕榈油的花生油大部分凝固,而且结晶部分为白色的晶体。这样,从外观上我们就可以区分什么是纯正的花生油,什么是掺了大豆油或棕榈油的花生油。

3. 化学法

取 5 滴花生油放于试管中,加 5 滴浓硫酸,在 60 ℃水中放置 15 min,如出现云雾状或块状则可判断有桐油存在。

四、实训考核

本实训考核见表6-2。

表 6-2　　　　　　　　　　　　　　实训一考核表

组别		姓名		时间		得分	
项目		满分		扣分		备注	
实训前准备工作		10					
概念掌握		20					
调味品鉴定		20					
掺假花生油感官鉴别		20					
综合练习		15					
实训态度		15					
总计		100					

实训项目二　鉴别滥用添加剂的食品

一、实训目的

学会运用感官鉴别法鉴定食品是否滥用添加剂。

二、实训要求

1. 掌握视觉鉴别法、嗅觉鉴别法、触觉鉴别法等感官鉴别法的概念,并且能熟练应用感官鉴别法鉴定食品的安全性。

2.鉴定水发食品是否受到污染。

3.识别化肥豆芽。

三、实训内容

(一)辨别加入甲醛的水发食品

"甲醛"的学名是福尔马林,在医学上是用来保存尸体的防腐剂。如果食用少量甲醛,会出现头晕、呕吐、腹泻等症状,过量食用会导致昏迷、休克,甚至死亡。甲醛是强致癌物。

1.感官鉴别

(1)看。用甲醛泡发过的海产品外观虽然鲜亮悦目,但色泽偏红。

(2)闻。会闻到一股刺鼻的异味,掩盖了食品固有的气味。

(3)摸。甲醛泡发过的海产品特别是海参,触摸时手感较硬,而且质地较脆,手捏易碎。

(4)尝。吃在嘴里会感到生涩,缺少鲜味。

不过,凭这些方法并不能完全辨别出水产品是否使用了甲醛。若甲醛用量较少,或者已将海产品加工成熟食品,加入了调味料,就很难辨别了。

2.化学方法鉴别

将品红或硫酸溶液滴入水发食品的溶液中,如果溶液呈现蓝紫色,即可确认浸泡液中含有甲醛。

(二)识别化肥豆芽

1.观察豆芽秆

自然培育的豆芽芽身挺直,秆稍细,芽脚不软且脆嫩,光泽白,而用化肥浸泡过的豆芽芽秆粗壮发水,色泽灰白;自然培育的豆芽根须发育良好,无烂根、烂尖现象,而用化肥浸泡过的豆芽根短、少根或无根;自然培育的豆芽豆粒正常,而用化肥浸泡过的豆芽豆粒发蓝。

2.闻一闻

如果豆芽大量使用了增白剂、保鲜粉等硫制剂,二氧化硫一定会超标。取一小把豆芽用开水烫一下,然后闻一闻,如果有臭鸡蛋味则肯定含有大量的硫制剂,不可食用。

3.摸一摸

折断豆芽秆,看断面是否有水分冒出,无水分冒出的是自然培育的豆芽,有水分冒出的是用化肥浸泡过的豆芽。

四、实训考核

本实训考核见表6-3。

表6-3 实训二考核表

组别		姓名		时间		得分	
项目		满分		扣分		备注	
实训前准备工作		10					
概念掌握		20					

（续表）

项目	满分	扣分	备注
辨别水发食品	20		
识别化肥豆芽	20		
综合练习	15		
实训态度	15		
总计	100		

实训项目三　食品腐败变质鉴别

一、实训目的

通过对常见食物新鲜程度的检验,了解和掌握食品腐败变质的原因、现象及危害,熟悉预防食物腐败变质的有效措施,同时提高个人和家庭的健康知识素养和健康生活水平。

二、实训要求

以学习小组为单位,按照实训内容要求,以书面或幻灯片的形式在规定的时间内完成。幻灯片形式最好是图文并茂,书面形式也可自绘图案或打印图片。

三、实训步骤

1.选择当地市场常见食物若干种,如豆腐、鸡蛋、肉、鱼、罐头、蔬菜等。
2.搜集各种食物的鉴别方法及标准。
3.鉴别检验。依据相关方法及标准,感官鉴别各种食物的新鲜程度。

四、实训考核要求

依据实训过程,写出实训报告。主要内容包括:
1.写出各种食物感官鉴别的方法及标准。
2.总结预防食物变质的有效措施。

章末练习

一、填空题

1.食品污染的来源有生物性污染、物理性污染和 _____ 。

2.寄生虫和虫卵主要是通过 _____ 间接污染食品或直接污染食品。

3.病毒污染主要包括肝炎病毒、脊髓灰质炎病毒和 _____ 。

4.食品包装材料及容器包括:_____、_____、_____、_____、_____、_____ 等。

5.腌制食品中含有较多的硝酸盐和亚硝酸盐,一旦与肉中的二级胺合成亚硝酸胺,可直接导致_____。

6.食品腐败变质是指食品在以_____为主的各种环境因素作用下,其组成成分被分解、_____、_____的一切变化,以及_____所发生的各种变化。

7.食品腐败变质以食品本身的组成和性质为基础,在环境因素的影响下,主要由微生物的作用所引起,是_____、_____与_____三者综合作用的结果。

8.食品腐败变质将引起_____、_____、_____。

9.感官鉴定食品是否腐败变质可以从以下几个方面去辨别:_____、_____、_____、_____。

10.食品腐败变质的控制措施,常用的方法包括:_____、_____、_____、_____等。

11.餐具、饮具和直接盛放的容器,用前必须_____、_____,炊具、用具用后必须洗净,保持清洁。

12.食品生产经营人员应当经常保持_____,生产、销售食品时必须_____,穿清洁的工作服;销售_____食品时,必须使用售货工具。

13.食品仓库不得存放_____和亚硝酸盐等有毒有害物质。

14.沙门氏菌食物中毒多是由_____性食品引起的。

15.副溶血性弧菌食物中毒是我国_____地区常见的食物中毒。

二、判断题

1.食品掺杂掺假也属于食品物理性污染的一种形式。(　　　)

2.有些鱼类、贝类等水产品对某些放射性核素有很强的富集作用,使得该类食品中放射性核素的含量显著超过周围环境中的含量。(　　　)

3.不同的产品对加工过程的要求也不同,杀菌后包装的产品对加工过程的要求较高(如饮用水),非即食产品对加工过程的要求较低(如大米等)。(　　　)

4.聚乙烯(PE)和聚丙烯(PP)属于高毒性物质。(　　　)

5.只要在食品中使用食品添加剂就会对人体健康有损害。(　　　)

6.搪瓷和陶瓷制品包装材料的卫生问题均是含铅量的问题。(　　　)

7.生产食品容器和用具的塑料时可以添加铅盐、钡盐和镉盐稳定剂。(　　　)

8.生产食品容器和食品包装材料可以使用再生塑料。(　　　)

9.各种微生物对食盐浓度的适应性差别较大。嗜盐性微生物如红色细菌、接合酵母属和革兰阳性球菌在食盐质量分数较高(25%以上)的溶液中仍能生长。(　　　)

10.食品生产经营企业和食品摊贩必须先取得卫生行政部门发放的卫生许可证,方可向工商行政部门申请登记。未取得卫生许可证的,不得从事食品生产经营活动。(　　　)

11.在烹饪后至食用前需要较长时间存放的食品,应当在高于60 ℃或者低于10 ℃的条件下存放。需要冷藏的熟制品应当放凉后再冷藏。(　　　)

12.制作凉菜应当符合"五专"要求,即专间、专人、专用工具、专用冷藏设施、专用洗手消毒设施。(　　　)

13.餐饮器具洗刷干净后即可用于盛放直接入口的食品。(　　　)

14.冰箱、冰柜及冷冻库、冷藏库必须设有温度显示装置。(　　　)

15.餐饮用水必须符合《生活饮用水卫生标准》的规定。(　　　)

三、选择题

1. 吧台应按时消毒,每( )小时应用消毒毛巾擦拭吧台、西点陈列柜、工作台。

A. 1　　　　　　　B. 2　　　　　　　C. 3　　　　　　　D. 4

2. N-亚硝基化合物可对多种动物产生( )。

A. 大小便失禁　　　B. 迷幻作用　　　C. 致癌性　　　　D. 致畸性

3. 肉及肉制品发生腐败变质的最主要原因是( )。

A. 微生物污染　　　B. 农药残留　　　C. 使用亚硝酸盐　　D. 加工方法粗糙

4. 花生最易受到( )污染而出现食品卫生问题。

A. 大肠杆菌　　　　B. 肠道致病菌　　C. 霉菌　　　　　D. 酵母菌

5. 黄曲霉毒素主要损害的部位是( )。

A. 神经　　　　　　B. 肝脏　　　　　C. 肾脏　　　　　D. 膀胱

6. 副溶血性弧菌食物中毒的好发食品是( )。

A. 海产品类　　　　B. 奶类　　　　　C. 蛋类　　　　　D. 肉类

E. 农产品类

7. 引起组胺中毒的鱼类为( )。

A. 河豚　　　　　　B. 青皮红肉海产鱼　C. 红肉鱼　　　　D. 内陆湖泊鱼

8. 肉毒梭菌毒素食物中毒是由( )引起的。

A. 肉毒梭菌　　　　　　　　　　　B. 气温过低

C. 肉毒梭菌产生的外毒素　　　　　D. 肉毒梭菌产生的内毒素

9. 使用食品添加剂对人体是( )。

A. 有害的　　　　　B. 合理使用时有益　C. 无害的　　　　D. 说不清楚

10. 我国引起肉毒梭菌中毒最常见的食品是( )。

A. 肉制品　　　　　B. 鱼制品　　　　C. 自制发酵食品　　D. 罐头食品

11. 造成食品放射性污染的原因有( )。

A. 核爆炸试验　　　　　　　　　　B. 核废物排放不当

C. 意外事故核泄漏　　　　　　　　D. 超剂量辐照食品

12. 化学污染来源主要有( )。

A. 农药　　　　　　　　　　　　　B. 工业"三废"

C. 食品添加剂　　　　　　　　　　D. 食品容器与包装材料

13. 防腐剂可分为有机防腐剂和无机防腐剂,其中有机防腐剂包括( )。

A. 苯甲酸钠　　　　B. 山梨酸钾　　　C. 亚硫酸盐　　　D. 亚硝酸盐

14. 香料可分为天然香料、天然等同香料和人造香料三类。其中天然等同香料包括( )。

A. 叶醇　　　　　　　　　　　　　B. 环己基丙酸烯丙酯

C. 二丁基硫醚　　　　　　　　　　D. 肉桂

15. 若食物烹饪方式不当,则食用后会对人体健康造成危害。烧焦了的鱼、肉不宜再食用,因其中含有的( )对人体有极强的致癌作用。

A. 苯并芘　　　　　B. 二噁英　　　　C. 黄曲霉毒素　　D. 亚硝胺

16. 食品生产企业在生产( )时不得添加任何食品添加剂。

A. 酱油　　　　　　　B. 纯牛奶　　　　　　　C. 饮料　　　　　　　D. 火腿

17. 食品生产企业直接用于食品生产加工的水必须符合( )。

A. 矿泉水标准要求　　　　　　　　　B. 纯净水标准要求

C. 生活饮用水卫生标准要求　　　　　D. 蒸馏水标准要求

18. 食品从业人员上岗时应遵守( )等个人卫生要求。

A. 穿清洁的工作服,戴清洁的工作帽　　B. 腹泻、有皮肤伤口感染者不得上岗

C. 不涂指甲油,不佩戴戒指　　　　　　D. 保持手的清洁卫生

19. ( )不会导致食品对人体健康产生危害。

A. 用干冰保藏易变质的食品　　　　　B. 用硫黄熏制白木耳、粉丝等食品

C. 用甲醛浸泡易腐烂的食品　　　　　D. 用含亚硝酸钠的工业用盐腌制食品

20. 食品腐败变质的类型有( )。

A. 腐败　　　　　　　B. 酸败　　　　　　　C. 发酵　　　　　　　D. 发热

四、简答题

1. 什么是食品污染?食品污染对人体的危害有哪些?

2. 污染食品的微生物来源包括哪几方面?

3. 常用食品添加剂有哪些?请列举你平时吃的哪些食品中包含添加剂。

4. 亚硝酸盐的控制措施有哪些?

5. 食品腐败变质的感官鉴定方法有哪些?

6. 引起食物中亚硝酸盐含量增加而发生食物中毒的原因是什么?

7. 简述生豆浆中毒成分及引起中毒的机理、原因及预防措施、表现及治疗措施。

8. 简述如何进行食品销售过程中的卫生管理。

五、案例分析题

1. 某饭店餐饮部经理领了一只新的食品温度计,检查后他确定该温度计能够可靠测量-18~104 ℃的温度。他找到感应部位,把温度计校准,然后兴高采烈地试用新温度计。他先到冷藏间测量生肉温度,测量结果是2~5 ℃。接着他到顾客自助餐柜测量炒鸡蛋的温度,结果是63 ℃。他对餐饮部的食品温度控制情况很满意,因为所有生食品的温度在5 ℃以下,所有熟食品的温度在57 ℃以上。

请问,餐饮部经理的行为有什么问题?结合日常生活中亲历或了解的有关事例,谈谈你对食品卫生和安全的认识。

2. 哈尔滨市血液病研究所统计结果显示,在某年,该所收治的紫癜病患者明显增多。经过对1 400多名患儿跟踪调查和流行病学研究发现,这些患儿都爱吃膨化食品,有的竟以膨化食品代替一日三餐。医生要求这些患儿停吃小食品,并辅以药物治疗,结果90%以上的患儿痊愈或症状减轻。

另据某网站报道,研究人员发现人工食用色素、防腐剂和一些其他的食品添加剂可能会导致儿童患上多动症。他们对多动症儿童进行了相关试验。试验时,被测儿童不知道哪些饮料含添加剂,哪些不含添加剂。研究结果表明,在饮用含添加剂的饮料时,儿童的

破坏性活动明显增加。而一旦停止喝这类饮料，他们的多动症行为就减少了。研究人员根据观察到的结果推断，如果不添加食品添加剂，具有多动症症状的儿童比率将大幅下降。此外，研究人员指出，少用食品添加剂不仅对多动症儿童有益处，而且对正常儿童也有益处。

请问：假如没有食品添加剂，我们的生活会变得怎样？我们应该如何正确认识食品添加剂？

3.许多消费者在超市挑选食品时，喜欢挑选用透明材料包装的食品。其理由是透明包装可以直接看到包装内的食品，这样他们会有一种安全感。

请问这样的做法说明了什么问题？

第七章

食物中毒

第一节　食源性疾病

一、食源性疾病的定义与特征

食源性疾病是指通过摄食方式进入人体内的各种致病因子引起的通常具有感染或中毒性质的一类疾病。食源性疾病包括食物中毒、与食物有关的变态反应性疾病、经食品感染的肠道传染病、人畜共患病、寄生虫病及因摄入某些有毒有害物质而引起的以慢性毒害为主要特征的疾病。食源性疾病的主要特征为：

（一）食物传播

所有的食物中毒都是以食物和水源为载体使致病因子进入机体引起的疾病。

（二）暴发性

一起食源性疾病暴发少则几人，多则成百上千人。在发病形式上，微生物性食物中毒多为集体暴发，潜伏期较长（6～39 h）；非微生物性食物中毒为散发或暴发，潜伏期较短（数分钟至数小时）。

（三）散发性

化学性食物中毒和某些有毒动植物食物中毒多以散发病例出现，各病例间在发病时间和地点上无明显联系，如毒蕈中毒、河豚中毒、有机磷中毒等。

（四）地区性

某些食源性疾病常发生于某一地区或某一人群。例如，肉毒杆菌中毒在中国以新疆地区多见；副溶血性弧菌食物中毒主要发生在沿海地区；霉变甘蔗中毒多发生在北方地区；牛带绦虫病主要发生于有生食或半生食牛肉习俗的地区。

（五）季节性

某些食源性疾病在一定季节内发病率升高。例如，细菌性食物中毒一年四季均可发生，但以夏秋季发病率最高，有毒蘑菇、鲜黄花菜中毒易发生在春夏生长季节，霉变甘蔗中毒主要发生在2—5月。

本章主要介绍食源性疾病分类中的食物中毒。

二、食物中毒

食物中毒是指人摄入了含有生物性、化学性有毒有害物质的食物后或把有毒有害物质当作食物摄入后所出现的非传染性的急性或亚急性疾病，属于食源性疾病范畴。

食物中毒既不包括因暴饮暴食而引起的急性胃肠炎、经食品感染的肠道传染病和寄生虫病，也不包括因一次大量或者长期少量摄入某些有毒有害物质而引起的以慢性中毒为主要特征（如致畸、致癌、致突变）的疾病。

（一）食物中毒的特点

食物中毒的特点因中毒种类不同而有所不同，一般具有以下共同特点：

1.有共同的致病食物,发病范围具有局限性

所有的病人都在相近的时间内食用了某种共同的致病食物,中毒也局限在食用了同一致病食物的人群中。没有进食这种食物的人,即使同桌就餐或同室居住也不发病。停止食用这种有毒食物之后,发病很快停止。

2.潜伏期较短,发病急,病程短,具有爆发性

食用有毒食物后,很多人在短时间内同时或相继发病,症状十分明显,发病人数很快达到高峰,继而逐渐消失。潜伏期一般在 24 h 或 48 h 以内。但整个病程一般不超过 1 周。

3.症状相似

由于致病物质的种类、毒性及侵害器官、作用机制不同,所以中毒的临床表现也各有特点。但总的来说食入同一食物而中毒的病人,其症状极其相似,多数中毒病人呈现急性胃肠炎症状,即腹痛、腹泻、恶心和呕吐等症状。

4.没有人与人之间的直接传染

这是食物中毒与经消化道感染的传染病的重要区别。停止食用有毒食物或污染源被消除后,不再出现新患者,中毒呈一次性爆发,流行曲线常于发病后突然急剧上升又很快下降,形成一个高峰,无传染病所具有的尾端余波。所以,食物中毒的治疗不采取病人隔离措施。

上述这些特点在出现集体食物中毒时比较明显,在个体散发性病例中表现不太明显,故容易被忽视。

(二)食物中毒的类型

根据引起食物中毒的病原物质分类,常见的食物中毒有:

1.细菌性食物中毒

细菌性食物中毒即由于进食被细菌及其毒素所污染的食物而引起的急性疾病。如沙门氏菌、金色葡萄球菌污染食物引起的中毒。

2.有毒动植物食物中毒

有毒动植物食物中毒即食品本身含有有毒成分,误食或因加工、烹调方法不当,未能将毒素除去,致使人食用后发生中毒。有毒动物中毒有由河豚、有毒贝类引起的中毒,有毒植物中毒有由毒蕈、四季豆引起的中毒。

3.化学性食物中毒

有毒化学物质混入食品并达到引起急性中毒的剂量,将会引起食物中毒。如农药中毒、亚硝酸盐中毒等。

4.霉菌毒素食物中毒

食入被大量霉菌毒素污染的食物可引起此类食物中毒。如霉变甘蔗中毒、黄曲霉毒素中毒。

三、食源性疾病的预防措施

(1)避免在没有卫生保障的公共场所进餐。

(2)在有卫生保障的超市或菜市场购买有安全系数的食品。

(3)不喝生水。

（4）避免生、熟食混放，避免混用菜板、菜刀等，防止生熟食交叉污染。

（5）不生食、半生食海鲜及肉类。

（6）重视加工凉拌类和生冷类食品的清洁。

（7）生食瓜果要洗净。

（8）吃剩的饭菜尽量放 10 ℃以下贮藏，食用前要充分加热。

（9）养成饭前便后洗手的良好卫生习惯。

第二节　细菌性食物中毒

细菌性食物中毒是食物中毒中最常见的一类。细菌性食物中毒可分为感染型和毒素型。凡食用含大量病原菌的食物引起的中毒为感染型食物中毒；凡食用由于细菌大量繁殖产生毒素的食物而引起的中毒为毒素型食物中毒。

细菌性食物中毒通常有明显的季节性，在夏、秋季发生较多。引起细菌性食物中毒的食物主要为动物性食品，如肉、鱼、奶、蛋类及其制品。主要表现为急性肠胃炎的症状，发病率较高，但病死率较低。

一、沙门氏菌属食物中毒

沙门氏菌属食物中毒是一种常见的细菌性食物中毒。沙门氏菌属是由一群革兰阴性杆菌组成的能导致人和动物患病的病菌，其中以鼠伤寒沙门氏菌、肠炎沙门氏菌和猪霍乱沙门氏菌最常见。中毒发生的原因主要是食品被沙门氏菌污染，再加上处理不当，未能杀死沙门氏菌。在加工被污染的猪肉及内脏时，常因加热不够或切块太大，食品中心部分仍有存活的细菌，食后可致中毒。

沙门氏菌属食物中毒的发病机理为：大量活的沙门氏菌随食物进入消化道，并在肠道繁殖，以后经肠系膜淋巴组织进入血液循环，出现菌血症，引起全身感染。当细菌被肠系膜、淋巴结和网状内皮细胞破坏时，沙门氏菌体就释放出内毒素，导致人体中毒，并随之出现临床症状。

沙门氏菌属食物中毒的潜伏期最短为 2 h，长者可达 72 h，平均为 12～24 h。主要有三种表现类型，即胃肠型、伤寒型、败血症型。以胃肠型最为常见。前驱症状有寒战、头痛、头晕、恶心与痉挛性腹痛，继之出现呕吐、腹泻、全身酸痛或发热。每天腹泻可达 7～8 次。体温在 38～40 ℃，病程为 3～5 d，多数病人 2～3 d 腹泻停止，体温恢复正常，一般情况好转。严重者，特别是儿童、老年人和体弱者，在脱水、酸中毒、无尿、心力衰竭而抢救不及时的情况下会危及生命。

二、葡萄球菌肠毒素食物中毒

葡萄球菌肠毒素食物中毒是葡萄球菌肠毒素所引起的疾病，其特征为起病急骤，呕吐剧烈伴脱水及虚脱。

葡萄球菌广泛分布于自然界,健康人的皮肤和鼻咽部、皮肤感染者的化脓灶都有该菌存在。该菌为革兰阳性球菌,不耐热,但能耐受干燥和低温。在28~38 ℃生长良好,繁殖的最适宜温度为37 ℃,最适宜 pH 为7.4,含20%~30% CO_2 的条件有利于产生大量肠毒素。肠毒素(外毒素)是一种蛋白质,已知有 A~E 五种抗原型,A 型的毒力最强,食物中毒多由此型所致。该肠毒素耐热性强,一般食品烹调方法不能将其破坏,须在100 ℃条件下保持2 h方可将其破坏。

只随食物摄入活细菌而无葡萄球菌肠毒素不会引起食物中毒,只有摄入达中毒剂量的该菌肠毒素才会致病。肠毒素作用于胃肠黏膜,引起充血、水肿、甚至糜烂等炎症改变及水与电解质代谢紊乱,出现腹泻,同时刺激迷走神经的内脏分支而引起反射性呕吐。

该病潜伏期短,一般为2~5 h,极少超过6 h。起病急骤,有恶心、呕吐、中上腹痛和腹泻症状,以呕吐最为显著。呕吐物可呈胆汁性,或含血及黏液。剧烈呕吐、腹泻常导致虚脱、肌痉挛及严重失水等现象。体温大多正常或略高。一般在数小时至1~2 d内迅速恢复。

三、肉毒梭菌毒素食物中毒

肉毒梭菌毒素食物中毒是由于食入腐败变质、含有肉毒梭菌的肉类食物而发生的一种中毒性疾病。临床上以出现运动中枢神经系统麻痹和延脑麻痹为特征,死亡率很高。

肉毒梭菌广泛分布于自然界中,属厌氧菌,主要存在于腐败变质的尸体、肉类、饲料及罐头中,也可见于家庭自制发酵豆制品和面制品(豆酱、面酱、红豆腐、臭豆腐、豆豉等)中。肉毒梭菌可以产生强烈的外毒素,食入后即可发生中毒。

该病潜伏期为6 h~10 d,一般为1~4 d。病死率较高,治愈后一般无后遗症。

四、副溶血性弧菌食物中毒

副溶血性弧菌食物中毒是由于食用了含有该菌的食物后出现的急性、亚急性疾病。副溶血性弧菌食物中毒是常见的食物中毒,在细菌性食物中毒中占有相当大的比率,临床上以胃肠道症状,如恶心、呕吐、腹痛、腹泻及水样便等为主要症状。副溶血性弧菌引起的食物中毒具有暴发起病(同一时间、同一区域、相同或相似症状、同一污染食物)、潜伏期短(数小时至数天)、有一定季节性(多夏、秋季)等细菌性食物中毒的常见特点。

副溶血性弧菌又称致病性嗜盐菌,广泛生存于近岸海水和鱼贝类食物中,温热地带较多。引起中毒的食物主要为海产品,以墨鱼、虾、贝类最多见,其次为盐渍食品、肉类和咸菜。副溶血性弧菌食物中毒多发于7—9月,沿海地区多发。人群普遍易感,但以青壮年为主。

该病病程为2~4 d,一般预后良好,无后遗症,少数病人会因休克、昏迷而死亡。

五、致病性大肠杆菌食物中毒

致病性大肠杆菌食物中毒是指致病性大肠杆菌引起的细菌性食物中毒。引起中毒的食物有熟肉、剩饭等。肠产毒素性大肠杆菌可引起急性胃肠炎型食物中毒,潜伏期一般为10~24 h,主要表现为食欲不振、腹泻(一日5~10次,无脓血)、呕吐及发热。脱水严重时可发生休克。肠侵袭性大肠杆菌可引起急性菌痢型食物中毒,主要表现为腹痛、腹泻(伴黏液脓血)、里急后重及发热。细菌学和肠毒素检验可确诊。急性菌痢型食物中毒应给予抗生素治疗,其他主要是对症治疗,一般愈后良好。

第三节　有毒动植物食物中毒

有毒动植物食物中毒是指误食有毒动植物或食用方法不当而引起的食物中毒。包括:有毒动物食物中毒,如河豚、贝类、动物甲状腺及肝脏等食用不当而引起的中毒;有毒植物食物中毒,如由毒蕈、木薯、四季豆、发芽马铃薯、山大茴及鲜黄花菜等引起的中毒。

有毒动植物食物中毒具有以下特征:季节性和地区性较明显,这与有毒动物和有毒植物的分布、生长期、成熟期、捕捉期(动物)或采摘期(植物)及人们的饮食习惯等有关;散在性发生,偶然性大;潜伏期较短,大多在数十分钟至十多小时,少数也有超过一天的;发病率和病死率较高,但因有毒动物和有毒植物种类的不同而有所差异。

一、有毒动物食物中毒

(一)河豚中毒

河豚的有毒成分为河豚毒素,是一种神经毒素,可引起中毒的河豚毒素可分为河豚素、河豚酸、河豚卵巢毒素以及河豚肝脏毒素。河豚毒素对热稳定,220 ℃以上才可被分解。河豚的卵巢和肝脏毒性最强,其次为肾脏、血液、眼睛、鳃和皮肤。若河豚死后较久,河豚毒素可渗入肌肉,使本来无毒的肌肉也含有毒。

河豚毒素毒性常随季节变化而有差异,每年 2—5 月为生殖产卵期,毒性最强。6—7 月产卵后,卵巢萎缩,毒性减弱,故河豚中毒多发生于春季。

河豚中毒症状主要有口唇、舌、指尖发麻,眼睑下垂,胃部不适,恶心呕吐,腹痛腹泻,口渴,便血,四肢无力或肌肉麻痹;重者瘫痪,言语不清,声嘶,发绀,呼吸困难,神志不清,休克,最后因呼吸、循环衰竭而死亡。

知识拓展 26
冒险吃河豚危险

(二)鱼类组胺中毒

组胺是组氨酸的分解产物,一般海鱼中的青皮红肉鱼如鲐鲅鱼、竹夹鱼、金枪鱼等鱼体内含有较多的组氨酸。当鱼体不新鲜或腐败时,污染于鱼体的细菌如组胺无色杆菌和摩氏摩根变形杆菌,特别是摩氏摩根变形杆菌可产生脱羧酶,使组氨酸脱羧基形成组胺。一般认为鱼体中组胺超过 200 mg/100 g 时,即可引起中毒。

鱼类组胺中毒是一种类过敏性食物中毒,可能与个人体质的过敏性有关。

组胺中毒的特点为发病快、症状轻、恢复快。自食用至出现中毒的时间一般仅数分钟至数小时,主要症状为面部、胸部及全身皮肤潮红,眼结膜充血,并伴有头晕、头痛、脉快、胸闷、心跳呼吸加快,血压下降,有时可出现荨麻疹,咽喉具烧灼感,个别患者出现哮喘,一般体温正常,1～2 d 内可恢复健康。

三、有毒植物食物中毒

(一)毒蕈中毒

蕈类又称蘑菇,属于真菌植物。毒蕈是指食后可引起中毒的蕈类,目前在我国已知的有 100 种左右,其中毒性很强的有 10 余种,如褐鳞环柄菇、肉褐鳞环柄菇、白毒伞(白帽菌)、毒伞(绿帽菌)、鳞柄白毒伞(毒鹅膏)、秋生盔孢伞(焦脚菌)、包脚黑褶伞、毒粉褶菌(土生红褶菇)、残托斑毒伞、鹿花菌、马鞍蕈等。

毒蕈种类多,毒蕈中毒素成分较复杂,多耐热。毒蕈毒素与中毒症状密切相关,主要的毒素类型有胃肠毒素、神经毒素、溶血毒素、原浆毒素、肝毒素。一种毒蕈可能含有多种毒素,多种毒蕈可能都含有同一种毒素。根据毒蕈中毒的临床表现,大致可分为以下四型,各型间可相互重叠。

1. 胃肠型

胃肠型毒蕈中毒的潜伏期为 0.5～6.0 h。发病时恶心、呕吐、腹痛、剧烈腹泻,严重者可伴有消化道出血,继发脱水、血压下降甚至休克等。

2. 神经精神型

这种致病毒素类似乙酸胆碱的毒蕈碱。神经精神型毒蕈中毒的潜伏期为 1～6 h。临床表现为副交感神经兴奋症状,如多汗、流涎、流泪、瞳孔缩小、呕吐、腹痛、腹泻、脉搏缓慢等。少数病情严重者可出现谵妄、幻觉、惊厥、抽搐、昏迷、呼吸抑制等表现,个别病例因此而死亡。部分中毒者可有周围神经炎表现。

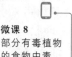
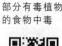

微课 8
部分有毒植物
的食物中毒

3. 溶血型

溶血型毒蕈中毒的潜伏期为 6～12 h。除胃肠道症状外,有溶血性贫血、黄疸、血红蛋白尿、肝脾肿大等临床表现,严重者可导致急性肾衰竭。部分患者血小板减少,皮肤紫癜,甚至呕血或便血等。

4. 中毒性肝炎型

中毒性肝炎型毒蕈中毒的潜伏期为 6～48 h,以中毒性肝损害为突出临床表现,肝大,黄疸,转氨酶升高,严重者伴全身出血倾向,常并发 DIC、肝性脑病。还可发生中毒性心肌炎、中毒性脑病或肾损害等,导致相关器官不同程度出现功能障碍。

(二)含氰苷类植物性食物中毒

含氰苷类植物性食物中毒以苦杏仁引起的最为多见,后果很严重,此外还有苦桃仁、枇杷仁、李子仁、樱桃仁和木薯等。有毒成分为氰苷,在酶或酸的作用下释放出氢氰酸。苦杏仁苷属剧毒,1～3 颗生苦杏仁即可中毒,甚至死亡。含氰苷类植物性食物中毒以散发性为主。

苦杏仁中毒的潜伏期为半小时至数小时,一般为 1～2 h。主要症状为口内苦涩、流涎、头晕、头痛、恶心、呕吐、心慌、四肢无力,继而出现不同程度的呼吸困难、胸闷。有时口内可闻到苦杏仁味。严重者意识不清、呼吸急促、四肢冰冷、昏迷,常发出尖叫。继之意识丧失,瞳孔散大,对光反射消失,牙关紧闭,全身阵发性痉挛,最后因呼吸麻痹或心跳停止而死亡。儿童病死率高。

(三)发芽土豆中毒

发芽土豆中含有茄碱,即龙葵苷(龙葵素),在芽、花、叶中含量较高,在嫩芽中含量尤其高。人食用 0.2~0.4 g 即可导致中毒。食用数十分钟至数小时后,咽部有烧灼感,并出现头晕、胃肠炎症状(恶心、腹泻),严重者可有耳鸣、脱水、发烧、全身抽搐等症状,中毒严重者可发生溶血性黄疸,因心脏和呼吸麻痹而死亡。

(四)四季豆中毒

四季豆中含有皂素,对消化道黏膜有刺激作用,其含有的凝血素还可使身体发生凝血。此外,其中的亚硝酸盐、胰蛋白酶抑制剂也对胃肠有刺激作用。烹饪不当、炒煮未熟透是引起四季豆中毒的原因。从食入到发病的时间一般 2~4 h,主要表现为胃肠炎症状,如恶心、呕吐、腹泻、头痛、四肢麻木,化验可见病人血液中中性粒细胞增多。

知识拓展 27
发芽土豆致学生中毒

(五)鲜黄花菜中毒

鲜黄花菜含有秋水仙碱,在体内可生成二秋水仙碱,这是一种对人体有剧毒的物质。

食用鲜黄花菜前可将其在开水中焯一下,然后用清水充分浸泡、冲洗,使秋水仙碱最大限度地溶于水中,再行烹调。

三、有毒动植物的鉴别实例表

有毒动植物的鉴别实例见表 7-1。

表 7-1　　　　　　　　　有毒动植物的鉴别实例

名称	特征	图片
河豚	体形长、圆,头比较方、扁,有的有斑纹,有的没有斑纹,身体呈黑色。眼睛内陷,半露眼球,上、下齿各有两个形似人牙的牙齿,鳃小而不明显,肚腹为黄白色,背腹有小白刺,鱼体光滑无鳞	
秋刀鱼	体长而纤细,侧扁,头较长,背面平坦,中央有微弱棱线	

（续表）

名称	特征	图片
蛤蟆菌	菌盖色泽艳丽,或呈黏土色,表面黏滑。或菌盖上有附生物,菌柄上有菌环、菌托,但不同品种差异很大。 将可疑蘑菇切成薄片,放在报纸上,挤压出汁液,待汁液晾干后,在汁液的痕迹上滴几滴浓盐酸。如果是毒蘑菇,过20 min左右,在滴过盐酸的汁液处会显现蓝色;如果蘑菇毒素含量较少,汁液的痕迹处会先显现红色,然后逐渐变为蓝色	
苦杏仁	味苦,呈扁心脏形,顶端尖,基部钝圆而厚,左右略不对称。苦杏仁含有毒素	
发芽土豆	土豆失去原有的颜色,出现局部发绿,甚至出现牙眼,或者已经发芽,其中的龙葵碱毒素毒性较强	

第四节　化学性食物中毒

　　化学性食物中毒不是因食物本身具有毒性,而是食物在其生产、加工、保藏、流通及消费过程中,由于某些原因自外部混入食物中的化学性毒物污染所引起的对人体的危害。化学性食物中毒包括亚硝酸盐食物中毒、砷化合物食物中毒、农药中毒以及有毒重金属中毒和非金属中毒。这里介绍前三种。

　　化学性食物中毒的发病特点是:发病快,潜伏期短,多数在数分钟至数小时内发病,少数有超过一天发病的;中毒程度严重,比细菌性食物中毒的病程长;发病率和病死率较高;季节性和地域性不明显;中毒食物无特异性,散发性发病;偶然性较大。

一、亚硝酸盐食物中毒

　　引起亚硝酸盐食物中毒的主要是亚销酸纳。

(一)毒性来源

　　亚硝酸盐食物中毒的毒性来源有:食物变质;腌制蔬菜不当;熟肉加工不当;误食;等等。

（二）症状

发病急速，出现发绀现象，如口唇、舌尖、指尖青紫，全身皮肤青紫，头晕，头疼，乏力，心跳加速，嗜睡或烦躁，呼吸困难，恶心，呕吐，腹痛，腹泻；严重者昏迷，惊厥，大小便失禁，因呼吸衰竭而死亡。

（三）预防

蔬菜应妥善保存；食剩的熟菜不长时间在高温下存放；少吃腌制食品；叶类蔬菜烹饪前用开水焯，避免大量生食；选择合格肉制品。

二、砷化合物食物中毒

砷化合物中毒性最强的是三氧化二砷，俗称砒霜。

（一）毒性来源

砷化合物食物中毒的毒性来源有：误食；蔬菜和水果残留含砷农药；盛放过砷化合物的容器用来盛装食品造成污染；食品工业原料或添加剂中含砷量过高。

（二）症状

潜伏期极短，开始口腔有金属味，口咽部及食道有灼烧感，继有恶心、剧烈呕吐和腹痛、腹泻症状。可出现严重脱水、体温下降、四肢发冷、血压下降，甚至休克，严重者乃至死亡。砷化合物会严重损害人的肾脏和皮肤黏膜。

（三）预防

严格保管盛放过砷化合物的容器；含砷农药用于水果、蔬菜时，应遵守安全间隔期；食品工业所用含砷原料的含砷量不得超过国家标准；饮雄黄酒要少量（雄黄的主要成分是二硫二砷），谨防砷中毒。

三、农药中毒

农药主要是指用以消灭和阻止农作物病、虫、鼠、草害的物质或化合物及卫生杀虫剂等的总称。自 20 世纪 40 年代以来，随着科技的进步和生产的不断发展，人工合成的农药品种日益增多。按照农药化学结构特点，可分为无机农药和有机农药，有机农药又可分为多种，如有机氯、有机砷、有机硫、有机磷等。有机磷农药中主要含甲胺磷、甲基对硫磷等，均为高毒。

（一）毒性来源

农药中毒的毒性来源有：食用被农药污染的蔬菜、水果；误食、自食或投毒。

（二）症状

中毒时头痛、恶心、呕吐、多汗、视力模糊。严重者出现肺水肿、脑水肿、呼吸麻痹、昏迷等临床表现，甚至呼吸衰竭而死亡。

（三）预防

宣传安全使用农药；农药要专人专管，不能与粮食混放；严禁用装农药的容器装粮食；

食品营养与卫生

喷洒农药要严格执行农药国家安全使用标准;蔬菜、水果食用前要洗净,用清水浸泡后再烹制或食用。

第五节　霉菌毒素食物中毒

由于食入霉变食品引起的中毒叫作霉菌毒素食物中毒。这类中毒有些是急性中毒,死亡率极高;有些是慢性中毒,可发生癌变,目前已引起全世界的广泛重视。中毒原因主要是谷物、油料或植物储存过程中生霉,未经适当处理即作为食料,或误食发霉变质食物,也有的是在制作发酵食品时被有毒真菌污染或误用有毒真菌株。发霉的花生、玉米、大米、小麦、大豆、小米和黑斑白薯是引起霉菌性食物中毒的常见食料。常见的霉菌有:曲霉菌,如黄曲霉菌、棒曲霉菌、米曲霉菌、赭曲霉菌;青霉菌,如毒青霉菌、桔青霉菌、岛青霉菌、纯绿青霉菌;镰刀菌,如半裸镰刀霉菌。霉菌毒素中毒是由真菌毒素引起的,由于大多数真菌毒素不能被高温破坏,所以真菌污染的食物虽经高温蒸煮,食后仍可中毒。

一、霉变甘蔗中毒

霉变甘蔗中毒是指食用了霉变的甘蔗引起的急性食物中毒。常发于我国北方地区的初春季节,甘蔗多因冬天保存不当而发霉。霉变甘蔗质软,瓤部比正常甘蔗色深,呈浅棕红色,闻之有轻度霉变味,食之有霉酸酒糟味。

(一)中毒表现

霉变甘蔗中毒潜伏期短,一般在 10 min~17 h 发病,大多食后 2~8 h 发病。中毒症状最初为一时性消化道功能紊乱,如恶心、呕吐、腹痛、腹泻,继之出现神经系统症状,如头痛、头晕、视物模糊、幻视或复视、下肢无力、不能站立等。重者呕吐剧烈,大便呈黑色,血尿,发热,神志恍惚,出现阵发性抽搐,抽搐时头向后仰,四肢强直,两臂后曲,两手均呈鸡爪状,两眼球向上并偏向一侧凝视,瞳孔散大,牙关紧闭,出汗,流口水,意识丧失,继而进入昏迷。病人可死于呼吸衰竭,幸存者则可留下严重的神经系统后遗症,极似大脑炎后遗症,导致终生残疾。

(二)流行病学特点

发病季节多在 2—4 月。发病年龄多为 3~10 岁儿童,且重症病人和死亡者多为儿童。

甘蔗霉变主要是由于在不良条件下经过冬季长期储存所致。甘蔗一般于 11 月运至北方,置地窖、仓库或庭院堆放过冬,次年春季气温回升,微生物大量繁殖,导致堆放的甘蔗变质,食后引起中毒。

(三)预防措施

甘蔗必须成熟后收割,不成熟的甘蔗容易霉变。甘蔗应随割随卖,不要存放。甘蔗存放时间不要过长,并定期对甘蔗进行感官检查,已霉变的甘蔗禁止出售。

第七章　食物中毒

184

（四）中毒救治

目前尚无特殊治疗措施。对早期中毒病人应迅速洗胃或灌肠以排除毒物，并采用对症处理，如保护肝脏和肾脏，纠正水和电解质代谢紊乱以及酸中毒，给予适量镇静剂止痛。疑有脑水肿者，使用脱水剂和激素。重症病人应给予促进脑组织代谢药物。昏迷病人给予苏醒剂。

二、黄曲霉毒素中毒

黄曲霉毒素主要由黄曲霉菌产生，其他曲霉菌和青霉菌也可产生少许。这些真菌主要寄生于花生、玉米、大米、小麦等谷物及油料中，其中花生和玉米最易受污染，一般热带及亚热带地区污染较重。食用被黄曲霉毒素污染的食物可引起中毒。1993 年黄曲霉毒素被世界卫生组织（WHO）的癌症研究机构划定为 I 类致癌物，是一种剧毒物质。黄曲霉毒素主要损害肝脏，肾脏也可受损害。

（一）中毒表现

早期出现胃部不适、腹胀、厌食、呕吐、肠鸣音亢进、过性发热及黄疸等。严重者 2～3 周内出现肝脾肿大、肝区疼痛、皮肤黏膜黄染、腹腔积液、下肢水肿、黄疸、血尿等。也可出现心脏扩大、肺水肿、胃肠道出血、昏迷甚至死亡。

污染食品的黄曲霉毒素主要是黄曲霉毒素 B_1，其毒性有三种临床特征：急性中毒、慢性中毒和致癌性。

急性中毒主要表现为肝损害，出现消化道症状，严重者出现水肿、昏迷乃至死亡。

长期摄入小剂量的黄曲霉毒素则造成慢性中毒。主要变化为肝脏出现慢性损伤，如肝实质细胞变性、肝硬化等。

黄曲霉毒素是目前所知的致癌性最强的化学物质。

（二）预防措施

坚果、花生、粮食等不要储存太久。食物入口前注意查看保质期，过期食物坚决不吃。食用前打开包装确认有无变质，如果明显发霉，坚决不食用。

（三）中毒救治

黄曲霉毒素中毒无特效解毒剂，以对症、保肝等综合治疗为主。主要措施如下：

（1）彻底清除毒物：早期中毒者，可催吐、洗胃或导泻，必要时可灌肠，以促进毒素的排出。

（2）保护肝肾功能：对急性中毒者，给予大剂量维生素 C 及 B 族维生素、能量合剂、葡醛内酯等药物治疗。

（3）对症治疗：解痉镇痛，利尿，纠正水和电解质代谢紊乱，必要时行血液透析治疗。

（4）应用抗真菌药物：如使用两性霉素 B，亦可选用灰黄霉素、制霉菌素等。

三、赤霉病麦中毒

麦类赤霉病别名麦穗枯、烂麦头、红麦头，是麦类的主要病害之一。麦类赤霉病在全世界普遍发生，主要分布于潮湿和半潮湿区域，尤其气候湿润多雨的温带地区受害严重。

从幼苗期到抽穗期都可受害,主要引起苗枯、茎基腐、秆腐和穗腐,其中危害最严重的是穗腐。该病由多种镰刀菌引起,可感染小麦、水稻、玉米等农作物。人食用这种感染谷物后可引起中毒。

（一）中毒表现

赤霉病麦中毒潜伏期一般为十几分钟至半小时,长的可延至 2～4 h。主要症状有恶心、呕吐、腹痛、腹泻、头昏、头痛、嗜睡、乏力,少数病人有发烧、畏寒等症状。症状一般在一天左右,慢的在一周左右自行消失,预后良好。

（二）流行病学特点

麦类赤霉病每年都会发生,一般发生于麦收以后。吃了受病害的新麦可发生中毒,也有因误食库存的被感染的小麦或玉米后引起中毒的。

（三）预防措施

预防麦类赤霉病的关键在于防止麦类、玉米等谷物受到镰刀菌的侵染。主要措施有:加强田间和贮藏间的防菌措施;降低田间水位,改善田间小气候;使用高效、低毒、低残留的杀菌剂;及时脱粒、晾晒,降低谷物水分含量至安全值;库存粮食要勤翻晒,注意通风;及时去除粮食中的病粒或霉粒。

实　训

实训项目　编写食物中毒及预防手册

一、实训目的

通过编写食物中毒及预防手册,了解和掌握预防食物中毒的有关知识,学会指导食品安全生产与销售,提高个人和家庭的健康知识素养和健康生活水平。

二、实训要求

以学习小组为单位,以书面或幻灯片的形式在规定的时间内完成实训内容要求。幻灯片最好图文并茂,书面形式则可自绘图案或打印图片。自学习本项目开始,到学完本项目1～2周内,要求必须完成食物中毒及预防手册的编写。

三、实训步骤与内容

（一）选择题目
可参考的题目有:
（1）幼儿园食物中毒及预防手册。
（2）学校食物中毒及预防手册。
（3）社区食物中毒及预防手册。
（4）敬老院食物中毒及预防手册。

（二）收集资料

实地采访相关人群，收集有关食物中毒材料。

（三）组织材料，完成编写内容

参考内容包括（可根据所选题目从中选取，主要包括发病原因、中毒表现、预防措施）：

1.细菌性食物中毒

（1）沙门氏菌属食物中毒。

（2）葡萄球菌食物中毒。

（3）志贺氏菌食物中毒。

（4）副溶血性弧菌（致病性嗜盐菌）食物中毒。

（5）致病性大肠杆菌食物中毒。

（6）变形杆菌食物中毒。

（7）肉毒梭菌毒素食物中毒。

2.有毒动物食物中毒

（1）河豚中毒。

（2）鱼类组胺中毒（可引起中毒的鱼类包括：竹荚鱼、蓝圆鲹、鲐鱼、扁舵鲣、长鳍金枪鱼、普通金枪鱼、秋刀鱼、鲭鱼、沙丁鱼、青鳞鱼、金钱鱼等）。

（3）贝类中毒（可引起中毒的贝类通常包括蚶子、蚝、蚬、青口、螺、扇贝、紫贻贝、巨石房蛤、巨蛎等）。

（4）其他有毒动物中毒：

①有毒蜜蜂。

②鱼卵中毒（可引起中毒的鱼类包括鳇鱼、石斑鱼、鲶鱼等）。

③鱼肝中毒（可引起中毒的鱼类包括鲨鱼、鲅鱼、旗鱼、鲟鱼等）。

④鱼胆中毒（可引起中毒的鱼类包括草鱼、鲤鱼、鲢鱼、鳙鱼等）。

⑤雪卡毒素中毒（在某些毒鱼肌肉、内脏和生殖腺中，以及某些软体动物体内）。

⑥动物甲状腺中毒。

⑦动物肾上腺中毒。

3.有毒植物食物中毒

（1）毒蕈中毒。

（2）含氰苷类植物中毒（可引起中毒的食物包括杏、桃、李、枇杷等的核仁和木薯）。

（3）发芽马铃薯中毒。

（4）其他植物性食物中毒（可引起中毒的食物包括面豆、生豆浆、菜豆、鲜黄花菜、白果、棉籽油棉酚、蓖麻子、大麻子油、野茴香、苍耳、曼陀罗、毒芹、桐油、火麻仁、乌桕等）。

4.化学性食物中毒

（1）亚硝酸盐食物中毒。

（2）砷化合物食物中毒。

（3）农药中毒（可引起中毒的农药包括有机磷农药、有机汞农药、有机氯农药、有机硫农药、氨基甲酸酯类农药、甲脒类杀虫剂、拟除虫菊酯类农药、有机锡农药、五氯酚、双吡啶除草剂等）。

5.霉菌毒素食物中毒

(1)霉变甘蔗中毒。

(2)黄曲霉毒素中毒。

(3)赤霉病麦中毒。

四、实训考核要求

1.按要求在规定时间内完成预防手册的编写。

2.要求语言简洁,编写内容符合适用人群知识水平及生理、心理特点,篇幅不要太长。

3.为增强手册的可读性,可适当配些图片。

章末练习

一、填空题

1.根据引起食物中毒的病原物质分类,常见的食物中毒有_____、_____、_____和_____。

2._____作用于胃肠黏膜,引起充血、水肿甚至糜烂等炎症改变及水与电解质代谢紊乱,出现腹泻;同时刺激迷走神经的内脏分支而引起反射性呕吐。

3._____又称致病性嗜盐菌,广泛生存于近岸海水和鱼贝类食物中,温热地带较多。

4.河豚的有毒成分为_____,是一种神经毒素,可引起中毒的河豚毒素可分为河豚素、河豚酸、河豚卵巢毒素以及河豚肝脏毒素。

5.含_____类植物性食物中毒以苦杏仁引起的最为多见,后果最严重,此外还有苦桃仁、枇杷仁、李子仁、樱桃仁和木薯等。

6.发芽土豆中含有茄碱,即_____,在芽、花、叶中含量较高,在嫩芽中尤其高。

7.化学性食物中毒不是因食物本身的毒性,而是食物在其生产、加工、保藏、流通及消费过程中,由于某些原因自外部混入食物中的_____污染所引起的对人体的危害。

8.按照农药化学结构特点,农药可分为_____和_____。

9.霉菌毒素中毒是由_____引起的,由于大多数真菌毒素不能被高温破坏,所以真菌污染的食物虽经高温蒸煮,食后仍可中毒。

10.发霉的花生、玉米、大豆等是引起_____的常见食料。

二、单选题

1.沙门氏菌属食物中毒类型不包括(　　　)。

A.胃肠型　　　　　B.伤寒型　　　　　C.败血症型　　　　　D.感染型

2.肠毒素(外毒素)是一种蛋白质,已知有A～E五种抗原型,A型的毒力最强,食物中毒多由此型所致。该肠毒素耐热性强,一般食物烹调方法不能将其破坏,须在(　　)℃下保持2 h方可破坏。

A.80　　　　　　B.100　　　　　　C.120　　　　　　D.150

3.(　　)以运动中枢神经系统麻痹和延髓麻痹为特征,死亡率很高。

A.沙门氏菌属食物中毒　　　　　　　B.葡萄球菌肠毒素食物中毒

C.肉毒梭菌毒素食物中毒　　　　　　D.副溶血性弧菌食物中毒

4.有毒动植物食物中毒不具有以下(　　)特征。

A.季节性和地区性较明显　　　　　　B.散在性发生,偶然性大

C.潜伏期较长　　　　　　　　　　　D.发病率和病死率较高

5.河豚的有毒成分在(　　)中含量最高。

A.卵巢和肝脏　　　　B.肾脏　　　　C.血液　　　　D.皮肤

6.四季豆不含有下列(　　)抗营养素。

A.皂素　　　　　　　B.凝血素　　　　C.胰蛋白酶抑制剂　　D.黄酮

7.化学性食物中毒不包括(　　)。

A.有毒重金属中毒和非金属中毒　　　B.农药中毒

C.亚硝酸盐中毒　　　　　　　　　　D.毒蘑菇中毒

8.化学性食物中毒的发病特点不包括(　　)。

A.发病快,潜伏期短　　　　　　　　B.中毒程度严重

C.发病率和病死率较高　　　　　　　D.季节性和地域性明显

9.砷化合物食物中毒的来源不包括(　　)。

A.蔬菜和水果残留含砷农药

B.用盛放过砷化合物的容器来盛装食品造成污染

C.食品工业原料或食品添加剂中含砷量过高

D.大量喝白酒

10.霉菌毒素中毒不包括(　　)。

A.霉变甘蔗中毒　　B.黄曲霉毒素中毒　　C.赤霉病麦中毒　　D.毒蕈中毒

三、判断题

1.食物中毒包括因暴饮暴食而引起的急性胃肠炎、食源性肠道传染病(如伤寒)和寄生虫病。　　　　　　　　　　　　　　　　　　　　　　　　　　(　　)

2.凡食用由于细菌大量繁殖产生毒素的食物而引起的中毒为毒素型食物中毒。
(　　)

3.引起细菌性食物中毒的食物主要为动物性食品,如肉、鱼、奶、蛋类及其制品。
(　　)

4.当沙门氏菌被肠系膜、淋巴结和网状内皮细胞破坏时,沙门氏菌体就释放出内毒素,导致人体中毒,并随之出现临床症状。　　　　　　　　　　　　　(　　)

5.致病性大肠杆菌食物中毒是指致病性大肠杆菌引起的细菌性食物中毒。可引起中毒的食品有熟肉、剩饭等多种食品。　　　　　　　　　　　　　　　(　　)

6.鱼类组胺中毒是由于食用某些不新鲜的鱼(含有一定量组胺)而引起的类过敏性食物中毒,可能也与个人体质的过敏性有关。　　　　　　　　　　　(　　)

7.毒蕈毒素与中毒症状密切相关,主要的毒物类型有胃肠毒素、神经毒素、溶血毒素、原浆毒素、肝毒素。　　　　　　　　　　　　　　　　　　　　　(　　)

8.鲜黄花菜含有秋水仙碱,在体内可生成二秋水仙碱,这是一种对人体有剧毒的物质。　　　　　　　　　　　　　　　　　　　　　　　　　　　　　（　　）

9.霉变甘蔗质软,瓤部比正常甘蔗色深,呈浅棕红色,闻之有轻度霉变味,食之有霉酸酒糟味。　　　　　　　　　　　　　　　　　　　　　　　　　　　　　（　　）

10.霉菌毒素中毒是由真菌毒素引起的,由于大多数真菌毒素会被高温破坏,所以真菌污染的食物经过高温蒸煮就不会中毒。　　　　　　　　　　　　　　　　（　　）

四、简答题

1.简述食物中毒的概念。

2.哪些动植物可引起食物中毒?

3.亚硝酸盐食物中毒的预防措施有哪些?

4.农药中毒的预防措施有哪些?

5.如何预防霉变甘蔗中毒?

6.如何预防黄曲霉毒素中毒?

五、案例分析题

1.细菌性食物中毒具有明显的季节性,多发生在气候炎热的夏季,这是由于一方面高温适合微生物生长繁殖,另一方面人体肠道的防御机能下降,易感性增强。细菌性食物中毒发病率高,病死率低,我国每年发生的细菌性食物中毒事件占食物中毒事件总数的30%~90%,中毒人数占食物中毒总人数的60%~90%。

分析:(1)夏季易引起细菌性食物中毒的食物有哪些?

(2)夏季如何预防细菌性食物中毒?

2.河豚在我国有40多种,其特点是有4个板状门齿,腮牙无腮盖,无第一背鳍,嘴小,体裸无鳞,呈圆桶形,前粗后细。河豚有剧毒,其毒素为神经毒素。人体中毒后发病潜伏期短,病死率高。中毒后口唇发麻,恶心呕吐,无力,酒醉步态,甚者四肢麻木等。曾有报道5条小河豚毒死过6人。将河豚用高温(121℃)蒸汽处理2h后,仍不能去除鱼毒。

分析:(1)如何预防河豚中毒?

(2)河豚中毒应如何急救?

3.2016年2月9日下午1时许,某公司职工食堂发生一起77人集体食物中毒的事件。经卫生监督检查部门现场流行病学调查,并结合患者临床表现及实验室检验结果,依据《食物中毒诊断标准及技术处理总则》,判定该事件是由食用混有有毒野生牛肝菌(大脚菇)引起的食物中毒事件。中毒的原因是该食堂工作人员食品安全卫生意识较差,购买了植物性有毒食品——野生牛肝菌(大脚菇)。

分析:你认为该食堂今后应采取哪些措施预防食物中毒?

第八章

食品卫生管理

要点提示 >>>

1.食品原料的卫生管理

2.食品加工过程的卫生管理

3.餐饮环境的卫生管理

4.餐饮从业人员的卫生管理

学习目标 >>

目标1　掌握食品原料的卫生管理

目标2　掌握食品加工过程的卫生管理

目标3　掌握餐饮环境的卫生管理

目标4　掌握餐饮从业人员的卫生管理

能力培养 >>

具备食品卫生管理的基本能力

第一节　餐饮从业人员的卫生管理

一、与食品卫生有关的疾病

《餐饮业和集体用餐配送单位卫生规范》要求:从业人员应按照《中华人民共和国食品卫生法》的规定,每年至少进行一次健康检查,必要时接受临时检查。新参加或临时参加工作的人员,应经健康检查,取得健康合格证明后方可参加工作。凡患有细菌性痢疾、伤寒、病毒性肝炎等消化道传染病(包括病原携带者),活动性肺结核,化脓性皮肤病以及其他有碍食品卫生的疾病的,不得从事接触直接入口食品的工作。

(一)细菌性痢疾

细菌性痢疾简称菌痢,是由痢疾杆菌引起的以腹泻为主要症状的肠道传染病。临床表现为发热、腹痛、腹泻、里急后重、脓血样大便。急性发作时可出现高热,并出现感染性休克症状。该病常年散发,夏秋多见,是我国的多发病之一。

细菌性痢疾主要经口感染,常因饮食不洁而引起。痢疾杆菌存在于病人及带菌者的肠道内,随着粪便排出体外造成传染,如污染食物、饮用水、用具及玩具等。接触了痢疾杆菌的手,再接触其他用品或食物,也会造成细菌性痢疾的传播。此外,苍蝇的带菌率很高,易污染食物、用具等,是细菌性痢疾的重要传播媒介。

对细菌性痢疾的传播应采取有效控制传染源、切断传播途径等综合防治措施。早期发现应及时隔离治疗。选择适当的药物,坚持足够的疗程。对于患者使用过的用具应进行消毒处理,可用沸水浸泡或用1%的漂白粉澄清液浸泡。

(二)伤寒

伤寒是由伤寒杆菌引起的急性肠道传染病,多发生于夏秋季节。伤寒杆菌随着病人和带菌者的粪便排出体外,通过污染水源、食物,或经过苍蝇、蟑螂的传播,经口进入人体引起发病。

伤寒典型的临床表现有持续高热、腹部不适、肝脾肿大、白细胞低下,部分病人有玫瑰疹和相对缓脉。

(三)病毒性肝炎

病毒性肝炎是由多种不同肝炎病毒引起的一类以肝脏损害为主的传染病。病毒性肝炎传染性强,传播途径复杂,传播范围广泛,其中以甲、乙型肝炎感染率最高。

甲型肝炎的传染源为急性病人和感染者,经消化道传染。乙型肝炎的传染源是急、慢性乙型肝炎患者和乙型肝炎病毒携带者,传播途径主要有四种,即:血液、血液制品等传播;母婴围产期传播(母婴垂直传播);医源性传播;密切接触传播。

病毒性肝炎的预防应采取以切断传播途径为重点的综合性措施。预防甲型肝炎要重点抓好水源保护、饮水消毒、食品卫生、粪便管理等工作,以切断传播途径。预防乙型肝炎重点在于防止通过血液和密切接触传播。对学龄前儿童和密切接触者,应接种乙肝疫苗。

(四)肺结核

肺结核是由结核杆菌引起的肺部感染性疾病。人与人之间的呼吸传播是本病传染的主要方式。其主要临床表现有全身疲乏、失眠、盗汗、午后潮热、咳嗽、咳痰、咯血、胸痛及呼吸困难等。

肺结核的防治除了做好预防接种外,治疗原发病是重要措施之一。

(五)化脓性皮肤病

化脓性皮肤病的致病菌一般为化脓性链球菌和葡萄球菌,为常见病,农村发病率高于城市,儿童发病率高于成人。化脓性皮肤病主要有脓疱病、深脓疱病两种类型,主要症状有水疱、脓疱等。人体对化脓性细菌无先天的永久性免疫,故可反复感染。

感染者应注意皮肤卫生,防止扩大感染,根据病情轻重酌情给予抗生素或磺胺类药物治疗,局部可涂抹对症药膏。同时要增加营养,增强身体抵抗力。

二、餐饮从业人员的个人卫生管理

(1)餐饮从业人员必须持有效健康检查证明及食品卫生知识培训合格证上岗。

(2)餐饮从业人员如出现发烧、咳嗽、头痛等症状,应立即报告医务室,及时诊治,离岗休息。出现发烧、咳嗽、腹泻或皮肤化脓感染等症状的要立即调离食品加工制售岗位。

(3)餐饮从业人员上岗时应做到不戴饰物,不留长指甲,不涂指甲油,不吸烟或嚼口香糖,不穿拖鞋,不随地吐痰、乱扔废弃物。养成勤洗手的习惯,保持手的清洁卫生。

餐饮从业人员在下列情况下必须洗手、消毒:加工直接入口食品前应洗手或用消毒药水浸泡消毒,加工时间过长时,中间应随时洗手;处理食品原料后应洗手;接触与食品加工无关的物品后应洗手;上厕所后应洗手。

(4)餐饮从业人员要勤洗澡,勤理发(男员工),勤换工作衣、工作帽。工作时把头发全部置于帽内,以免头发和头皮屑落入食品中。加工、售卖直接入口食品时,必须戴口罩,口罩要每天更换或清洗消毒。

第二节　食品的卫生管理

一、食品原料采购、运输、验收过程中的卫生管理

食品原料的采购、运输和验收过程中的卫生管理是食品卫生管理的首要环节,这个环节工作质量的高低,直接影响着食品原料的卫生质量,也将影响食品加工全过程的卫生质量。因此,食堂及餐饮部门必须认真抓好这一环节的卫生管理。食品原料采购、运输、验收过程中的卫生管理重点要抓好以下几个方面的工作:

(1)食品及原料应组织定点生产,定点供应,不得采购不符合要求的原料及食品。

（2）主管部门和食品卫生监督机构应加强对定点单位的监督管理，严格检验和验收制度。

（3）采购食品时首先要对食品进行感官方面的鉴定，检查食品的色、香、味及外观形态。食品采购人员要具有丰富的实践经验，掌握感官鉴定的基本方法，对食品采购质量严格把关。

《中华人民共和国食品安全法》第三十四条规定：禁止生产经营下列食品、食品添加剂、食品相关产品：（一）用非食品原料生产的食品或者添加食品添加剂以外的化学物质和其他可能危害人体健康物质的食品，或者用回收食品作为原料生产的食品；（二）致病性微生物、农药残留、兽药残留、生物毒素、重金属等污染物质以及其他危害人体健康的物质含量超过食品安全标准限量的食品、食品添加剂、食品相关产品；（三）用超过保质期的食品原料、食品添加剂生产的食品、食品添加剂；（四）超范围、超限量使用食品添加剂的食品；（五）营养成分不符合食品安全标准的专供婴幼儿和其他特定人群的主辅食品；（六）腐败变质、油脂酸败、霉变生虫、污秽不洁、混有异物、掺假掺杂或者感官性状异常的食品、食品添加剂；（七）病死、毒死或者死因不明的禽、畜、兽、水产动物肉类及其制品；（八）未按规定进行检疫或者检疫不合格的肉类，或者未经检验或者检验不合格的肉类制品；（九）被包装材料、容器、运输工具等污染的食品、食品添加剂；（十）标注虚假生产日期、保质期或者超过保质期的食品、食品添加剂；（十一）无标签的预包装食品、食品添加剂；（十二）国家为防病等特殊需要明令禁止生产经营的食品；（十三）其他不符合法律、法规或者食品安全标准的食品、食品添加剂、食品相关产品。

禁止采购以上国家法律明令禁止生产经营的食品、食品添加剂和食品相关产品。

（4）在采购食品时，每批食品必须索取卫生合格证或化验单，做到证货同行。购买国外进口食品必须看中文说明书，看不清或没有中文说明书不能采购。

（5）运输食品的车辆必须保持清洁、防尘、防晒、防蝇。生熟食品分车运输，易腐食品冷藏运输。防止运输过程中交叉污染。

（6）灌肠类熟制品、豆制品等必须按需订购，当天采购当天用完。

（7）购货和验收人员应身体健康，讲究个人卫生，熟悉本企业的业务，具备相关产品的知识以及对食品原料、半成品和成品的真假、质地好坏、新鲜程度、卫生状况的判断能力。购进鲜活原料时，尽量与厂家或专业户挂钩，实行定质、定时、定量进货，确保原料新鲜。熟悉验收所使用的工具、设备以及表格，讲究个人品德和职业道德。

二、食品储存过程中的卫生管理

（一）食品原料库房卫生管理

（1）库房内各种原料、调料、油及备品必须分区域存放，不得混放。各类食品原料设置明显标志，有异味或易吸潮的应密封保存或分库存放，易腐食品要及时冷藏、冷冻保存。

（2）米、面、豆类食品原料存放时，必须码垛并垫离地面高 30 cm 以上，离墙面的距离在 15 cm 以上。

（3）食品原料仓库不得存放霉变、生虫和过期食品原料，不得存放有毒有害物品。

（4）各种调味品、干制品存放时要分类上架并做到摆放有序、有标志。

（5）食品原料仓库实行专用，设有防鼠、防蝇、防潮、防霉、通风的设施及措施，并运转正常。

（6）食品原料仓库应经常开窗通风，定期清扫，保持干燥和清洁。

（7）建立仓库进出库专人验收登记制度，做到勤进勤出，先进先出，定期清仓检查，防止食品过期、变质、霉变、生虫，及时清理不符合卫生要求的食品原料。

（二）半成品和成品贮藏的卫生管理

（1）贮存半成品和成品的场所、设备应当保持清洁，无霉斑、鼠迹、苍蝇、蟑螂，不存放有毒、有害物品（如杀鼠剂、杀虫剂等）及个人生活用品。

（2）半成品和成品应当分类、分架存放，距离墙壁、地面均在 10 cm 以上，并定期检查，变质和过期时应及时清除。

（3）半成品和成品冷藏、冷冻的温度应分别符合冷藏和冷冻的温度范围要求。

①冷藏、冷冻时应做到原料、半成品、成品严格分开，不在同一冰室内存放。冷藏、冷冻柜（库）应有明显区分标志，最好设置外显式温度（指示）计，以便于对冷藏、冷冻柜（库）内部温度进行监测。

②半成品和成品在冷藏、冷冻柜（库）内贮藏时，为确保食品中心温度达到冷藏或冷冻的温度要求，不得堆积、挤压存放。

③用于贮藏半成品和成品的冷藏、冷冻柜（库），应定期除霜、清洁和维修，以确保冷藏、冷冻的温度达到要求。

第三节 食品加工过程中的卫生管理

一、厨房的卫生管理

（一）食品粗加工间卫生要求

（1）粗加工是指各种荤、素食品原料加工烹调成食品的第一道工序。食品粗加工应有固定的场所，属于污染区，与餐厅应有一定间距。所有原、辅料粗加工前必须经过检验，不合格的原、辅料不得进行粗加工。

（2）择洗、解冻、加工工艺流程必须合理，各工序必须严格按照操作规程和卫生要求进行，确保食品不受污染。

（3）加工间的地面、墙裙应为不透水材料，地面及排水沟有一定的坡度，下水道通畅，便于冲洗排水。加工用具、容器、设备必须经常清洗，保持清洁，直接接触食品的加工用具、容器、设备必须消毒。

（4）工作人员穿整洁工作衣，戴工作帽，保持个人卫生。

（5）加工间防尘、防蝇设施齐全并正常使用。

（二）切配间卫生要求

（1）切配间必须保持整洁、卫生。

知识拓展 28
食堂卫生管理
制度

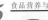

(2)案台、砧板、水池洁净,无异物,无异味。

(3)不锈钢水斗内外必须保持清洁、光亮。

(4)盛放生熟食品、荤素食品的容器要分开使用,每次使用后应洗刷干净,用前消毒。

(三)烹调间卫生要求

(1)不选用、不切配、不烹调、不出售腐败变质、有毒有害的食品。

(2)块状食品务必充分加热,烧熟煮透,防止外熟内生。

(3)隔餐及外购熟食回锅要彻底加热后再供应。

(4)炒菜、烧煮食品勤翻动。

(5)不用勺品味,食品容器不落地存放。

(6)工作结束后,调料加盖,做好工具、容器、灶上灶下、地面墙面的清洁卫生工作。

(7)具备能盛放一个餐次的密闭垃圾容器,并做到班产班清。

(四)冷盆间卫生要求

(1)冷盆间操作前必须开启紫外线灯消毒并保持 20 min。

(2)非冷盆间工作人员不得无故入内。冷盆间操作人员必须做到两次更衣,戴帽子、口罩、一次性手套。

(3)操作前必须新配两盆水,即消毒水、去污水,用来消毒、擦洗工作台、刀具、砧板、餐具等。

(4)冰箱每日清理,干净无积水,生熟原料分开存放。

(5)冰箱内食品摆放整齐,并用保鲜膜遮盖。

(6)冷盆间严禁放私人物品及杂物,包括茶杯等。

(7)冷盆间餐具不得混用,由相关部门做好标记后发放,专间使用。制作冷荤凉菜必须做到五专:专间;专人;专用冷藏设施;专用公用器具(容器、刀、墩、抹布);专用清洗、消毒设施。

(8)地面保持干爽,无杂物。

(五)清洗间卫生要求

(1)洗碗机内外光洁,无尘,机内无积水,无杂物,无油迹。碗碟分类入柜并保持干净,破损碗碟不入柜。

(2)冲碗池洁净,无油迹杂物,柜架洁净,柜架上所摆放的东西整齐有序。

(3)菜筐无油污,无烫痕。

(4)食物残渣、蔬菜老叶及时收进垃圾桶内。

(5)保持地面干燥洁净,物品摆放合理整齐。

(六)面点房卫生要求

(1)各种设备完好无损,无粉渣,无腐臭味。

(2)炉灶及油烟机罩保持干净,无油垢。

(3)各种用品用具清洁,定点归位。

(4)面粉桶、粥桶无污垢。

(5)地面干净无残渣,无积水。

二、厨具设备的卫生管理

(一)加工原料的厨具、设备的卫生管理

厨具包括刀、砧板和容器等,设备包括果汁机、食物搅拌机和切菜机等。由于它们与生料直接接触,受微生物污染的可能性较高,因而对这些厨具、设备的洗涤和消毒非常重要。

1.刀

加工生食和熟食使用的刀具应分开,避免生、熟食交叉污染。最好每周磨刀一次,至少每个月一次。

不常使用的刀保持干燥,涂上橄榄油(或色拉油)以防锈,再包好收藏。

2.砧板

木质砧板新使用前可涂上盐水或浸于盐水中几分钟,使木质发生收缩作用,使其更坚硬牢固。

使用后应用洗涤剂清洗,再用消毒液浸渍,之后再用热水烫或在阳光下曝晒,以起到杀菌作用。最好让砧板两面均能接触风面,使其自然干燥。熟食、生食应使用不同砧板,如果砧板痕迹太多,最好刨平再用。

3.容器

不同容器附着的污物不同,洗涤方法也不同。洗涤后必须将洗涤剂冲洗干净,再以热水、蒸气或次氯酸钠消毒。若以次氯酸钠消毒,之后应以饮用水冲洗,最后使其干燥。对金属容器尤其应当注意用后保持干燥,因为金属容器易被次氯酸钠腐蚀,若有水分残留易生锈。塑料容器吸水性低,材质软,易损伤,受损部分易附着食品残渣而成为微生物的生长场所,因此在清洗时应小心。塑料容器耐热性差,不能用高温来消毒杀菌,最好以次氯酸钠或其他化学方法消毒。

4.食物搅拌机和切菜机等

食物搅拌机和切菜机等使用后应立即进行清洁,清洁部分包括背部、轴部、拌打轴、基座,清洁后将其烘干。

5.果汁机

(1)在玻璃容器内加清水或温水(40 ℃),并加少许清洁剂,约旋转 10 s,使容器清洗干净,然后拆开零件洗净,除去水分晾干,收存。

(2)刮刀不可浸水,应在水龙头下冲洗。

(3)不可用化学洗剂(如酒精)清洗机身,以免造成表面变色或涂料剥落。

(4)注意不要将水洒在基座上,因电动机和开关沾水容易发生故障。

(二)烹调设备和器具的卫生管理

对于这类设备和器具的卫生要求主要是控制不良气味的产生。油垢和食物残渣在高温时不仅会产生异味,还会影响设备和器具的使用寿命。

1.炉灶

用抹布蘸取热的清洁水去除灶及台面油脂,再用干净抹布擦干。表面烧焦物用硬刷

刮除。热源开关采用湿布擦拭。火焰长度参差不齐时,可将炉嘴卸下,用铁刷刷除铁锈或用细钉穿通焰孔。

2.烤箱

打开烤箱门,用蘸有厨房专用清洁剂的泡棉或抹布去除内部污渍,用干净湿润抹布擦净,再用干抹布擦干。烤箱底部有烧焦物时,将烤箱加热再冷却,使坚硬物炭化,然后用长柄金属刮刀刮除干净。烤箱外部可用湿抹布清洁。

3.微波炉

烹调完毕,应迅速用湿抹布擦拭。不可使用锐利的金属刷刷洗,也不可使用喷式玻璃清洁剂、化学清洗剂等擦拭,以免使机体失去光泽或造成锈蚀。

4.油烟机

应定期清理油烟机管上的油渍。油烟机罩应每日清洁。

5.油炸器具

油炸锅可以用长柄刷擦洗,然后放入适量水和半杯醋,煮沸 5 min,再次进行擦洗,最后用水冲净并烘干。油温温度计使用后应用中性清洁剂洗净,用柔软干抹布擦干。

(三)冷藏设备的卫生管理

1.冰箱

冰箱每周应至少清理一次。各类食物应用塑料袋包装或加盖冷藏,以防止其水分蒸发,并减少异味挥发。食物要冷却加盖才能放进冰箱,且要留有空间使冷气流通。冰箱内最好放置冰箱脱臭器,消除特殊食品的气味,净化内部空气。

2.冷冻柜

冷冻柜不可在太阳下直晒。冷冻柜内温度应保持在 −18 ℃以下。食品应分小量包装后放入。内部有冰时应及时清除。

第四节　餐饮企业食品销售管理及场地卫生管理

一、食品销售管理

(1)从事食品销售应有卫生许可证,从业人员持有当年有效的健康证及培训合格证方能上岗。

(2)不销售过期、标志不全的食品。产品说明书不标注夸大或虚假的宣传内容。进口食品必须有中文标识,标明原产国及国内经销商或代理商的名称和地址。

(3)销售需低温保存的食品应有冷藏设施,散装饮料由专人销售,有专用杯及消毒设施。

（4）食品陈列要分类存放，生熟食分开，做到防蝇、防尘、防鼠、防潮。

（5）销售直接入口食品前应先洗手消毒，并使用售货夹，用无毒、清洁的包装材料包装。

（6）食品销售做到先进先售，定期检查食品有无过期。

（7）销售定型包装食品商标上应有品名、厂名、厂址、生产日期、保质期等内容，进货时向供方索取食品卫生监督机构出具的检验报告单。

二、场地卫生管理

（一）餐厅的卫生管理

1.餐厅卫生制度

（1）保持个人卫生。

（2）餐厅内的桌、椅、工作台及电话机应保持清洁。

（3）地面保持清洁，无杂物。

（4）食物的摆放符合卫生标准。

（5）排菜员要严格检查即将上桌菜点的卫生质量。

（6）餐具的摆放必须符合卫生标准。

2.餐具卫生管理

餐具一般用陶瓷、搪瓷、玻璃、不锈钢、塑料、竹木等材料加工而成，陶瓷、搪瓷、不锈钢等材料中的重金属含量应符合国家卫生标准。餐具每次使用后必须消毒，洗涤和消毒实行"四过关"，即一洗、二刷、三冲、四消毒。常用的消毒方法有：煮沸消毒、蒸气消毒、消毒剂消毒。常用的消毒剂有 $1‰ \sim 2‰$ 漂白粉、$0.2‰$ 新洁尔灭溶液、$1‰$ 高锰酸钾溶液、$2‰$ 过氧乙酸溶液。

（1）陶瓷、搪瓷、玻璃、不锈钢餐具。这类餐具用后应用餐具洗涤剂擦洗，再用清水刷洗、冲净，然后分类消毒，分别放在橱柜内或固定的地方，用洁布盖好。

（2）塑料制餐具。这类餐具不能用热水烫，不宜长期用来盛放油、盐、醋等食品。

（3）竹木制餐具。这类餐具主要包括碗、筷等，每次用后都要煮沸消毒。

3.食品供应卫生管理

（1）供应管理

①烹调好的食品的存放：烹调好的食品应当在配餐间存放。烹调后至食用时超过 2 h 的，应当在高于 65 ℃或低于 10 ℃的条件下存放。

②分餐：应在配餐间进行。

③剩余食品的存放：须冷藏，冷藏时间不超过 24 h。

④隔夜、隔餐食品处理：在确认没有变质的情况下，经高温彻底加热后方可供食用。

（2）禁止供应的食品

①生毛蚶、生泥蚶、生魁蚶等水产品。

②炝虾、醉虾、醉蟹、醉螃蟹等水产品。

③超过保质期的食品。

④变质、霉变、腐败、虫蛀及有毒有害食品。

⑤卫生法律法规禁止供应的其他食品。

（3）留样制度

当日供应的各种菜肴应当分别在冰箱内留样48 h，每种菜肴留样量为100～200 g，并做好留样记录。

样品应采集操作过程中的或加工终止时的食品，不得特殊制作。留样容器应专用并经消毒，确保清洁，样品应密闭保存在留样容器里。

（4）送餐的卫生要求

保证包装容器的清洁卫生，防止盛装和运输过程中的污染，并尽量缩短食品的存放时间。用大容器盛装食品时，要特别注意容器的洗刷消毒。一次性饭盒要密封，防止食物受到污染。冷热食品不能装在同一盒内。运输车辆应清洁卫生。

 小·知识

自助餐厅的卫生管理

（1）菜点在供应前和供应过程中应用盖遮挡，以防受灰尘、苍蝇和顾客打喷嚏、咳嗽等的污染。

（2）凉菜、冷食在供应前应放在冰箱里，要控制冷菜的上菜时间，尤其是大型宴会活动的冷菜。

（3）菜点不要过早装入盘中，要在顾客需要时装盘。

（4）不可用手直接接触食物。

（5）每次使用的分菜工具要确保清洁，不同口味、色泽的菜肴，要使用不同的分菜工具。

（6）服务员工作时不能以手掩面咳嗽、打喷嚏及吸烟、抓头、摸脸等。

（二）酒吧的卫生管理

1.酒吧日常工作卫生要求

（1）所有水果类饮料要盛装在容器内并覆盖上保鲜膜，不要暴露在空气中；罐头（芦荟、亚达积、椰果等）应在开启后倒在容器内并覆盖上保鲜膜；乳类饮料在开启后2 h内不能喝完的应放入冷藏柜；红豆、西米类的饮料要盖上盖子保鲜。

（2）随时保持工作区域的清洁，刀具、食品夹、勺子及各种容器固定位置放置（定位内容包括摆放方向、角度、位置，定位原则是方便取用、不妨碍其他物品的使用、人工效应最省）。吧台员工要养成随时随地做卫生的习惯，物品、工具、设备随用随清洁。

（3）用具要专物专用，如取用冰块要用指定的勺子，吧台舀红豆、糖水等的勺子不能拿入厨房舀汤。

（4）吧台按时消毒，每2 h应用消毒毛巾擦拭吧台、西点陈列柜、工作台（指处理水果和碎冰的工作台。

2. 设施设备卫生要求

消毒柜、冰柜要及时清洁,冰柜内部要及时除霜;墙上的各种物品(如招牌、挂钟等)要保持清洁;水池要清洁无污物;地板无油腻,在必要的地方铺设地毯;垃圾箱外表要干净,箱内垃圾要及时处理;墙壁、玻璃的卫生状况要保持良好。

3. 物料卫生要求

各种食品原料要准备充足,放置位置恰当;碗、筷、碟等充足,按规程进行消毒和保洁,点菜单要干净;消毒毛巾要准备充足,消毒液的浓度要符合要求。

4. 环境卫生要求

定期检查是否有虫、鼠害;经常检查灭蝇灯是否正常工作;经常检查空调的风向和温度是否适宜。

(三)宴会厅的卫生管理

1. 环境卫生标准

(1)地面清洁无杂物,桌椅洁净无浮尘,门窗无油渍,餐厅内四壁无尘,顶壁无蜘蛛网,保持清洁、舒适的就餐环境。

(2)垃圾桶要加盖,随时清理垃圾、杂物,垃圾要一餐一清,一日一清。厅内不摆放杂物、空酒瓶及私人用品。

(3)洗手间空气清新,无异味,清洁明亮。

(4)采取有效措施,消灭苍蝇、老鼠和蟑螂等。

2. 操作卫生标准

(1)服务员使用的抹布、垫布每天要洗干净,用开水浸烫,托盘等工具要保持清洁。

(2)工作时,避免触摸头发或面孔,禁止对着食品、顾客咳嗽、打喷嚏,不随地吐痰,不吸烟,不在顾客面前掏耳、剔牙、打哈欠、抠鼻子。

(3)撤换餐具、杯具、烟灰缸时要使用托盘。

(4)服务过程中手指不可接触到食物,亦不可碰触杯口、刀尖、筷子前端及汤匙的入口端。

(5)餐桌上摆放公用餐具。

(6)在上手抓菜或需要用手去壳的菜肴之前,上洗手盅,同时上小毛巾。

(7)不随地丢弃废纸,不乱放茶杯、餐具等。

(8)在服务过程中留心就餐顾客,一旦发现病患者,对其使用的餐具要单独收拾、重点消毒。

3. 餐具、酒具卫生标准

(1)餐具、酒具要严格依照洗刷、消毒的程序进行,一洗、二刷、三冲、四消毒,然后再密封包装。

(2)餐具无油腻感,无污渍,无水迹,盘面无手印。

(3)酒具应擦亮,无污渍,无水迹,杯体无手印。

实 训

实训项目 餐饮企业的卫生管理调查

一、实训目的

通过对餐饮企业的卫生调查,了解和掌握相关卫生管理制度,巩固预防食物污染与中毒的有关知识,正确地指导食品安全生产与销售。

二、实训要求

以学习小组为单位,以书面或幻灯片的形式在规定的时间内完成调查报告。幻灯片最好图文并茂,书面形式则可自绘图案或打印图片。

三、实训步骤与内容

(一)选择当地某几个餐饮单位,如餐馆、酒店、酒吧、快餐店、饮料屋等。

(二)收集资料。实地调查餐饮单位在食品存放、制作、销售等环节的卫生管理情况。

(三)组织材料,完成编写内容。编写时参考以下内容:

1.餐饮单位是否有卫生许可证。

2.从业人员是否有健康证。

3.餐饮单位相关卫生管理制度是否健全。

4.餐饮单位卫生管理制度的执行情况如何。

5.餐饮单位是否存在食品安全隐患。

四、实训考核要求

按要求在规定时间内完成调查报告的编写,并展示交流。

章末练习

一、填空题

1.病毒性肝炎是由多种不同肝炎病毒引起的一类以肝脏损害为主的传染病。病毒性肝炎传染性强、传播途径复杂、传播范围广泛,其中以_____型、_____型肝炎感染率最高。

2.食品验收制度要求食品采购人员具有丰富的实践经验,掌握_____,对食品采购质量严格把关。

3._____是指将荤、素食品原料加工烹调成各种食品的第一道工序。

4.塑料制器皿耐热性差,不能用高温来消毒杀菌,因此这类制品最好以_____或其他化学方法消毒。

5.冷冻柜不可在太阳下直晒,冷冻柜内温度应保持在_____℃以下,食品应分小量包装后放入。

6.餐具一般用陶瓷、搪瓷、玻璃、不锈钢、塑料、竹木等材料加工而成,陶瓷、搪瓷、不锈钢等材料中的_____应符合国家卫生标准。

7.餐具每次使用后必须消毒,洗涤和消毒实行"四过关",即_____。

8.制作冷荤凉菜必须做到五专:_____。

9.餐饮企业要建立仓库进出库专人验收登记制度,做到_____。

10.在采购食品时,每批食品必须索取_____,做到证货同行。

二、单选题

1.患有(   )疾病者可以从事接触直接入口食品的工作。

A.细菌性痢疾、伤寒、病毒性肝炎等消化道传染病(包括病原携带者)

B.活动性肺结核

C.渗出性皮肤病以及其他有碍食品卫生疾病的

D.感冒

2.《餐饮业和集体用餐配送单位卫生规范》中要求:从业人员应按《中华人民共和国食品安全法》的规定,每年至少进行(   )健康检查,必要时接受临时检查。

A.一次　　　　　　B.二次　　　　　　C.三次　　　　　　D.四次

3.乙型肝炎的传染源是急、慢性乙型肝炎患者和乙型肝炎病毒携带者,传播途径不包括(   )。

A.母婴围产期传播(母婴垂直传播)　　　B.医源性传播

C.密切接触传播　　　　　　　　　　　D.呼吸途径

4.(   )是食品卫生管理的首要环节。

A.食品原料的采购　　　　　　　B.食品原料的运输

C.食品原料的验收　　　　　　　D.食品原料的粗加工

5.禁止生产经营的食品不包括(   )。

A.腐败变质、油脂酸败、霉变生虫、污秽不洁、混有异物、掺假掺杂或者感官性状异常的食品

B.病死、毒死或者死因不明的禽、畜、兽及水产动物的肉类及其制品

C.未经动物卫生监督检验机构检疫或者检疫不合格的肉类

D.有农药的蔬菜、水果

6.餐饮器具洗涤后必须将洗涤剂冲洗干净,不可以用(   )消毒。

A.热水　　　　　　B.蒸汽　　　　　　C.次氯酸钠　　　　D.小苏打

7.烹调好的食品应当在配餐间存放。烹调后至食用时间超过2 h的,应当在(   )的条件下存放。

A.高于65 ℃或低于10 ℃　　　　　B.高于55 ℃或低于20 ℃

C.高于75 ℃或低于30 ℃　　　　　D.高于8 ℃或低于40 ℃

8.食品供应后剩余的须冷藏,冷藏时间不得超过(   )。

A.12 h　　　　　　B.24 h　　　　　　C.36 h　　　　　　D.48 h

9.吧台应按时消毒,每( )h应用消毒毛巾擦拭吧台、西点陈列柜、工作台。

A.1　　　　　B.2　　　　　C.3　　　　　D.4

10.宴会服务在上手抓菜或需要用手去壳的菜肴之前,上洗手盅,同时上( )。

A.花瓣　　　　B.小毛巾　　　　C.餐叉　　　　D.牙签

三、判断题

1.伤寒是由伤寒杆菌引起的急性肠道传染病,多发生于冬季。 （ ）

2.人与人之间的呼吸传播是肺结核传染的主要方式。 （ ）

3.餐饮从业人员出现发烧、咳嗽、腹泻或皮肤化脓感染等症状时要立即调离食品加工、制售岗位。 （ ）

4.食品冷藏、冷冻贮藏应做到原料、半成品、成品严格分开,可以在同一冰室内存放。 （ ）

5.食品在冷藏、冷冻柜(库)内贮藏时,应做到植物性食品、动物性食品和水产品分类摆放。 （ ）

6.盛放菜的容器和盛放生熟食品、荤素食品的容器可以不分开使用,每次使用后应洗刷干净,用前消毒。 （ ）

7.冰箱要每日清理,隔夜剩菜可以回炉加工,冰箱干净无积水,原料要生、熟分升。 （ ）

8.砧板宜分熟食、生食使用,如果砧板痕迹太多,最好刨平再用。 （ ）

9.食品卫生监督管理制度是由政府卫生行政部门规定的。 （ ）

10.餐饮用水必须符合国家规定的《生活饮用水卫生标准》。 （ ）

四、简答题

1.细菌性痢疾如何预防?

2.食品库房卫生如何管理?

3.什么是食品留样制度?有哪些具体规定?

4.酒吧日常工作卫生要求有哪些?

5.送餐的卫生要求有哪些?

6.餐具卫生管理要求有哪些?

五、分析题

1.自助餐厅如何进行卫生管理?

2.食品销售过程中如何做好卫生管理?

参 考 文 献

[1] 葛可佑.中国营养师培训教材.北京:人民卫生出版社,2005.

[2] 王尔茂.食品营养与卫生.北京:科学出版社,2007.

[3] 靳国章.饮食营养与卫生.北京:中国旅游出版社,2004.

[4] 卢一.烹饪营养学.成都:四川人民出版社,2003.

[5] 田克勤.食品营养与卫生.大连:东北财经大学出版社,2007.

[6] 胡国华.食品添加剂应用基础.北京:化学工业出版社,2005.

[7] 章建浩.食品包装技术.北京:中国轻工业出版社,2000.

[8] 刘士伟,王林山.食品包装技术.北京:化学工业出版社,2008.

[9] 包大跃.食品安全危害与控制.北京:化学工业出版社,2006.

[10] 安部司.食品真相大揭秘.天津:天津教育出版社,2008.

[11] 杜雅纯.食品卫生学.北京:中国轻工业出版社,1997.

[12] 凌强.食品营养与卫生安全.北京:旅游教育出版社,2006.

[13] 中国卫生部.食物中毒事故处理办法.北京:中国法制出版社,2000.

[14] 中国卫生部.餐饮业和集体用餐配送单位卫生规范.北京:中国法制出版社,2005.

[15] 中国营养学会.中国居民膳食营养素参考摄入量.北京:中国轻工业出版社,2000.

[16] 中国营养学会.中国居民膳食指南(2016).北京:人民卫生出版社,2016.

[17] 中国就业培训技术指导中心编写组.公共营养师.北京:中国劳动社会保障出版社, 2007.

[18] 中国劳动社会保障部教材办公室.营养配餐员.北京:中国劳动社会保障出版社, 2003.

[19] 聂宏,蒋希成.中医食疗药膳学.西安:西安交通大学出版社,2017.

[20] 隋海涛.营养膳食与食疗保健.北京:中国轻工业出版社,2017.

附　录

附表 1　中国居民膳食能量、蛋白质的推荐摄入量（RNI）及脂肪和碳水化合物的供能比

年龄		能量				蛋白质		脂肪占能量百分比	碳水化合物占能量百分比
		RNI/MJ		RNI/kcal		RNI/g			
		男	女	男	女	男	女		
0～		0.4/kg		95/kg		1.5～3.0/kg		45%～50%	
0.5～								35%～40%	
1～		4.60	4.40	1 100	1 050	35	35	30%～35%	
2～		5.02	4.81	1 200	1 150	40	40		
3～		5.64	5.43	1 350	1 300	45	45		
4～		6.06	5.85	1 450	1 400	50	50		
5～		6.70	6.27	1 600	1 500	55	55		
6～		7.10	6.70	1 700	1 600	55	55		2 岁以下的婴儿除外，碳水化合物应提供总能量的 55%～65%
7～		7.53	7.10	1 800	1 700	60	60	25%～30%	
8～		7.94	7.53	1 900	1 800	65	65		
9～		8.36	7.94	2 000	1 900	65	65		
10～		8.80	8.36	2 100	2 000	70	65		
11～		10.04	9.20	2 400	2 200	75	75		
14～		12.13	10.04	2 900	2 400	85	80		
18～	轻体力活动	10.04	8.80	2 400	2 100	75	65	20%～30%	
	中体力活动	11.30	9.62	2 700	2 300	80	70		
	重体力活动	13.38	11.30	3 200	2 700	90	80		
	孕妇 孕早期						＋5		
	孕妇 孕中期		＋0.84		＋200		＋15		
	孕妇 孕晚期		＋0.84		＋200		＋20		
	乳母		＋2.09		＋500		＋20		
50～	轻体力活动	9.62	7.94	2 300	1 900	75	65		
	中体力活动	10.87	8.36	2 600	2 000	80	70		
	重体力活动	13.00	9.20	3 100	2 200	90	80		
60～	轻体力活动	7.94	7.53	1 900	1 800	75	65		
	中体力活动	9.20	8.36	2 200	2 000	75	65		
70～	轻体力活动	7.94	7.10	1 900	1 700	75	65		
	中体力活动	8.80	7.94	2 100	1 900	75	65		
80～		7.94	7.10	1 900	1 700	75	65		

附表2　　中国居民膳食矿物质和维生素的推荐摄入量(RNI)和适宜摄入量(AI)

营养素		年龄									孕妇			乳母
		0～	0.5～	1～	4～	7～	11～	14～	18～	50～	早期	中期	晚期	
钙/mg(AI)		300	400	600	800	800	1 000	1 000	800	1 000	800	1 000	1 200	1 200
磷/mg(AI)		150	300	450	500	700	1 000	1 000	700	700	700	700	700	700
钾/mg(AI)		500	700	1 000	1 500	1 500	1 500	2 000	2 000	2 000	2 500	2 500	2 500	2 500
钠/mg(AI)		200	500	650	900	1 000	1 200	1 800	2 200	2 200	2 200	2 200	2 200	2 200
镁/mg(AI)		30	70	100	150	250	350	350	350	350	400	400	400	400
铁/mg(AI)	男	0.3	10	12	12	12	16	20	15	15	15	25	35	25
	女						18	25	20					
碘/μg(RNI)		50	50	50	90	90	120	150	150	150	200	200	200	200
锌/mg(RNI)	男	1.5	8.0	9.0	12.0	13.5	18.0	19.0	15.0	11.5	11.5	16.5	16.5	21.5
	女						15.0	15.5	11.5					
硒/μg(RNI)		15	20	20	25	35	45	50	50	50	50	50	50	65
铜/mg(AI)		0.4	0.6	0.8	1	1.2	1.8	2	2	2				
氟/mg(AI)		0.1	0.4	0.6	0.8	1.0	1.2	1.4	1.5	1.5				
铬/μg(AI)		10	15	20	30	30	40	40	50	50.0				
锰/mg(AI)									3.5	3.5				
钼/μg(AI)				15	20	30	50	50	60	60				
维生素A/ μg RE*(RNI)	男	400	400	500	600	700	700	800	800	800	800	900	900	1200
	女							700	700	700				
维生素D/μg(RNI)		10	10	10	10	10	5	5	5	10	5	10	10	10
维生素E/mg α-TE*		3	3	4	5	7	10	14	14	14	14	14	14	14
维生素B$_1$/ mg(RNI)	男	0.2**	0.3**	0.6	0.7	0.9	1.2	1.5	1.4	1.3	1.5	1.5	1.5	1.8
	女							1.2	1.3	1.3				
维生素B$_2$/ mg(RNI)	男	0.4**	0.5**	0.6	0.7	1.0	1.2	1.5	1.4	1.4	1.7	1.7	1.7	1.7
	女							1.2	1.2	1.4				
维生素B$_6$/mg(AI)		0.1	0.3	0.5	0.6	0.7	0.9	1.1	1.2	1.5	1.9	1.9	1.9	1.9
维生素B$_{12}$/μg(AI)		0.4	0.5	0.9	1.2	1.2	1.8	2.4	2.4	2.4	2.6	2.6	2.6	2.8
维生素C/mg(RNI)		40	50	60	70	80	90	100	100	100	100	130	130	130
泛酸/mg(AI)		1.7	1.8	2.0	3.0	4.0	5.0	5.0	5.0	5.0	6.0	6.0	6.0	7.0
叶酸/μgDFE*(RNI)		65**	80**	150	200	200	300	400	400	400	600	600	600	500
烟酸/mg NE*(RNI)	男	2**	3**	6	7	9	12	15	14	13	15	15	15	18
	女							12	13					
胆碱/mg(AI)		100	150	200	250	300	350	450	500	500	500	500	500	500
生物素/μg(AI)		5	6	8	12	16	20	25	30	30	30	30	30	35

注:RE*为视黄醇当量;α-TE*为α-生育酚当量;NE*为烟酸当量;DFE*为膳食叶酸当量;

　　0.2**、0.3**、0.4**0.5**、65**、80**、2**、3**为适宜摄入量(AI)。

附表 3 　　　　　　　　　　某些微量营养素的可耐受最高摄入量(UL)

营养素		年龄									孕妇	乳母
		0~	0.5~	1~	4~	7~	11~	14~	18~	50~		
钙/mg				2 000	2 000	2 000	2 000	2 000	2 000	2 000	2 000	2 000
磷/mg				3 000	3 000	3 000	3 500	3 500	3 500	3 500▲	3 000	3 500
镁/mg				200	300	500	700	700	700	700	700	700
铁/mg		10	30	30	30	30	50	50	S0	50	60	50
碘/mg						800	800	800	1 000	1 000	1 000	1 000
锌/mg	男			13	23	23	28	37	42	45	37	35	35
	女							34	35	37	37		
硒/μg		55	80	120	180	240	300	360	400	400	400	400
铜/mg				1.5	2.0	3.5	5.0	7.0	8.0	8.0		
氟/mg		0.4	0.8	1.2	1.6	2.0	2.4	2.8	3.0	3.0		
铬/mg				200	300	300	400	400	500	500		
锰/mg									10	10		
钼/mg				80	110	160	280	280	350	350		
维生素 A/μg RE					2 000	2 000	2 000	2 000	3 000	3 000	2 400	
维生素 D/μg					20	20	20	20	20	20	20	20
维生素 B₁/mg					50	50	50	50	50	50		
维生素 C/mg		400	500	600	700	800	900	1 000	1 000	1 000	1 000	1 000
叶酸/μg DFE					300	400	400	600	800	1 000	1 000	1 000
烟酸/mg NE					10	15	20	30	30	35	35	
胆碱/mg		600	800	1 000	1 500	2 000	2 500	3 000	3 500	3 500	3 500	3 500

注:60 岁以上的磷的 UL 为 3 000 μg。

附表 4

食物成分表

食物名称	可食部分/%	能量/kcal	水分/g	蛋白质/g	脂肪/g	膳食纤维/g	碳水化合物/g	胆固醇/mg	总维生素A/μgRAE	胡萝卜素/μg	硫胺素(VB$_1$)/mg	核黄素(VB$_2$)/mg	尼克酸(烟酸)(VPP)/mg	维生素C/mg	维生素E/mg	钙/mg	钠/mg	铁/mg	锌/mg	硒/μg
大黄米(黍子)	100	356	11.3	13.6	2.7	3.5	71.1	—	—	—	0.30	0.09	1.40	—	1.79	30	1.7	5.7	3.05	2.31
稻米(代表值)	100	346	13.3	7.9	0.9	0.6	77.2	—	0	—	0.15	0.04	2.00	0	0.43	8	1.8	1.1	1.54	2.83
籼米(优标)	100	350	12.8	8.3	1.0	0.5	77.3	0	0	0	0.13	0.02	2.60	0	0.19	8	1.2	0.5	1.60	6.90
籼稻(红)	64	348	13.4	7.0	2.0	2.0	76.4	0	0	0	0.15	0.03	5.10	0	0.19	—	22.0	5.5	3.29	3.12
挂面(标准粉)	100	348	12.4	10.1	0.7	1.6	76.0	0	0	—	0.19	0.04	2.50	0	1.11	14	150.0	3.5	1.22	9.90
黑米	100	341	14.3	9.4	2.5	3.9	72.2	0	0	—	0.33	0.13	7.90	0	0.22	12	7.1	1.6	3.80	3.20
花卷	100	214	45.7	6.4	1.0	1.5	45.6	0	0	—		0.02	1.10	0	—	19	95.0	0.4	Tr	6.17
黄米	100	351	11.1	9.7	1.5	4.4	76.9	0	0	—	0.09	0.13	1.30	0	4.61	—	3.3	—	2.07	—
馒头(标准粉)	100	236	40.5	7.8	1.0	1.5	49.8	0	0	—	0.05	0.07	—	0	0.86	18	165.2	1.9	1.01	9.70
米饭(蒸,代表值)	100	116	70.9	2.6	0.3	0.3	25.9	—	0	0	0.02	0.03	1.90	—	—	7	2.5	1.3	0.92	0.40
馒头(富强粉)	100	235	40.3	7.1	1.3	—	50.9	0	0	0	0.12	0.02	0.79	0	Tr	58	165.0	0.4	0.21	2.66
面条(富强粉)(切面)	100	277	29.0	8.9	0.4	—	60.7	0	0	0	0.07	0.02	1.10	0	Tr	24	11.5	0.4	0.12	2.34
面条(煮,富强粉)	100	107	72.7	3.9	0.4	—	22.8	0	0	0	0.02	0.01	0.56	0	Tr	4	26.9	0.2	0.10	1.16
面条(标准粉)(切面)	100	283	29.7	8.5	1.6	1.5	59.5	0	0	0	0.35	0.10	3.10	0	0.47	13	3.4	2.6	1.07	0.40
籼米饭(蒸)	100	117	70.1	3.0	0.4	—	26.4	0	0	0	0.01	0.01	1.70	0	Tr	6	1.7	0.1	0.14	1.13
粳米饭(蒸)	100	118	70.6	2.6	0.3	0.2	26.2	0	0	0	Tr	0.03	2.00	0	—	7	3.3	2.2	1.36	0.40
籼米粉(干,细)	100	346	12.3	8.0	0.1	0.1	78.3	0	—	0	0.03	—	0.20	0	—	—	5.9	1.4	2.27	3.44
粳米粥	100	46	88.6	1.1	0.3	0.1	9.9	0	0	0	Tr	0.03	0.20	0	—	7	2.8	0.1	0.20	0.20
糯米(江米)	100	350	12.6	7.3	1.0	0.8	78.3	0	—	—	0.11	0.04	2.30	0	1.29	26	1.5	1.4	1.54	2.71
紫红糯米(血糯米)	100	346	13.8	8.3	1.7	1.4	75.1	0	—	—	0.31	0.12	4.20	0	1.36	13	4.0	3.9	2.16	2.88
荞麦	100	335	13.0	9.3	2.3	6.5	73.0	0	2	20	0.28	0.16	2.20	0	4.40	47	4.7	6.2	3.62	2.45

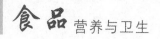
（续表）

食物名称	可食部分/%	能量/kcal	水分/g	蛋白质/g	脂肪/g	膳食纤维/g	碳水化合物/g	胆固醇/mg	总维生素A/μgRAE	胡萝卜素/μg	硫胺素(VB$_1$)/mg	核黄素(VB$_2$)/mg	尼克酸(烟酸,VPP)/mg	维生素C/mg	维生素E/mg	钙/mg	钠/mg	铁/mg	锌/mg	硒/μg
青稞	100	342	12.4	8.1	1.5	1.8	75.0	0	0	0	0.34	0.11	6.70	0	0.96	113	77.0	40.7	2.38	4.60
烧饼（加糖）	100	298	25.9	8.0	2.1	2.1	62.7	0	—	—	0.01	0.01	1.10	0	0.39	51	62.5	1.6	0.36	12.16
小麦粉（标准粉）	100	362	9.9	15.7	2.5	—	70.9	0	0	—	0.46	0.05	1.91	0	0.32	31	3.1	0.6	0.20	7.42
小麦粉（代表值）	100	359	11.2	12.4	1.7	0.8	74.1	0	0	0	0.20	0.06	1.6	0	0.66	28	14.1	1.4	0.69	7.10
馒头（标准粉）	100	236	40.5	7.8	1.0	1.5	49.8	0	0	0	0.05	0.07	—	0	0.86	18	165.2	1.9	1.01	9.70
稻米（代表值）	100	346	13.3	7.9	0.9	0.6	77.2	0	0	0	0.15	0.04	2.0	0	0.43	8	1.8	1.1	1.54	2.83
小麦胚粉	100	403	4.3	36.4	10.1	5.6	44.5	0	0	0	3.50	0.79	3.70	0	23.20	85	4.6	0.6	23.40	65.20
小米	100	361	11.6	9.0	3.1	1.6	75.1	0	8	100	0.53	0.10	1.50	0	3.63	41	4.3	5.1	1.87	4.74
小米粥	100	46	89.3	1.4	0.7	—	8.4	0	—	—	0.02	0.07	0.90	0	0.26	10	4.1	1.0	0.41	0.30
薏米（薏仁米·苡米）	100	361	11.2	12.8	3.3	2.0	71.1	0	—	—	0.22	0.15	2.00	0	2.08	42	3.6	3.6	1.68	3.07
油饼	100	403	24.8	7.9	22.9	2.0	42.4	—	—	—	0.11	0.05	—	0	13.72	46	572.5	2.3	0.97	10.60
烤麸	100	121	68.6	20.4	0.3	0.2	9.3	0	—	—	0.04	0.05	1.20	—	0.42	30	230.0	2.7	1.19	—
荞麦面	100	391	8.8	13.7	8.6	—	67.7	0	—	—	0.20	0.09	0.29	0	0.39	40	1.8	3.8	2.18	2.90
玉米（白,干）	100	352	11.7	8.8	3.8	8.0	74.7	0	—	—	0.27	0.07	2.30	0	8.23	10	2.5	2.2	1.85	4.14
玉米（黄,干）	100	348	13.2	8.7	3.8	6.4	73.0	0	—	—	0.21	0.13	2.50	0	3.89	14	3.3	2.4	1.70	3.52
玉米（鲜）	46	112	71.3	4.0	1.2	2.9	22.8	0	8	100	0.16	0.11	1.80	16	0.46		1.1	1.1	0.90	1.63
玉米笋（罐头）（白）	100	16	93.0	1.1	0.2	4.9	4.9	0	3	40				0		6	170.9	0.1	0.33	0.80
玉米面（白）	100	352	13.4	8.0	4.5	6.2	73.1	0	—	—	0.34	0.06	3.00	0	6.89	12	0.5	1.3	1.22	1.58
玉米面（黄）	100	350	11.2	8.5	1.5	—	78.4	0	3	40	0.07	0.04	0.80	0	0.98	22	2.3	0.4	0.08	2.68
玉米糁（黄）	100	326	12.5	7.4	1.2	0.3	78.7	—	—	—	0.03	0.03	0.76	0	0.96	49	1.7	0.2	0.05	1.09
米饭（蒸）（代表值）	100	116	70.9	2.6	0.3	0.3	25.9	—	—	—	0.02	0.03	1.90	—	—	7	2.5	1.3	0.92	0.40

（续表）

食物名称	可食部分/%	能量/kcal	水分/g	蛋白质/g	脂肪/g	膳食纤维/g	碳水化合物/g	胆固醇/mg	总维生素A/μgRAE	胡萝卜素/μg	硫胺素(VB₁)/mg	核黄素(VB₂)/mg	尼克酸(烟酸·VPP)/mg	维生素C/mg	维生素E/mg	钙/mg	钠/mg	铁/mg	锌/mg	硒/μg
豌豆黄	100	138	63.7	7.5	0.6	2.2	26.7	—	5	30	0.04	0.04	1.70	—	2.91	141	151.7	5.1	2.71	1.06
蚕豆（去皮）	100	347	11.3	25.4	1.6	2.5	58.9	0	25	300	0.20	0.20	2.50	—	6.68	54	2.2	2.5	3.32	4.83
蚕豆（带皮）	93	326	11.5	24.6	1.1	10.9	59.9	0	4	50	0.13	0.23	2.20	—	4.90	49	21.2	2.9	4.76	4.29
豆腐（内酯）	100	50	89.2	5.0	1.9	0.4	3.3	0	—	—	0.06	0.03	0.30	Tr	3.26	17	6.4	0.8	0.55	0.81
豆腐（南豆腐）	100	87	83.6	5.7	5.8	—	3.9	0	—	—	0.06	0.02	Tr	Tr	5.72	113	3.1	1.2	0.43	1.23
豆腐（北豆腐）	100	116	78.6	9.2	8.1	—	3.0	0	—	—	0.05	0.02	0.11	Tr	8.40	105	7.3	1.5	0.74	2.46
豆腐干（香干）	100	152	69.2	15.8	7.8	0.8	5.1	0	3	40	0.04	0.03	0.30	—	15.85	299	234.1	5.7	1.59	3.15
豆腐干（熏干）	100	154	67.5	15.8	6.2	0.3	8.8	0	1	10	0.03	0.01	1.00	—	7.03	173	232.7	3.9	1.80	8.90
豆腐花（豆腐粉）	100	401	1.6	10.0	2.6	Tr	84.3	0	21	250	0.02	0.03	0.40	—	5.00	175	Tr	3.3	0.75	1.70
豆腐脑（老豆腐）	100	15	96.7	1.9	0.8	Tr	0	0	—	—	0.04	0.02	0.40	—	10.46	18	2.8	0.9	0.49	Tr
豆腐皮	100	447	9.4	51.6	23.0	—	12.5	0	23	280	0.22	0.12	0.91	Tr	46.55	239	7.4	11.7	4.08	2.26
豆腐丝	100	203	58.4	21.5	10.5	1.1	6.2	0	3	30	0.04	0.12	0.50	—	9.76	204	20.6	9.1	2.04	1.39
豆浆	100	31	93.8	3.0	1.6	—	1.2	0	—	—	0.02	0.02	0.14	Tr	1.06	5	3.7	0.4	0.28	Tr
豆奶（豆乳）	100	30	94.0	2.4	1.5	Tr	1.8	5.0	—	—	0.02	0.06	0.30	—	4.50	23	3.2	0.6	0.24	0.73
红豆沙（去皮）	100	244	37.9	4.5	0.1	1.8	57.1	0	—	—	0.02	0.02	—	—	2.69	19	26.3	1.1	0.60	0.41
腐竹	100	461	7.9	44.6	21.7	1.0	22.3	0	—	—	0.13	0.07	0.80	—	27.84	77	26.5	16.5	3.69	6.65
黑豆（黑大豆）（干）	100	401	9.9	36.0	15.9	10.2	33.6	—	3	30	0.20	0.33	2.00	—	17.36	224	3.0	7.0	4.18	6.79
红豆馅	100	256	35.9	4.8	3.6	7.9	55.1	—	—	—	0.04	0.05	1.70	—	9.17	2	3.3	1.0	0.89	0.71
黄豆（大豆）	100	390	10.2	35.0	16.0	15.5	34.2	0	18	220	0.41	0.20	2.10	—	18.90	191	2.2	8.2	3.34	6.16
黄豆粉	100	432	6.7	32.7	18.3	7.0	37.6	—	32	380	0.31	0.22	2.50	—	33.69	207	3.6	8.1	3.89	2.47
豇豆（干）	100	336	10.9	19.3	1.2	7.1	65.6	—	5	60	0.16	0.08	1.90	—	8.61	40	6.8	7.1	3.04	5.74

（续表）

食物名称	可食部分/%	能量/kcal	水分/g	蛋白质/g	脂肪/g	膳食纤维/g	碳水化合物/g	胆固醇/mg	总维生素A/μgRAE	胡萝卜素/μg	硫胺素（VB₁）/mg	核黄素（VB₂）/mg	尼克酸（烟酸，VPP）/mg	维生素C/mg	维生素E/mg	钙/mg	钠/mg	铁/mg	锌/mg	硒/μg
绿豆（干）	100	329	12.3	21.6	0.8	6.4	62.0	—	11	130	0.25	0.11	2.00	—	10.95	81	3.2	6.5	2.18	4.28
绿豆面	100	341	9.6	20.8	0.7	5.8	65.8	—	8	90	0.45	0.12	0.70	—	—	134	3.3	8.1	2.68	10.58
干张（百页）	100	262	52.0	24.5	16.0	1.0	5.5	—	3	30	0.04	0.05	0.20	—	23.38	313	20.6	6.4	2.52	1.75
青豆（青大豆）（干）	100	398	9.5	34.6	16.0	12.6	35.4	—	66	790	0.41	0.18	3.00	—	10.09	200	1.8	8.4	3.18	5.62
素鸡	100	194	64.3	16.5	12.5	0.9	4.2	—	5	60	0.02	0.03	0.40	—	17.80	319	373.8	5.3	1.74	6.73
炸素虾	100	582	3.4	27.6	44.4	2.7	19.3	—	—	—	0.04	0.02	1.60	—	50.79	251	1440.0	6.3	2.49	4.30
素鸡丝卷	100	197	63.5	11.2	13.7	5.6	10.1	—	3	30	0.03	0.04	0.50	—	27.72	103	—	6.0	1.52	2.29
素什锦	100	177	65.3	14.0	10.2	2.0	8.3	—	—	—	0.07	0.04	0.50	—	9.51	174	475.1	6.0	1.25	2.80
豌豆	100	334	10.4	20.3	1.1	10.4	65.8	—	42	250	0.49	0.14	2.40	—	8.47	97	9.7	4.9	2.35	1.69
小豆（红，红小豆）	100	324	12.6	20.2	0.6	7.7	63.4	—	7	80	0.16	0.11	2.00	—	14.36	74	2.2	7.4	2.20	3.80
油豆腐	100	245	58.8	17.0	17.6	0.6	4.9	—	3	30	0.05	0.04	0.30	—	24.70	147	32.5	5.2	2.03	0.63
芸豆（干，白）	100	315	14.4	23.4	1.4	9.8	57.2	—	—	—	0.13	0.26	2.40	—	6.16	—	—	—	—	—
扁豆（鲜）	91	41	88.3	2.7	0.2	2.1	8.2	—	13	150	0.04	0.07	0.90	13.0	0.24	38	3.8	1.9	0.72	0.94
蚕豆（鲜）	31	111	70.2	8.8	0.4	3.1	19.5	—	26	310	0.37	0.10	1.50	16.0	0.83	16	4.0	3.5	1.37	2.02
刀豆	92	40	89.0	3.1	0.3	1.8	7.0	—	18	220	0.05	0.07	1.00	15.0	0.40	49	8.5	4.6	0.84	0.88
豆角	96	34	90.0	2.5	0.2	2.1	6.7	—	17	200	0.05	0.07	0.90	18.0	2.20	29	3.4	1.5	0.54	2.16
发芽豆	83	131	66.1	12.4	0.7	1.3	19.4	—	—	—	0.30	0.17	2.30	4.0	2.80	41	3.9	5.0	0.73	0.32
荷兰豆	88	30	91.9	2.5	0.3	1.4	4.9	0	40	480	0.09	0.04	0.70	16.0	0.30	51	8.8	0.9	0.50	0.42
黄豆芽	100	47	88.8	4.5	1.6	1.5	4.5	0	3	30	0.04	0.07	0.60	8.0	0.80	21	7.2	0.9	0.54	0.96
豇豆	97	32	90.1	2.2	—	—	7.3	0	44	250	0.06	0.05	—	13.0	0.40	62	9.5	0.8	0.38	0.66
豇豆（鲜，长）	98	32	90.8	2.7	0.2	1.8	5.8	0	10	120	0.07	0.07	0.80	18.0	0.65	42	4.6	1.0	0.94	1.40

（续表）

食物名称	可食部分/%	能量/kcal	水分/g	蛋白质/g	脂肪/g	膳食纤维/g	碳水化合物/g	胆固醇/mg	总维生素A/μgRAE	胡萝卜素/μg	硫胺素(VB₁)/mg	核黄素(VB₂)/mg	尼克酸(烟酸,VPP)/mg	维生素C/mg	维生素E/mg	钙/mg	钠/mg	铁/mg	锌/mg	硒/μg
绿豆芽	100	16	95.3	1.7	0.1	1.2	2.6	0	1	11	0.02	0.02	0.40	4.0	Tr	14	25.8	0.3	0.20	0.27
毛豆（青豆）	53	131	69.6	13.1	5.0	4.0	10.5	0	11	130	0.15	0.07	1.40	27.0	2.44	135	3.9	3.5	1.73	2.48
四季豆（菜豆）	96	31	91.3	2.0	0.4	1.5	5.7	0	35	210	0.04	0.07	0.40	6.0	1.24	42	8.6	1.5	0.23	0.43
豌豆（鲜）	42	111	70.2	7.4	0.3	3.0	21.2	0	18	220	0.43	0.09	2.30	14.0	1.21	21	1.2	1.7	1.29	1.74
豌豆苗	100	32	91.2	4.8	0.8	—	2.6	0	28	333	0.11	0.16	0.49	8.0	0.10	15	20.9	0.5	0.42	0.56
苤豆（鲜）	96	30	91.1	0.8	0.1	2.1	7.4	0	20	240	0.33	0.06	0.80	9.0	0.07	88	4.0	1.0	1.04	0.23
百合	82	166	56.7	3.2	0.1	1.7	38.8	0	—	—	0.02	0.04	0.70	18.0	—	11	6.7	1.0	0.50	0.20
甘薯（红心·山芋红薯）	90	61	83.4	0.7	0.2	—	15.3	0	63	750	0.05	0.01	0.20	4.0	0.28	18	70.9	0.2	0.16	0.22
甘薯粉（地瓜粉）	100	336	14.5	2.7	0.2	0.1	80.9	0	2	20	0.03	0.05	0.20	Tr	—	33	26.4	10.0	0.29	2.62
甘薯片（白薯干）	100	344	12.1	4.7	0.8	2.0	80.5	0	13	150	0.15	0.11	1.10	9.0	0.38	112	26.4	3.7	0.35	2.64
胡萝卜（黄）	97	46	87.4	1.4	0.2	1.3	10.2	0	344	4010	0.04	0.04	0.20	16.0	—	32	25.1	0.5	0.14	2.80
姜	95	46	87.0	1.3	0.6	2.7	10.3	0	14	170	0.02	0.03	0.80	4.0	—	27	14.9	1.4	0.34	0.56
姜（子姜·嫩姜）	82	21	94.5	0.7	0.6	0.9	3.7	0	—	—	—	0.01	0.30	2.0	—	9	1.9	0.8	0.17	0.10
胡萝卜	97	32	90.0	1.0	0.2	—	8.1	0	342	4107	—	0.02	—	9.0	0.31	27	120.7	0.3	0.22	0.60
萝卜（白）	95	16	94.6	0.7	0.1	—	4.0	0	Tr	Tr	—	0.01	0.14	19.0	Tr	47	54.3	0.2	0.14	0.12
卜萝卜（红皮萝卜）	96	18	94.2	0.8	0.1	1.1	4.2	0	—	—	0.01	0.01	0.22	5.6	—	39	111.2	0.3	0.23	0.27
青萝卜	95	29	91.0	1.2	0.2	—	6.9	0	7	88	0.01	0.02	0.62	7.0	—	47	56.0	0.3	0.16	0.10
红心萝卜（心里美）	88	23	93.5	0.8	0.2	0.8	4.9	0	1	10	0.02	0.04	0.10	20.0	—	86	49.1	0.9	0.74	0.73
马铃薯（土豆·洋芋）	94	81	78.6	2.6	0.2	1.1	17.8	0	1	6	0.10	0.02	1.10	14.0	0.34	7	5.9	0.4	0.30	0.47
大葱（鲜）	82	28	91.8	1.6	0.3	2.2	5.8	0	5	64	0.06	0.03	0.50	3.0	Tr	63	8.9	0.6	0.29	0.21
大蒜（紫皮·鲜）	89	139	63.8	5.2	0.2	1.2	29.6	0	2	20	0.29	0.06	0.80	7.0	0.68	10	8.3	1.3	0.64	5.54

（续表）

食物名称	可食部分/%	能量/kcal	水分/g	蛋白质/g	脂肪/g	膳食纤维/g	碳水化合物/g	胆固醇/mg	总维生素A/μgRAE	胡萝卜素/μg	硫胺素(VB₁)/mg	核黄素(VB₂)/mg	尼克酸(烟酸,VPP)/mg	维生素C/mg	维生素E/mg	钙/mg	钠/mg	铁/mg	锌/mg	硒/μg
大蒜（白皮，鲜）	85	128	66.6	4.5	0.2	1.1	27.6	0	3	30	0.04	0.06	0.60	7.0	1.07	39	19.6	1.2	0.88	3.09
大蒜（脱水）	100	348	7.3	13.2	0.3	4.5	75.4	0	—	—	0.29	—	—	79.0	—	65	36.8	6.6	1.98	19.30
芥菜（大叶，鲜）	71	16	94.6	1.8	0.4	1.2	2.0	0	142	1700	0.02	0.11	0.50	72.0	0.64	28	29.0	1.0	0.41	0.53
芹菜（茎）	100	13	95.4	0.4	0.2	1.0	3.1	0	2	18	0.01	0.03	0.22	4.0	—	15	166.4	0.2	0.14	0.07
生菜（叶用莴苣）	94	12	96.7	1.6	0.4	—	1.1	0	2	26	0.02	0.01	—	—	—	14	16.1	0.2	0.12	0.04
苋菜（绿，鲜）	74	30	90.2	2.8	0.3	2.2	5.0	0	176	2110	0.03	0.12	0.8	47	0.4	187	32.4	5.4	0.80	0.52
苋菜（紫，鲜）	73	35	88.8	2.8	0.4	1.8	5.9	0	124	1490	0.03	0.10	0.60	30.0	1.54	178	42.3	2.9	0.70	0.09
小白菜（青菜）	94	14	94.8	1.4	0.3	—	2.4	0	154	1853	0.01	0.05	0.40	64.0	0.40	117	132.2	1.3	0.23	0.39
西兰花（绿菜花）	83	27	91.6	3.5	0.6	—	3.7	0	13	151	0.06	0.08	0.73	56.0	0.76	50	46.7	0.9	0.46	0.43
油菜	96	14	95.6	1.3	0.5	—	2.0	0	90	1083	0.02	0.05	0.55	—	—	148	73.7	0.9	0.31	0.73
芫荽（香菜，鲜）	81	33	90.5	1.8	0.4	1.2	6.2	0	97	1160	0.04	0.14	2.20	48.0	0.80	101	48.5	2.9	0.45	0.53
丝瓜	83	20	94.1	1.3	0.2	—	4.0	0	13	155	0.02	0.04	0.32	4.0	0.08	37	3.7	0.3	0.22	0.20
茄子（白皮长）	97	21	92.5	1.3	0.1	—	5.5	0	1	15	0.05	0.03	0.44	—	—	10	1.9	0.5	0.20	0.16
西葫芦	73	19	94.9	0.8	0.2	0.6	3.8	0	3	30	0.01	0.03	0.20	6.0	0.34	15	5.0	0.3	0.12	0.28
番茄（西红柿·番柿）	97	15	95.2	0.9	0.2	—	3.3	0	31	375	0.02	0.01	0.49	14.0	0.42	4	9.7	0.2	0.12	Tr
黄瓜（鲜）	92	16	95.8	0.8	0.2	0.5	2.9	0	8	90	0.02	0.03	0.20	9.0	0.49	24	4.9	0.5	0.18	0.38
大白菜（代表值）	89	20	94.4	1.6	0.3	0.9	3.4	0	7	80	0.05	0.04	0.65	37.5	0.36	57	68.9	0.8	0.46	0.57
辣椒（尖·青）	91	22	93.4	0.8	0.2	1.3	5.2	0	8	98	0.02	0.02	0.62	59.0	0.38	11	7.0	0.3	0.21	0.02
茄子（代表值）	93	23	93.4	1.1	0.2	0.6	4.9	0	4	50	0.02	0.04	0.60	5.0	1.13	24	5.4	0.5	0.23	0.48
大白菜（白口）	92	22	93.6	1.7	0.3	0.6	3.7	—	21	250	0.06	0.07	0.80	47.0	0.92	69	89.3	0.5	0.21	0.33
菠菜（赤根菜）	89	28	91.2	2.6	0.3	1.7	4.5	0	243	2920	0.04	0.11	0.60	32.0	1.74	66	85.2	2.9	0.85	0.97
大白菜（青口）	83	17	95.1	1.4	0.1	0.9	3.0	—	7	80	0.03	0.04	0.40	28.0	0.36	35	48.4	0.6	0.61	0.39
金针菇（鲜·智力菇）	100	32	90.2	2.4	0.4	2.7	6.0	0	3	30	0.15	0.19	4.10	2.0	1.14	—	4.3	1.4	0.39	0.28

（续表）

食物名称	可食部分/%	能量/kcal	水分/g	蛋白质/g	脂肪/g	膳食纤维/g	碳水化合物/g	胆固醇/mg	总维生素A/μgRAE	胡萝卜素/μg	硫胺素(VB₁)/mg	核黄素(VB₂)/mg	尼克酸(烟酸,VPP)/mg	维生素C/mg	维生素E/mg	钙/mg	钠/mg	铁/mg	锌/mg	硒/μg
蘑菇(鲜蘑)	99	24	92.4	2.7	0.1	2.1	4.1	—	1	10	0.08	0.35	4.00	2.0	0.56	6	8.3	1.2	0.92	0.55
木耳(黑木耳,云耳)(干)	100	265	15.5	12.1	1.5	29.9	65.6	—	8	100	0.17	0.44	2.50	—	11.34	247	48.5	97.4	3.18	3.72
平菇(糙皮,侧耳,青磨)	93	24	92.5	1.9	0.3	2.3	4.6	—	1	10	0.06	0.16	3.10	4.0	0.79	5	3.8	1.0	0.61	1.07
香菇(鲜,香蕈,冬菇)	100	26	91.7	2.2	0.3	3.3	5.2	0	—	—		0.08	2.00	1.0	—	2	1.4	0.3	0.66	2.58
银耳(白木耳)	96	261	14.6	10.0	1.4	30.4	67.3	—	4	50	0.05	0.25	5.30	—	1.26	36	82.1	4.1	3.03	2.95
菠萝(凤梨,地菠萝)	68	44	88.4	0.5	0.1	1.3	10.8	—	2	20	0.04	0.02	0.20	18.0	—	12	0.8	0.6	0.14	0.24
草莓(洋莓,凤阳草莓)	97	32	91.3	1.0	0.2	1.1	7.1	0	2	30	0.02	0.03	0.30	47.0	0.71	18	4.2	1.8	0.14	0.70
橙	74	43	87.4	0.8	0.2	0.6	11.1	0	13	160	0.05	0.04	0.30	33.0	0.56	20	1.2	0.4	0.14	0.31
红果(山里红,大山楂)	76	102	73.0	0.5	0.6	3.1	25.1	0	8	100	0.02	0.02	0.40	53.0	7.32	52	5.4	0.9	0.28	1.22
桂圆	50	71	81.4	1.2	0.1	0.4	16.6	0	2	20	0.01	0.14	1.30	43.0	—	6	3.9	0.2	0.40	0.83
杧果(抹猛果,望果)	60	35	90.6	0.6	0.2	1.3	8.3	0	75	897	0.01	0.04	0.30	23.0	1.21	—	2.8	0.2	0.09	1.44
梨(雪花梨)	86	42	88.8	0.2	0.2	0.8	10.6	0	8	100	0.01	0.01	0.30	4.0	0.19	5	0.6	0.3	0.06	0.18
荔枝(鲜)	73	71	81.9	0.9	0.2	0.5	16.6	0	1	10	0.10	0.04	1.10	41.0	—	2	1.7	0.4	0.14	0.16
柠檬	66	37	91.0	1.1	1.2	1.3	6.2	0	Tr	Tr	0.05	0.02	0.60	22.0	1.14	101	1.1	0.8	0.65	0.50
苹果(代表值)	85	53	86.1	0.4	0.2	1.7	13.7	0	4	50	0.02	0.02	0.20	3.0	0.43	4	1.3	0.3	0.04	0.10
红富士苹果	85	49	86.9	0.7	0.4	2.1	11.7	0	5	60	0.01	—	—	2.0	1.46	3	0.7	0.7	—	0.98
红星苹果	85	53	85.0	0.4	0.4	0.8	14.3	0	1	10	Tr	0.02	Tr	1.0	0.21	2	2.3	0.2	0.02	2.31
柿	87	74	80.6	0.4	0.1	1.4	18.5	0	10	120	0.02	0.02	0.30	30.0	1.12	9	1.1	0.2	0.18	0.12

(续表)

食物名称	可食部分/%	能量/kcal	水分/g	蛋白质/g	脂肪/g	膳食纤维/g	碳水化合物/g	胆固醇/mg	总维生素A/μgRAE	胡萝卜素/μg	硫胺素(VB_1)/mg	核黄素(VB_2)/mg	尼克酸(烟酸,VPP)/mg	维生素C/mg	维生素E/mg	钙/mg	钠/mg	铁/mg	锌/mg	硒/μg
紫葡萄	88	45	88.4	0.7	0.3	1.0	10.3	0	5	60	0.03	0.01	0.30	3.0	—	10	1.8	0.5	0.33	0.07
葡萄(巨峰)	84	51	87.0	0.4	0.2	0.4	12.0	0	3	30	0.03	0.01	0.10	4.0	0.34	7	2.0	0.6	0.14	0.50
枣(鲜)	87	125	67.4	1.1	0.3	1.9	30.5	0	20	240	0.06	0.09	0.90	243.0	0.78	22	1.2	1.2	1.52	0.80
桑葚	100	57	82.8	1.7	0.4	4.1	13.8	0	3	30	0.02	0.06	—	—	9.87	37	2.0	0.4	0.26	5.65
桃(代表值)	89	42	88.9	0.6	0.1	1.0	10.1	0	2	20	0.01	0.02	0.30	10.0	0.71	6	1.7	0.3	0.14	0.47
石榴(红粉皮石榴)	57	74	78.7	1.3	0.1	4.9	19.4	0	—	—	0.05	0.03	—	13.0	3.72	16	0.8	0.2	0.19	—
桃(蜜桃)	88	46	87.9	0.6	0.1	0.6	11.0	0	1	10	0.01	0.02	0.60	4.0	1.00	4	1.7	0.2	0.15	0.23
桃(黄桃)	93	56	85.2	0.5	0.1	1.2	14.0	0	8	90	Tr	0.01	0.30	9.0	0.92	Tr	—	0.2	—	0.83
无花果	100	65	81.3	1.5	0.1	3.0	16.0	0	3	30	0.03	0.02	0.10	2.0	1.82	67	5.5	0.1	1.42	0.67
香蕉(红皮)	70	86	77.1	1.1	0.2	—	20.8	0	3	36	0.02	0.02	0.51	4.9	0.20	9	3.2	0.2	0.04	0.07
杏	91	38	89.4	0.9	0.1	1.3	9.1	0	38	450	0.02	0.03	0.60	4.0	0.95	14	2.3	0.6	0.20	0.20
樱桃	80	46	88.0	1.1	0.2	0.3	10.2	0	18	210	0.02	0.01	0.60	10.0	2.22	11	8.0	0.4	0.23	0.21
哈密瓜	71	34	91.0	0.5	0.1	0.2	7.9	0	77	920	—	—	—	12.0	—	4	26.7	Tr	0.13	1.10
甜瓜(香瓜)	78	26	92.9	0.4	0.1	0.4	6.2	0	3	30	0.02	0.03	0.30	15.0	0.47	14	8.8	0.7	0.09	0.40
西瓜(京欣1号)	59	34	91.2	0.5	Tr	0.2	8.1	0	7	80	0.02	0.04	0.40	7.0	0.03	10	4.2	0.5	0.10	0.08
中华猕猴桃(毛叶猕猴桃)	83	61	83.4	0.8	0.6	2.6	14.5	0	11	130	0.05	0.02	0.30	62.0	2.43	27	10.0	1.2	0.57	0.28
核桃(干,胡桃)	43	646	5.2	14.9	58.8	9.5	19.1	0	3	30	0.15	0.14	0.90	1.0	43.21	56	6.4	2.7	2.17	4.62
核桃(鲜)	43	336	49.8	12.8	29.9	4.3	6.1	0	—	—	0.07	0.14	1.40	10.0	41.17	—	—	—	—	—
花生仁(生)	100	574	6.9	24.8	44.3	5.5	21.7	—	3	30	0.72	0.13	17.90	2.0	18.09	39	3.6	2.1	2.50	3.94
花生仁(炒)	100	589	1.8	23.9	44.4	4.3	25.7	—	—	—	0.12	0.10	18.90	Tr	14.97	284	445.1	6.9	2.82	7.10
葵花子(生)	50	609	2.4	23.9	49.9	6.1	19.1	—	3	30	0.36	0.20	4.80	Tr	34.53	72	5.5	5.7	6.03	1.21
葵花子(炒,咸)	52	625	2.0	22.6	52.8	4.8	17.3	—	3	30	0.43	0.26	4.80	Tr	26.46	72	1322.0	6.1	5.91	2.00

（续表）

食物名称	可食部分/%	能量/kcal	水分/g	蛋白质/g	脂肪/g	膳食纤维/g	碳水化合物/g	胆固醇/mg	总维生素A/μgRAE	胡萝卜素/μg	硫胺素(VB₁)/mg	核黄素(VB₂)/mg	尼克酸(烟酸.VPP)/mg	维生素C/mg	维生素E/mg	钙/mg	钠/mg	铁/mg	锌/mg	硒/μg
葵花子仁	100	615	7.8	19.1	53.4	4.5	16.7	—	—	—	1.89	0.16	4.50	Tr	79.09	115	5.0	2.9	0.50	5.78
莲子（干）	100	350	9.5	17.2	2.0	3.0	67.2	—	—	—	0.16	0.08	4.20	5.0	2.71	97	5.1	3.6	2.78	3.36
栗子（板栗）	80	186	52.0	4.4	1.6	2.0	39.6	—	3	40	0.11	0.07	—	23.2	3.94	16	—	0.4	5.60	1.20
西瓜子（炒）	43	582	4.3	32.7	44.8	4.5	14.2	—	—	—	0.04	0.08	3.40	Tr	1.23	28	187.7	8.2	6.76	23.44
西瓜子仁	100	566	9.2	32.4	45.9	5.4	8.6	—	—	—	0.20	0.08	1.40	Tr	27.37	Tr	9.4	4.7	0.39	11.00
松子（熟）	69	553	3.4	12.9	40.4	—	40.3	—	—	—	0.14	0.17	1.40	—	28.25	14	666.0	3.9	4.32	0.59
山核桃（干）	24	616	2.2	18.0	50.4	7.4	26.2	—	3	30	0.16	0.09	0.50	—	65.55	57	250.7	6.8	6.42	0.87
松子（生）	32	665	3.0	12.6	62.6	12.6	19.0	—	3	40	0.41	0.09	3.80	—	34.47	3	—	5.9	9.02	0.63
松子仁	100	718	0.8	13.4	70.6	10.0	12.2	—	1	10	0.19	0.25	4.00	—	32.79	78	10.1	4.3	4.61	0.74
杏仁	100	578	5.6	22.5	45.4	8.0	23.9	—	—	—	0.08	0.56	—	26.0	18.53	97	8.3	2.2	4.30	15.56
肠（风干肠）	100	283	55.8	12.4	23.3	—	5.9	47.0	—	—	0.12	0.09	12.60	—	—	18	618.0	3.5	1.40	3.50
肠（火腿肠）	100	212	57.4	14.0	10.4	—	15.6	57.0	5	—	0.26	0.43	2.30	—	0.71	9	771.2	4.5	3.22	9.20
肠（蒜肠）	100	309	52.5	7.5	25.4	—	12.7	51.0	5	—	0.06	0.15	1.00	—	0.27	13	561.5	1.9	1.80	3.50
肠（香肠）	100	508	19.2	24.1	40.1	—	11.2	82.0	—	—	0.48	0.11	4.40	—	1.05	14	2309.2	5.8	7.61	8.77
狗肉	80	115	76.0	16.8	4.6	—	1.8	62.0	12	—	0.34	0.20	3.50	—	1.40	52	47.4	2.9	3.18	14.75
火腿后坐（方腿）	100	117	73.9	16.2	5.0	—	1.9	45.0	—	—	0.50	0.20	17.40	—	0.15	1	424.5	3.0	2.63	7.20
火腿（金华火腿）	100	313	48.7	16.4	28.0	—	0.1	98.0	20	—	0.51	0.18	4.80	—	0.18	9	233.4	2.1	2.26	13.00
火腿（熟）	100	330	47.9	16.0	27.4	—	4.9	120.0	46	—	0.28	0.09	8.60	—	0.80	3	1086.7	2.2	2.16	2.95
酱驴肉	100	160	61.4	33.7	2.8	—	0	116.0	—	—	0.02	0.11	1.40	—	—	8	228.6	4.2	4.63	3.40
酱牛肉	100	245	50.7	31.4	11.9	—	3.2	76.0	11	—	0.05	0.22	4.40	—	1.25	20	869.2	4.0	7.12	4.35
酱羊肉	100	272	45.7	25.4	13.7	—	11.8	92.0	—	—	0.07	0.06	8.30	—	1.28	43	937.8	4.1	3.79	3.20
腊肉（生）	100	493	31.1	11.8	48.8	—	2.9	123.0	96	—	—	—	—	—	6.23	22	763.9	7.5	3.49	23.52
腊羊肉	100	245	47.8	26.1	10.6	—	11.5	100.0	—	—	0.03	0.50	3.40	—	7.26	14	8991.6	6.6	9.95	44.62

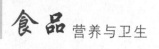

（续表）

食物名称	可食部分/%	能量/kcal	水分/g	蛋白质/g	脂肪/g	膳食纤维/g	碳水化合物/g	胆固醇/mg	总维生素A/μgRAE	胡萝卜素/μg	硫胺素（VB_1）/mg	核黄素（VB_2）/mg	尼克酸（烟酸,VPP）/mg	维生素C/mg	维生素E/mg	钙/mg	钠/mg	铁/mg	锌/mg	硒/μg
驴肉（瘦）	100	116	73.8	21.5	3.2	—	0.4	74.0	72	—	0.03	0.16	2.50	—	2.76	2	46.9	4.3	4.26	6.10
驴肉（煮）	100	230	57.7	27.0	13.5	—	0	—	25	—	—	0.10	—	—	0.39	2	46.9	4.3	4.26	6.10
卤猪杂	100	186	57.5	24.6	4.8	—	11.0	208.0	—	—	0.01	0.10	2.20	—	—	14	881.4	3.0	2.16	5.15
马肉	100	122	74.1	20.1	4.6	—	0.1	84.0	28	—	0.06	0.25	2.20	—	1.42	5	115.8	5.1	12.26	3.73
马心	100	104	76.3	18.8	2.7	—	1.0	119.0	32	—	0.22	0.29	2.90	—	1.99	25	66.2	11.9	4.93	15.03
牛肚	100	72	83.4	14.5	1.6	—	0	104.0	2	—	0.03	0.13	2.50	—	0.51	40	60.6	1.8	2.31	9.97
牛肺	100	95	78.6	16.5	2.5	—	1.5	306.0	12	—	0.04	0.21	3.40	13.0	0.34	8	154.8	11.7	2.67	13.61
牛肝	100	139	68.7	19.8	3.9	—	6.2	297.0	20220	—	0.16	1.30	11.90	9.0	0.13	4	45.0	6.6	5.01	11.99
牛脑	100	149	75.1	12.5	11.0	—	0.1	2447.0	—	—	0.15	0.25	4.00	—	—	6	185.6	4.7	4.69	20.34
牛肉（肥瘦）	99	125	72.8	19.9	4.2	—	2.0	84.0	7	—	0.04	0.14	5.60	—	0.65	23	84.2	3.3	4.73	6.45
牛肉（后腿）	100	106	74.9	20.9	2.0	—	1.1	74.0	3	—	0.04	0.14	6.10	—	0.97	5	45.4	3.3	4.07	4.96
牛肉（后腱）	94	98	75.6	20.1	1.0	—	2.2	54.0	3	—	0.03	0.15	4.80	—	0.78	5	85.3	4.2	3.93	3.82
牛肉（前腿）	95	113	72.2	20.3	1.3	—	5.1	80.0	2	—	0.04	0.18	5.00	—	0.38	5	83.1	3.2	7.61	4.97
牛肉（前腱）	100	105	74.9	19.2	1.8	—	2.9	71.0	3	—	0.04	0.16	4.90	—	0.67	5	69.9	2.8	4.50	3.51
牛肉（瘦）	100	106	75.2	20.2	2.3	—	1.2	59.0	6	—	0.07	0.13	6.30	—	0.35	9	53.6	2.8	3.71	10.55
牛肉干	100	550	9.3	45.6	40.0	—	1.9	120.0	—	—	0.06	0.26	15.20	—	18.24	43	412.4	15.6	7.26	9.80
牛肉松	100	445	2.7	8.2	15.7	—	67.7	169.0	90	—	0.04	0.11	0.90	—	0.19	76	1945.1	4.6	0.55	2.66
牛肾	89	94	78.3	15.6	2.4	—	2.6	295.0	88	—	0.24	0.85	7.70	—	0.19	8	180.8	9.4	2.17	70.25
牛蹄筋	100	151	62.0	34.1	0.5	—	2.6	—	—	—	0.07	0.13	0.70	—	—	5	153.6	3.2	0.81	1.70
牛蹄筋（熟）	100	147	64.0	35.2	0.6	—	0.1	51.0	17	—	—	—	—	—	—	13	99.3	1.7	0.99	4.35
牛心	100	106	77.2	15.4	3.5	—	3.1	115.0	—	—	0.26	0.39	6.80	5.0	0.19	4	47.9	5.9	2.41	14.80
兔肉	100	102	76.2	16.6	2.0	—	0.9	59.0	26	—	0.11	0.10	5.80	—	0.42	12	45.1	2.0	1.30	14.75
午餐肉	100	229	59.9	9.4	15.9	—	12.0	56.0	—	—	0.24	0.05	11.10	—	—	57	981.9	0.8	1.39	4.30

（续表）

食物名称	可食部分/%	能量/kcal	水分/g	蛋白质/g	脂肪/g	膳食纤维/g	碳水化合物/g	胆固醇/mg	总维生素A/μgRAE	胡萝卜素/μg	硫胺素(VB₁)/mg	核黄素(VB₂)/mg	尼克酸(烟酸,VPP)/mg	维生素C/mg	维生素E/mg	钙/mg	钠/mg	铁/mg	锌/mg	硒/μg
羊大肠	100	75	83.4	13.4	2.4	—	0	150.0	—	—	—	0.14	1.80	—	—	25	79.0	1.9	2.50	14.10
羊肚	100	87	81.7	12.2	3.4	—	1.8	124.0	23	—	0.03	0.17	1.80	—	0.33	38	66.0	1.4	2.61	9.68
羊肺	100	96	77.7	16.2	2.4	—	2.5	319.0	—	—	0.05	0.14	1.10	—	1.43	12	146.2	7.8	1.81	9.33
羊脑	100	142	76.3	11.3	10.7	—	0.1	2004.0	—	—	0.17	0.27	3.50	—	—	61	151.8	—	1.24	38.12
羊肝	100	134	69.7	17.9	3.6	—	7.4	—	20972	—	0.21	1.75	22.10	—	29.93	8	123.0	7.5	3.45	17.68
羊肉(肥、瘦)	90	203	65.7	19.0	14.1	—	0	92.0	22	—	22.00	0.05	4.50	—	0.26	6	80.6	2.3	3.22	32.20
羊肉(后腿)	90	118	74.2	20.5	3.9	—	0.2	60.0	11	—	0.15	0.16	5.20	—	0.31	9	69.4	3.9	6.06	7.18
羊肉(前腿)	77	110	75.8	19.5	3.4	—	0.3	83.0	8	—	0.05	0.19	6.00	—	0.34	6	60.0	2.7	2.18	4.49
羊肉串(生)	71	100	75.7	18.6	3.2	—	1.6	86.0	10	—	0.07	0.21	5.00	—	0.50	7	74.4	2.4	2.21	5.38
羊肉串(炸)	100	217	57.4	18.3	11.5	—	10.0	109.0	40	—	0.04	0.41	4.70	—	6.56	38	580.8	4.2	3.84	6.53
羊肉串(电烤)	100	234	52.8	26.4	11.6	—	6.0	93.0	42	—	0.03	0.32	5.80	—	1.80	52	796.3	6.7	4.94	6.73
羊肾	95	96	78.2	16.6	2.8	—	1.0	289.0	126	—	0.35	2.01	8.40	—	0.13	8	193.3	5.8	2.74	58.90
羊肉干	100	588	9.1	28.2	46.7	—	13.7	—	—	—	0.14	0.26	10.60	—	—	77	184.0	10.1	6.19	10.40
羊舌	100	225	60.9	19.4	14.2	—	4.8	142.0	—	—	—	0.23	3.00	—	—	16	149.7	3.1	1.64	3.56
羊蹄筋(生)	100	159	62.8	34.3	2.4	—	0	58.0	16	—	—	0.10	1.20	—	1.75	10	100.8	4.0	2.09	16.70
羊心	100	113	77.7	13.8	5.5	—	2.0	104.0	29	—	0.28	0.40	5.60	—	0.24	3	19.5	1.0	0.69	0.78
猪肉(肥)	100	807	8.8	2.4	88.6	—	0	109.0	1	—	0.08	0.05	0.90	—	0.19	3	373.4	1.4	2.01	8.40
圆腿	96	139	70.9	18.4	6.5	—	1.6	54.0	—	—	0.61	0.13	20.40	—	0.32	11	75.1	2.4	1.92	12.76
猪肚	100	110	78.2	15.2	5.1	—	0.7	165.0	3	—	0.07	0.16	3.70	—	0.96	30	130.7	1.9	0.99	12.65
猪脑	100	131	78.0	10.8	9.8	—	0	2571.0	—	—	0.11	0.19	2.80	—	0.33	1	26.1	11.3	1.44	16.50
猪脾	100	94	79.4	13.2	3.2	—	3.1	461.0	3	—	0.09	0.26	0.60	—	0.30	6	63.0	0.9	2.18	13.40
猪肉(腿)	100	190	67.6	17.9	12.8	—	0.8	79.0	—	—	0.53	0.24	4.90	—	0.49	6	59.4	1.6	2.06	11.97
猪肉(肥、瘦)	100	395	46.8	13.2	37.0	—	2.4	80.0	18	—	0.22	0.16	3.50	—						

（续表）

食物名称	可食部分/%	能量/kcal	水分/g	蛋白质/g	脂肪/g	膳食纤维/g	碳水化合物/g	胆固醇/mg	总维生素A/μgRAE	胡萝卜素/μg	硫胺素(VB₁)/mg	核黄素(VB₂)/mg	尼克酸(烟酸,VPP)/mg	维生素C/mg	维生素E/mg	钙/mg	钠/mg	铁/mg	锌/mg	硒/μg
猪肉（后臀尖）	97	336	54.0	14.6	30.8	—	0	109.0	29	—	0.26	0.11	2.80	—	0.95	5	57.5	1.0	0.84	2.94
猪肉（里脊）	100	155	70.3	20.2	7.9	—	0.7	55.0	5	—	0.47	0.12	5.20	—	0.59	6	43.2	1.5	2.30	5.25
猪肉（瘦）	100	143	71.0	20.3	6.2	—	1.5	81.0	44	—	0.54	0.10	5.30	—	0.34	6	57.5	3.0	2.99	9.50
猪肾（猪腰子）	93	96	78.8	15.4	3.2	—	1.4	354.0	41	—	0.31	1.14	8.00	13.0	0.34	12	134.2	6.1	2.56	111.77
猪心	97	119	76.0	16.6	5.3	—	1.1	151.0	13	—	0.19	0.48	6.80	4.0	0.47	12	71.2	4.3	1.90	14.94
猪舌（口条）	94	233	63.7	15.7	18.1	—	1.7	158.0	15	—	0.13	0.30	4.60	—	0.73	13	79.4	2.8	2.12	11.74
猪蹄（爪尖）	60	260	58.2	22.6	18.8	—	0	192.0	3	—	0.05	0.10	1.50	—	0.01	33	101.0	1.1	1.14	5.85
猪蹄筋	100	156	62.4	35.3	1.4	—	0.5	79.0	—	—	0.01	0.09	2.90	—	0.10	15	178.0	2.2	2.30	10.27
猪小肠	100	65	85.4	10.0	2.0	—	1.7	183.0	6	—	0.12	0.11	3.10	—	0.13	7	204.8	2.0	2.77	7.22
猪血	100	55	85.8	12.2	0.3	—	0.9	51.0	—	—	0.03	0.04	0.30	—	0.20	4	56.0	8.7	0.28	7.94
鸭肝	100	128	76.3	14.5	7.5	—	0.5	341.0	1040	—	0.26	1.05	6.90	18.0	1.41	18	87.2	23.1	3.08	57.27
鹌鹑	58	110	75.1	20.2	3.1	—	0.2	157.0	40	—	0.04	0.32	6.30	—	0.44	48	48.4	2.3	1.19	11.67
鸡（土鸡，家养）	58	167	73.5	20.8	4.5	—	0	106.0	64	—	0.09	0.08	15.70	—	2.02	9	74.1	2.1	1.06	12.75
扒鸡	66	217	56.0	29.6	11.0	—	6.0	211.0	32	—	0.02	0.17	9.20	—	2.9	31	1000.7	2.9	3.23	8.10
北京烤鸭	80	436	38.2	16.6	38.4	—	0	—	36	—	0.04	0.32	4.50	—	0.97	35	83.0	2.4	1.25	10.32
鹅	63	251	61.4	17.9	19.9	—	0	74.0	42	—	0.07	0.23	4.90	—	0.22	4	58.8	3.8	1.36	17.68
鹅肝	100	129	70.7	15.2	3.4	—	9.3	285.0	6100	—	0.27	0.25	—	—	0.29	2	70.2	7.8	3.56	—
鹅肫	100	100	76.3	19.6	1.9	—	1.1	153.0	51	—	0.05	0.06	—	—	—	2	58.2	4.7	4.04	—
鸽	42	201	66.6	16.5	14.2	—	1.7	99.0	53	—	0.06	0.20	6.90	—	0.99	30	63.6	3.8	0.82	11.08
鸡	66	167	69.0	19.3	9.4	—	1.3	106.0	48	—	0.05	0.09	5.60	—	0.67	9	63.3	1.4	1.09	11.75
鸡（母，一年内）	66	256	56.0	20.3	16.8	—	5.8	166.0	139	—	0.05	0.04	8.80	—	1.34	2	62.2	1.2	1.46	—
肉鸡（肥）	74	389	46.1	16.7	35.4	—	0.9	106.0	226	—	0.07	0.07	13.10	—	—	37	47.8	1.7	1.10	5.40
鸡肝（土鸡）	58	124	73.5	21.6	4.5	—	0	106.0	64	—	0.09	0.08	15.70	—	2.02	9	74.1	2.1	1.06	12.75

食物名称	可食部分/%	能量/kcal	水分/g	蛋白质/g	脂肪/g	膳食纤维/g	碳水化合物/g	胆固醇/mg	总维生素A/μgRAE	胡萝卜素/μg	硫胺素(VB₁)/mg	核黄素(VB₂)/mg	尼克酸(烟酸,VPP)/mg	维生素C/mg	维生素E/mg	钙/mg	钠/mg	铁/mg	锌/mg	硒/μg
乌骨鸡	48	111	73.9	22.3	2.3	—	0.3	106.0	—	—	0.02	0.20	7.10	—	1.77	17	64.0	2.3	1.60	7.73
酱鸭	80	266	53.6	18.9	18.4	—	6.3	107.0	11	—	0.06	0.22	3.70	—	—	14	981.3	4.1	2.69	15.74
鸡翅	69	194	65.4	17.4	11.8	—	4.6	113.0	68	—	0.01	0.11	5.30	—	0.25	8	50.8	1.3	1.12	10.98
鸡肝	100	121	74.4	16.6	4.8	—	2.8	356.0	10414	—	0.33	1.10	11.90	—	1.88	7	92.0	12.0	2.40	38.55
鸡肝（肉鸡,熟）	100	121	74.0	16.7	4.5	—	3.5	476.0	2867	—	0.32	0.58	—	—	0.75	4	98.2	9.6	3.46	—
盐水鸭	81	313	51.7	16.6	26.1	—	2.8	81.0	35	—	0.07	0.21	2.50	—	0.42	10	1557.5	0.7	2.04	15.37
鸡腿	69	181	70.2	16.4	13.0	—	0	162.0	44	—	0.02	0.14	6.00	—	0.03	6	64.4	1.5	1.12	12.40
鸡心	100	172	70.8	15.9	11.8	—	0.6	194.0	910	—	0.46	0.26	11.50	—	—	54	108.4	4.7	4.10	0.27
鸡血	100	49	87.0	7.8	0.2	—	4.1	170.0	56	—	0.05	0.04	0.10	—	0.21	10	208.0	25.0	0.45	12.13
鸡爪	60	254	56.4	23.9	16.4	—	2.7	—	37	—	0.01	0.13	2.40	—	0.32	36	169.0	1.4	0.90	9.95
鸡胗（鸡胀）	100	118	73.1	19.2	2.8	—	4.0	174.0	36	—	0.04	0.09	3.40	—	0.87	7	74.8	4.4	2.76	10.54
烤鸡	73	240	59.0	22.4	16.7	—	0.1	99.0	37	—	0.05	0.19	3.50	—	0.22	25	472.3	1.7	1.38	3.84
烧鹅	73	289	52.8	19.7	21.5	—	4.2	116.0	9	—	0.09	0.11	3.60	—	0.07	91	240.0	3.8	2.00	7.68
鸭	68	240	63.9	15.5	19.7	—	0.2	94.0	238	—	0.05	0.11	4.20	—	0.27	6	69.0	2.2	1.33	12.25
北京填鸭	75	424	45.0	9.3	41.3	—	3.9	96.0	30	—	—	—	—	—	0.53	15	45.5	1.6	1.31	5.80
鸭肠	53	129	77.0	14.2	7.8	—	0.4	187.0	16	—	0.02	0.22	3.10	—	0.22	31	32.0	2.3	1.19	24.90
鸭翅	67	146	70.6	16.5	6.1	—	6.3	49.0	14	—	0.02	0.16	2.40	—	0.16	20	53.6	2.1	0.74	10.00
鸭血（白鸭）	100	108	72.6	13.6	0.4	—	12.4	95.0	—	—	0.06	0.06	—	—	0.06	5	173.6	30.5	0.50	—
黄油	100	888	0.5	1.4	98.0	—	0	296.0	46	—	—	0.02	—	—	0.34	35	40.3	0.8	0.11	1.60
鸭皮	100	538	28.1	6.5	50.2	—	15.1	—	—	—	0.01	0.04	1.00	—	—	6	26.2	3.1	0.64	4.70
鸭胸脯肉	100	90	78.6	15.0	1.5	—	4.0	121.0	—	—	0.01	0.07	4.20	—	1.98	6	60.2	4.1	1.17	12.62
鸭舌（鸭条）	61	245	62.6	16.6	19.7	—	0.4	—	35	—	0.01	0.21	1.60	—	0.23	13	81.5	2.2	0.65	12.50
鸭肫	93	92	77.8	17.9	1.3	—	2.1	—	6	—	0.04	0.15	4.40	—	0.21	12	69.2	4.3	2.77	15.95

（续表）

食物名称	可食部分/%	能量/kcal	水分/g	蛋白质/g	脂肪/g	膳食纤维/g	碳水化合物/g	胆固醇/mg	总维生素A/μgRAE	胡萝卜素/μg	硫胺素（VB₁）/mg	核黄素（VB₂）/mg	尼克酸（烟酸,VPP）/mg	维生素C/mg	维生素E/mg	钙/mg	钠/mg	铁/mg	锌/mg	硒/μg
奶油	100	879	0.7	0.7	97.0	—	0.9	209.0	297	—	—	0.01	0.00	—	1.99	14	268.0	1.0	0.09	0.70
鸭掌	59	150	64.7	26.9	1.9	—	6.2	36.0	11	—	—	0.17	1.10	—	—	24	61.1	1.3	0.54	5.42
炸鸡（肯德鸡）	70	279	49.4	20.3	17.3	—	10.5	198.0	23	—	0.03	0.17	16.70	—	6.44	109	755.0	2.2	1.66	11.20
牛乳	100	54	89.8	3.0	3.2	—	3.4	15.0	24	—	0.03	0.14	0.10	1.0	0.21	104	37.2	0.3	0.42	1.94
奶片炼乳（罐头·甜）	100	332	26.2	8.0	8.7	—	55.4	36.0	41	—	0.03	0.16	0.30	2.0	0.28	242	211.9	0.4	1.53	3.26
奶豆腐（鲜）	100	305	31.9	46.2	7.8	—	12.5	36.0	—	—	0.01	0.69	0.70	—	—	597	90.2	3.1	2.48	11.60
奶片	100	472	3.7	13.3	20.2	—	59.3	—	75	—	0.05	0.20	1.60	5.0	0.05	269	179.7	1.6	3.00	12.00
奶皮子	100	460	36.9	12.2	42.9	—	6.3	78.0	—	—	0.02	0.23	0.20	—	—	818	2.3	1.3	2.22	4.60
牛乳	100	226	89.8	3.0	3.2	—	3.4	15.0	24	—	0.03	0.14	0.10	1.0	0.21	104	37.2	0.3	0.42	1.94
鲜羊乳	100	59	88.9	1.5	3.5	—	5.4	31.0	84	—	0.04	0.12	2.10	—	0.19	82	20.6	0.5	0.29	1.75
全脂速溶奶粉	100	466	2.3	19.9	18.9	—	54.0	71.0	272	—	0.03	0.80	0.50	7.0	1.29	659	247.6	2.9	2.16	7.98
婴儿奶粉	100	443	3.7	19.8	15.1	—	57.0	91.0	28	—	0.12	1.25	0.40	—	3.29	998	9.4	5.2	3.50	23.71
酸奶	100	72	84.7	2.5	2.7	—	9.3	—	26	—	0.03	0.15	0.20	—	0.12	118	39.8	0.4	0.53	1.71
全脂羊乳粉	100	498	1.4	18.8	25.2	—	49.0	75.0	—	—	0.05	1.60	0.90	—	0.20	—	—	—	—	—
松花蛋（鸭蛋·皮蛋）	90	171	68.4	14.2	10.7	—	4.5	608.0	215	—	0.06	0.18	0.10	—	3.05	63	542.7	3.3	1.48	25.24
鹌鹑蛋	86	160	73.0	12.8	11.1	—	2.1	515.0	337	—	0.11	0.49	0.10	—	3.08	47	106.6	3.2	1.61	25.48
鹅蛋	87	196	69.3	11.1	15.6	—	2.8	704.0	192	—	0.08	0.30	0.40	—	4.50	34	90.6	4.1	1.43	27.24
鸡蛋（白皮）	87	138	75.8	12.7	9.0	—	1.5	585.0	310	—	0.09	0.31	0.20	—	1.23	48	94.7	2.0	1.00	16.55
鸡蛋（红皮）	88	156	73.8	12.8	11.1	—	1.3	585.0	194	—	0.13	0.32	0.20	—	2.29	44	125.7	2.3	1.01	14.98
淡菜（干）	100	355	15.6	47.8	9.3	—	20.1	493.0	36	—	0.04	0.32	4.30	—	7.35	157	779.0	12.5	6.71	120.47
鸭蛋	87	180	70.3	12.6	13.0	—	3.1	565.0	261	—	0.17	0.35	0.20	—	4.98	62	106.0	2.9	1.67	15.68
鲍鱼（干）	100	322	18.3	54.1	5.6	—	13.7	—	28	—	0.02	0.13	7.20	—	0.85	143	2316.2	6.8	1.68	66.60
蛏子	57	40	88.4	7.3	0.3	—	2.1	131.0	59	—	0.02	0.12	1.20	—	0.59	134	175.9	33.6	2.01	55.14

（续表）

食物名称	可食部分/%	能量/kcal	水分/g	蛋白质/g	脂肪/g	膳食纤维/g	碳水化合物/g	胆固醇/mg	总维生素A/μgRAE	胡萝卜素/μg	硫胺素(VB_1)/mg	核黄素(VB_2)/mg	尼克酸(烟酸.VPP)/mg	维生素C/mg	维生素E/mg	钙/mg	钠/mg	铁/mg	锌/mg	硒/μg
干贝	100	264	27.4	55.6	2.4	—	5.1	348.0	11	—	—	0.21	2.50	—	1.53	77	306.4	5.6	5.05	76.35
海参	100	78	77.1	16.5	0.2	—	2.5	51.0	—	—	0.03	0.04	0.10	—	3.14	285	502.9	13.2	0.63	63.93
海参（水浸）	100	25	93.5	6.0	0.1	—	0	50.0	11	—	—	0.03	0.30	—	—	240	80.9	0.6	0.27	5.79
海参（干）	93	262	18.9	50.2	4.8	—	4.5	62.0	39	—	0.04	0.13	1.30	—	2.13	—	1967.8	9.0	2.24	150.00
海蜇皮	100	33	76.5	3.7	0.3	—	3.8	8.0	—	—	0.03	0.05	0.20	—	1.36	150	325.0	4.8	0.55	15.40
河蚌	43	54	85.3	10.9	0.8	—	0.7	103.0	243	—	0.01	0.18	0.70	—	2.41	248	17.4	26.6	6.23	20.24
蛤蜊	39	62	84.1	10.1	1.1	—	2.8	156.0	21	—	0.01	0.13	1.50	—	2.82	133	425.7	10.9	2.38	54.10
海蜇头	100	74	69.0	6.0	0.3	—	11.8	10.0	14	—	0.07	0.04	0.30	—	0.51	120	467.7	5.1	0.42	16.60
蛤蜊（花蛤）	46	45	87.2	7.7	0.6	—	2.2	63.0	23	—	—	0.13	1.90	—	13.22	59	309.0	6.1	1.19	77.10
赤贝	34	61	84.9	13.9	1.1	—	0	144.0	—	—	—	0.1	0.20	—	10.54	35	266.1	4.8	11.58	59.97
乌鱼蛋	73	66	85.3	14.1	1.1	—	—	243.0	—	—	0.01	0.04	2.00	—	1.57	11	126.8	0.3	1.27	37.97
螺（石螺）	27	90	75.2	12.8	0.7	—	8.2	198.0	—	—	0.02	0.20	0.70	—	0.75	2458	13.0	9.0	6.17	12.46
螺（田螺）	26	60	82.0	11.0	0.2	—	3.6	154.0	—	—	0.02	0.19	2.20	—	—	1030	26.0	19.7	2.71	16.73
螺（香海螺）	59	163	61.6	22.7	3.5	—	10.1	195.0	27	—	—	0.24	3.30	—	7.17	91	278.9	3.2	2.89	79.20
牡蛎	100	73	82.0	5.3	2.1	—	8.2	100.0	—	—	0.01	0.13	1.40	—	0.81	131	462.1	7.1	9.39	86.64
生蚝	100	57	87.1	10.9	1.5	—	0	94.0	—	—	0.04	0.13	1.50	—	0.13	35	270.0	5.0	71.20	41.40
鲜扇贝	35	60	84.2	11.1	0.6	—	2.6	140.0	—	—	0.01	0.10	0.20	—	11.85	142	339.0	7.2	119.60	20.22
海虾	51	79	79.3	16.8	0.6	—	1.5	117.0	16	—	—	0.05	1.90	—	2.79	146	302.2	3.0	1.44	56.41
鱿鱼（水浸）	98	75	81.4	17.0	0.8	—	1.6	0.8	—	—	0.02	0.03	—	—	0.94	43	134.7	0.5	1.36	13.65
东方对虾（中国对虾）	67	84	78.0	18.3	0.5	—	2.8	183.0	87	420	0.01	0.11	0.90	—	3.92	35	133.6	1.0	1.14	19.10
对虾	61	93	76.5	18.6	0.8	—	3.3	193.0	15	—	0.01	0.07	1.70	—	0.62	62	165.2	1.5	2.38	33.72
炒肝	100	96	84.8	2.8	8.0	—	—	91.0	150	—	0.16	0.02	2.10	—	—	22	259.6	2.9	0.56	0.40
鸭蛋（咸）	88	190	61.3	12.7	12.7	0	6.3	647.0	134	—	—	0.33	0.10	—	6.25	118	2706.1	3.6	1.74	24.04

（续表）

食物名称	可食部分/%	能量/kcal	水分/g	蛋白质/g	脂肪/g	膳食纤维/g	碳水化合物/g	胆固醇/mg	总维生素A/μgRAE	胡萝卜素/μg	硫胺素(VB₁)/mg	核黄素(VB₂)/mg	尼克酸(烟酸,VPP)/mg	维生素C/mg	维生素E/mg	钙/mg	钠/mg	铁/mg	锌/mg	硒/μg
鲤鱼（鲤拐子）	54	109	76.7	17.6	4.1	—	0.5	84.0	25	—	0.03	0.09	2.70	—	1.27	50	53.7	1.0	2.08	15.38
八爪鱼（八角鱼）	78	135	65.4	18.9	0.4	—	14.0	—	—	—	0.04	0.06	5.40	—	1.34	21	65.4	0.6	0.68	27.30
白姑鱼	67	150	71.5	19.1	8.2	—	0	80.0	—	—	0.02	0.08	3.30	—	1.49	23	152.7	0.3	0.84	21.00
鲅鱼（马鲛鱼，燕鲅鱼，巴鱼）	80	122	72.5	21.2	3.1	—	2.1	75.0	19	—	0.03	0.04	2.10	—	0.71	35	74.2	0.8	1.39	51.81
鲴鱼（喜头鱼，海鲋鱼）	55	108	75.4	17.1	2.7	—	3.8	130.0	17	—	0.04	0.09	2.50	—	0.68	79	41.2	1.3	1.94	14.31
草鱼（白鲩，草包鱼）	58	113	77.3	16.6	5.2	—	0	86.0	11	—	0.04	0.11	2.80	—	2.03	38	46.0	0.8	0.87	6.66
鲳鱼（平鱼，银鲳，刺鲳）	70	142	72.8	18.5	7.8	—	0	77.0	24	—	0.04	0.07	2.10	—	1.26	46	62.5	1.1	0.80	27.21
大黄鱼（大黄花鱼）	66	96	77.7	17.7	2.5	—	0.8	86.0	10	—	0.03	0.10	1.90	—	1.13	53	120.3	0.7	0.58	42.57
带鱼（白带鱼，刀鱼）	76	127	73.3	17.7	4.9	—	3.1	76.0	29	—	0.02	0.06	2.80	—	0.82	28	150.1	1.2	0.70	36.57
丁香鱼（干）	100	196	36.3	37.5	3.1	—	4.6	379.0	119	—	0.01	0.17	2.00	—	0.30	590	4375.0	4.3	3.40	41.24
鳜鱼（桂鱼）	61	117	74.5	19.9	4.2	—	0	124.0	12	—	0.02	0.07	5.90	—	0.87	63	68.6	1.0	1.07	26.05
黄鳝（鳝鱼）	67	89	78.0	18.0	1.4	—	1.2	126.0	50	—	0.06	0.98	3.70	—	1.34	42	70.2	2.5	1.97	34.56
鲚鱼（小凤尾鱼）	90	124	72.7	15.5	5.1	—	4.0	82.0	14	—	0.06	0.06	0.90	—	0.74	78	38.5	1.6	1.30	33.30
鲢鱼（白鲢，胖子鱼，连子鱼）	61	104	77.4	17.8	3.6	—	0	99.0	20	—	0.03	0.07	2.50	—	1.23	53	57.5	1.4	1.17	15.68
鲮鱼（雪鲮）	57	95	77.7	18.4	2.1	—	0.7	86.0	125	—	0.01	0.04	3.00	—	1.54	31	40.1	0.9	0.83	48.10
罗非鱼（越南鱼，非洲黑鲫鱼）	53	77	80.9	16.0	1.0	—	1.0	54.0	7	—		0.28	2.50	—	0.10	24	66.8	1.1	0.70	—
罗非鱼	55	98	76.0	18.4	1.5	—	2.8	78.0	—	—	0.11	0.17	3.30	—	1.91	12	19.8	0.9	0.87	22.60

（续表）

食物名称	可食部分/%	能量/kcal	水分/g	蛋白质/g	脂肪/g	膳食纤维/g	碳水化合物/g	胆固醇/mg	总维生素A/μgRAE	胡萝卜素/μg	硫胺素(VB₁)/mg	核黄素(VB₂)/mg	尼克酸(烟酸,VPP)/mg	维生素C/mg	维生素E/mg	钙/mg	钠/mg	铁/mg	锌/mg	硒/μg
鲈鱼（鲈花）	58	105	76.5	18.6	3.4	—	0	86.0	19	—	0.03	0.17	3.10	—	0.75	138	144.1	2.0	2.83	33.06
泥鳅	60	96	76.6	17.9	2.0	—	1.7	136.0	14	—	0.10	0.33	6.20	—	0.79	299	74.8	2.9	2.76	35.30
草鱼（白鲩,草包鱼）	58	113	77.3	16.6	5.2	—	0	86.0	11	—	0.04	0.11	2.80	—	2.03	38	46.0	0.8	0.87	6.66
青鱼（青皮鱼,青鳞鱼,青混）	63	116	73.9	20.1	4.2	—	0	108.0	42	—	0.03	0.07	2.90	—	0.81	31	47.4	0.9	0.96	37.69
小黄鱼（小黄花鱼）	63	99	77.9	17.9	3.0	—	0.1	74.0	—	—	0.04	0.04	2.30	—	1.19	78	103.0	0.9	0.94	55.20
鱼子酱（大麻哈鱼）	100	252	49.4	10.9	16.8	—	14.4	—	111	—	0.33	0.19	0.50	—	12.25	23	2881.0	2.8	2.69	203.09
河虾	86	87	78.1	16.4	2.4	—	0	240.0	48	—	0.04	0.03	—	—	5.33	325	138.8	4.0	2.24	29.65
基围虾	60	101	75.2	18.2	1.4	—	3.9	181.0	—	—	0.02	0.07	2.90	—	1.69	83	172.0	2.0	1.18	39.70
龙虾	46	90	77.6	18.9	1.1	—	1.0	121.0	—	—	0.01	0.03	4.30	—	3.58	21	190.0	1.3	2.79	39.36
明虾	57	85	79.8	13.4	1.8	—	3.8	273.0	—	—	0.01	0.04	4.00	—	1.55	75	119.0	0.6	3.59	25.48
虾米（海米）	100	195	37.4	43.7	2.6	—	0	525.0	21	—	0.01	0.12	5.00	—	1.46	555	4891.9	11.0	3.82	75.40
虾皮	100	153	42.4	30.7	2.2	—	2.5	428.0	19	—	0.02	0.14	3.10	—	0.92	991	5057.7	6.7	1.93	74.43
海蟹	55	95	77.1	13.8	2.3	—	4.7	125.0	30	—	0.01	0.10	2.50	—	2.99	208	260.0	1.6	3.32	82.65
蟹（河蟹）	42	103	75.8	17.5	2.6	—	2.3	267.0	389	—	0.06	0.28	1.70	—	6.09	126	193.5	2.9	3.68	56.72
蟹肉	100	62	84.4	11.6	1.2	—	1.1	65.0	—	—	0.03	0.09	4.30	—	2.91	231	270.0	1.8	2.15	33.30
菜油	100	899	0.1	Tr	99.9	—	0	—	—	—	—	—	—	—	27.90	5	0.7	1.1	0.34	—
芝麻油（香油）	100	898	0.1	Tr	99.7	—	0.2	—	—	—	—	—	—	—	68.53	9	1.1	2.2	0.17	—
豆油	100	899	0.1	Tr	99.9	—	0	—	—	—	—	—	—	—	93.08	13	4.9	2.0	1.09	—
花生油	100	899	0.1	Tr	99.9	—	0	—	—	—	—	—	—	—	42.06	12	3.5	2.9	0.48	—
胡麻油	100	900	—	Tr	100.0	—	0	—	—	—	—	—	—	—	—	3	0.6	0.2	0.30	—
葵花子油	100	899	0.1	Tr	99.9	—	0	—	—	—	—	—	—	—	54.60	2	2.8	1.0	0.11	—
色拉油	100	898	0.2	Tr	99.8	—	0	—	—	—	—	—	—	—	24.01	18	5.1	1.7	0.23	—

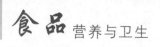

食品 营养与卫生

（续表）

食物名称	可食部分/%	能量/kcal	水分/g	蛋白质/g	脂肪/g	膳食纤维/g	碳水化合物/g	胆固醇/mg	总维生素A/μgRAE	胡萝卜素/μg	硫胺素(VB_1)/mg	核黄素(VB_2)/mg	尼克酸(烟酸,VPP)/mg	维生素C/mg	维生素E/mg	钙/mg	钠/mg	铁/mg	锌/mg	硒/μg
玉米油	100	895	0.2	—	99.2	—	0.5	—	—	—	—	—	—	—	50.94	1	1.4	1.4	0.26	—
棕榈油	100	900	—	—	100.0	—	0	—	—	—	—	—	—	—	15.24	—	1.3	3.1	0.08	—
白砂糖	100	400	Tr	—	—	—	99.9	—	—	—	—	—	—	—	—	20	0.4	0.6	0.06	—
马铃薯粉	100	340	12.0	7.2	0.5	1.4	77.4	—	20	120	0.03	0.06	5.10	—	0.28	171	4.7	10.7	1.22	1.58
绵白糖	100	396	0.9	0.1	—	—	98.9	—	—	—	—	—	0.20	—	—	6	2.0	0.2	0.07	—
冰糖	100	397	0.6	0.7	—	—	99.3	—	—	—	—	0.03	—	—	—	23	2.7	1.4	0.21	—
红糖	100	389	1.9	0.7	0.1	—	96.6	—	—	—	0.01	—	0.30	—	—	157	18.3	2.2	0.35	—
粉条	100	339	14.3	0.5	0.3	0.6	84.2	—	—	—	—	0.01	0.10	—	—	35	9.6	5.2	0.83	2.18
醋	100	31	90.6	2.1	0.3	—	4.9	—	—	—	0.03	0.05	1.40	—	0.57	17	262.1	6.0	1.25	2.43
豆瓣酱	100	181	46.6	13.6	6.8	1.5	7.1	—	—	—	0.11	0.46	2.40	—	—	53	6012.0	16.4	1.47	10.20
花生酱	100	600	0.5	6.9	53.0	3.0	25.3	—	—	—	0.01	0.15	2.00	—	2.09	67	2340.0	7.2	2.96	1.54
酱油	100	63	67.3	5.6	0.1	0.2	10.1	—	—	—	0.05	0.13	1.70	—	—	66	5757.0	8.6	1.17	1.39
酱油（高级）	100	71	67.5	8.4	0.2	—	9.0	—	—	—	0.01	0.05	1.50	—	—	30	4056.0	3.0	1.12	5.32
酱油（一级）	100	66	64.8	8.3	0.6	—	6.9	—	—	—	0.03	0.25	1.70	—	—	27	4861.1	7.0	2.13	3.75
酱（油膏）	100	99	54.7	13.0	0.7	—	10.2	—	—	—	0.03	0.05	2.30	—	—	46	7700.0	8.6	0.95	2.96
芥末	100	490	7.2	23.6	29.9	7.2	35.3	—	32	190	0.17	0.38	4.80	—	9.83	656	7.8	17.2	3.62	69.01
韭菜花（腌）	100	17	79.0	1.3	0.3	1.0	2.8	—	28	170	0.04	0.06	0.70	—	0.25	76	5184.0	5.3	0.25	2.60
辣酱（豆瓣辣酱）	100	73	64.5	3.6	2.4	7.2	12.9	—	417	2500	0.02	0.20	1.50	—	13.62	207	1268.7	5.3	0.20	30.39
辣酱（蒜蓉）	100	96	59.2	4.8	0.6	3.7	19.6	—	162	970	0.03	0.10	0.90	—	16.28	71	3236.3	11.0	1.54	6.55
辣酱（香油辣酱）	100	67	71.3	2.1	3.6	6.4	9.8	—	350	2100	—	0.16	1.50	—	2.62	10	1491.9	12.8	0.73	1.52
甜面酱	100	139	53.9	5.5	0.6	1.4	28.5	—	5	30	0.03	0.14	2.00	—	2.16	29	2097.2	3.6	1.38	5.81
精盐	100	0	0.1	—	—	—	0	—	—	—	—	—	—	—	—	22	39311.0	1.0	0.24	1.00
芝麻酱	100	630	0.3	19.2	52.7	5.9	22.7	—	17	100	0.16	0.22	5.80	—	35.09	1170	38.5	50.3	4.01	4.86

（续表）

食物名称	可食部分/%	能量/kcal	水分/g	蛋白质/g	脂肪/g	膳食纤维/g	碳水化合物/g	胆固醇/mg	总维生素A/μgRAE	胡萝卜素/μg	硫胺素(VB₁)/mg	核黄素(VB₂)/mg	尼克酸(烟酸,VPP)/mg	维生素C/mg	维生素E/mg	钙/mg	钠/mg	铁/mg	锌/mg	硒/μg
味精	100	268	0.2	40.1	0.2	—	26.5	—	—	—	0.08	0.00	0.30	—	—	100	8160.0	1.2	0.31	0.98
芝麻（白）	100	536	5.3	18.4	39.6	9.8	31.5	—	—	—	0.36	0.26	3.80	—	38.28	620	32.2	14.1	4.21	4.06。
芝麻（黑）	100	353	11.4	8.3	0.3	0.9	79.6	—	—	—	0.66	0.25	5.90	—	50.40	780	0.3	22.7	6.13	4.70
二锅头（58度）	—	531	—	—	—	—	—	—	—	—	0.05	—	—	—	—	1	0.5	0.1	0.04	—
景芝大曲（53.9度）	—	304	—	—	—	—	—	—	—	—	—	—	—	—	—	—	—	—	—	—
酒泉酒（56.9度）	—	343	—	—	—	—	—	—	—	—	—	—	—	—	—	10	—	0.9	0.08	—
精制小麦酒（40.8度）	—	233	—	—	—	—	—	—	—	—	—	—	—	—	—	—	—	—	—	—
凉州曲酒（52.8度）	—	315	—	—	—	—	—	—	—	—	—	—	—	—	—	—	—	—	—	—
宁河大曲（52.5度）	—	314	—	—	—	—	—	—	—	—	—	—	—	—	—	—	—	—	—	—
曲酒（55度）	—	330	—	—	—	—	—	—	—	—	—	—	—	—	—	—	—	—	—	—
小麦酒（50度）	—	297	—	—	—	—	—	—	—	—	—	—	—	—	—	—	0.3	—	—	—
白葡萄酒（11.9度）	—	66	—	0.1	—	—	—	—	—	—	0.01	0.04	—	—	—	18	1.6	2.0	0.02	0.06
玫瑰香葡萄酒（15度）	—	85	—	0.1	—	—	—	—	—	—	—	—	—	—	—	31	1.1	0.3	0.15	0.20
红葡萄酒（13.2度）	—	74	—	0.1	—	—	—	—	—	—	0.04	0.01	—	—	—	20	1.7	0.2	0.08	0.11
黄酒（加饭酒）	—	37	—	1.6	—	—	—	—	—	—	0.01	0.10	—	—	—	12	1.5	0.1	0.33	1.20
黄酒（绍兴15度）	—	85	—	—	—	—	—	—	—	—	—	0.04	—	—	—	15	4.2	1.3	0.39	0.26
黄酒（状元红）	—	36	—	1.3	—	—	—	—	—	—	0.01	0.08	—	—	—	17	1.7	0.1	0.85	1.00
黄酒	—	66	—	1.6	—	—	—	—	—	—	0.02	0.05	0.50	—	—	41	5.2	0.6	0.52	0.66
善酿酒	—	59	—	2.0	—	—	—	—	—	—	0.01	0.10	—	—	—	—	0.4	—	0.49	1.30
中华沙棘酒（10度）	—	57	—	—	—	—	—	—	—	—	—	—	—	—	—	—	—	—	—	—
北京啤酒（5.4度）	—	52	—	0.4	—	—	—	—	—	—	—	0.03	—	—	—	—	—	—	0.29	—

备注：此表中植物性食物数据来源于北京大学医学出版社2018年《中国食物成分表标准版》第6版和《中国食物成分表》第2版。动物性食物和加工食物数据来源于2009年北京大学医学出版社《中国食物成分表》第2版。